张景岳医论医案

主编　沈钦荣

上海科学技术出版社

图书在版编目（ＣＩＰ）数据

张景岳医论医案 / 沈钦荣主编. -- 上海 ： 上海科
学技术出版社，2021.4
ISBN 978-7-5478-5303-0

Ⅰ．①张… Ⅱ．①沈… Ⅲ．①医论－汇编－中国－明
代②医案－汇编－中国－明代 Ⅳ．①R249.48

中国版本图书馆CIP数据核字(2021)第052740号

张景岳医论医案

主编　沈钦荣

上海世纪出版(集团)有限公司
上 海 科 学 技 术 出 版 社 出版、发行
(上海钦州南路 71 号　邮政编码 200235　www.sstp.cn)
上海雅昌艺术印刷有限公司印刷
开本 787×1092　1/16　印张 23.25
字数 300 千字
2021 年 4 月第 1 版　2021 年 4 月第 1 次印刷
ISBN 978 - 7 - 5478 - 5303 - 0/R · 2284
定价：78.00 元

张景岳为明代杰出医学家，著有《类经》《景岳全书》等，为温补学派代表人物。张景岳的学术思想受李东垣、薛立斋的影响较大，崇尚温补脾肾，反对刘完素寒凉攻伐及朱丹溪"阳常有余，阴常不足"之论，提出"阳非有余，阴常不足"之说，其学术思想对后世影响极大。张景岳是我国历史上一位卓具创新精神的杰出医学家，在制方用药方面，景岳创八阵之说，自制新方，屡见奇效，其中如左归丸、右归丸、济川煎、玉女煎、两仪膏等著名方剂，至今仍为临床医生所喜用。张氏自云："复创新方八阵，此其中有心得焉，有经验焉，有补古之未备焉。"洵非自诩之辞。

本书通过对张景岳存世著作中有关医话、医案内容进行发掘、分类、总结，并结合笔者临床实践进行阐述发挥，希有助于读者理解张景岳学术思想，为临床服务，进一步促进越医文化的传承与传播。医话内容涉及摄生、阴阳、藏象、脉色、藏象、方药、论治、疾病、针刺、会通等方面；医案内容涉及伤寒、眩证、不寐、中毒、呕吐、肿胀、痞满、腰痛、喉痹、吐血、衄血等方面。

本书可供中医临床工作者、中医文献研究人员、中医院校师生及中医爱好者参考阅读。

内容提要

主编 沈钦荣

编委 （以姓氏笔画为序）

丁　泳　朱观祥　寿越敏　张小宁　张梦娇

陆嘉柯　陈琦军　周　琴　孟永久　胡广操

胡松峰　黄奉献　詹　倩

编委会名单

张景岳为明代杰出医家，越医魁首。1980 年，我刚进入浙江中医学院学习中医基础时，就背诵了张景岳的"十问歌"。随后，学习方剂学时又学到他创制的左归丸、右归丸、玉女煎、金水六君煎等方剂。学习各家学说时又学到他提出的"阴常不足""阳非有余"等学术观点。在以后的临床实践中，以及研究越医文化之后，加深了对景岳学术思想、临证经验及其价值的进一步认识。我以为张景岳是中医界的全才，理论与临床均擅胜场，正如他本人撰写的《景岳全书》一样。他撰写的《类经》《类经附翼》《类经图翼》，记录了他研究《内经》的方法和心路，《景岳全书》总结了他一生对中医理论的认识和临证实践的感悟，《质疑录》则是他对中医相关理论的质疑辨析。景岳一生研精医理，剖析毫芒，操术明审，决疑生死，孟庆云先生赞叹景岳之才全，喻之为"医坛东坡"；姜春华誉之为"仲景后千古一人"，这真是我心目中的张景岳！

走出校门步入临床，我时常在思考一个问题：《内经》是中医理论之源，是中医治病的密码，其重要性不言自明，但这部经典毕竟是纯理论，不像《伤寒杂病论》，掌握它的辨证方法、药方，可以直接给人看病。《内经》该怎么读、怎么用？古方数以万计，现代人及现代人所面临的疾病与古代又有很大的不同，古方今病如何"相能"？张景岳的著作给了我启示。

《内经》包含《素问》《灵枢》两部分，是中医学奠基之作，也是中医基础理论的渊薮。景岳为"发隐就明，转难为易"，将两书内容按十二大类分拆重编,"然后合两为一,命曰《类经》。类之者,以《灵枢》启《素问》之微,《素问》发《灵枢》之秘"。这样既保存两书全部内容,又以类相从,方便阅读、检索和利用。历史上,保存《素问》《灵枢》全部内容,同时分拆重编,对经文全注的医家,只有隋代杨上善和明代张景岳两人。但杨上善的《黄帝内经太素》在宋元之后就残缺不全了,使得张景岳的《类经》成为现存类分重编《内经》并对其经文全部加注的唯一一部《内经》读本,其价值不言而喻。从分类目录而言,任应秋先生认为,杨上善所分的十九类,"类目琐碎,不得其要",而张景岳"比起杨上善的分类方法,有所提高,扼要得多"。

景岳的贡献首先是把《内经》的内容分为十二类,分得好、分得恰当。

景岳以为"人之大事,莫若死生,能葆其真,合乎天矣,故首曰摄生类。生成之道,两仪主之,阴阳既立,三才位矣,故二曰阴阳类。人之有生,脏气为本,五内洞然,三垣治矣,故三曰藏象类。欲知其内,须察其外,脉色通神,吉凶判矣,故四曰脉色类。脏腑治内,经络治外,能明终始,四大安矣,故五曰经络类。万事万殊,必有本末,知所先后,握其要矣,故六曰标本类。人之所赖,药食为天,气味得宜,五宫强矣,故七曰气味类。驹隙百年,谁保无恙,治之弗失,危者安矣,故八曰论治类。疾之中人,变态莫测,明能烛幽,二竖遁矣,故九曰疾病类。药饵不及,古有针砭,九法搜玄,道超凡矣,故十曰针刺类。至若天道茫茫,运行今古,苞无穷,协惟一,推之以理,指诸掌矣,故十一曰运气类。又若经文连属,难以强分,或附见于别门,欲求之而不得,分条索隐,血脉贯矣,故十二曰会通类。汇分三十二卷,此外复附著《图翼》十五卷。盖以义有深邃而言不能赅者,不拾以图,其精莫聚;图像虽显而意有未达者,不翼以说,其奥难窥。自是而调理分,纲目举,悔者明,隐者见,巨细通融,岐贰毕彻,一展卷而重门洞开,秋毫在目,不惟广神乎来学,即凡志切尊生者,欲求兹妙,无不信手可拾矣"。

其二是这十二大类的内容前后次序也有深意。把摄生放首位,诠释了医生职业的真谛是维护人的健康,而不仅是治病,到需治病阶段已经是退而求其次了。欲求健康,须明阴阳,故阴阳列第二。药治不如食养,故气味在论治之前。药饵不及,当以针砭补之。人处天地间,与大自然息息相关,为医者不能不通运气。其中包涵了未病先防、人与自然的整体观、食养重于药治等重要思想,值得我们深刻领会,付诸实践。今天,我们把卫生健康工作的重点从医疗转移到大健康范畴,与景岳思想是相通的。

如何将《内经》的思想、理论用于临证实践,景岳也有独到认识和经验。举例如下。

一、重视阳气

《素问·生气通天论》谓:"阳气者,若天与日,失其所则折寿而不彰,故天运当以日光明。""凡阴阳之要,阳密乃固。"张景岳理解为:"天之大宝,只此一丸红日;人之大宝,只此一息真阳。孰谓阳常有余,而欲以苦寒之物伐此阳气,欲保生者,可如是乎?"

《内经》谓"阳病治阴,阴病治阳""从阴引阳,从阳引阴"。景岳从中悟出,"阴根于阳,阳根于阴。凡病有不可正治者,当从阳以引阴,从阴以引阳,各求其属而衰之。如求汗于血,生气于精,从阳引阴也;又如引火归源,纳气归肾,从阴引阳也。此即水中取火、火中取水之义"(《景岳全书·传忠录》)。提出"善补阳者,必于阴中求阳,则阳得阴助而生化无穷;善补阴者,必于阳中求阴,则阴得阳升而泉源不竭"(《景岳全书·新方八阵》)名言,其创制的左归丸、右归丸,以育阴涵阳和扶阳配阴为组方宗旨,方中去"三泻"(茯苓、牡丹皮、泽泻),重用血肉有情之品,以调补奇经,充髓填精,深得水火既济之妙。列于补阵,专治"劳倦伤阴,精不化气"的补阴益气煎(人参、当归、山药、熟地、陈皮、甘草、升麻、柴胡),用人参配熟地是"生气于精"。列于热阵的镇阴煎(熟地、牛膝、炙甘草、泽泻、肉桂、附子),治疗"阴虚于下,格阳于上"之症,用熟地配附、桂,即是"引火归源"。列于补阵的贞元饮(熟地、当归、炙甘草),专治由"元海无根,亏损肝肾"所致的气短似喘、呼吸促急、提不能升、咽不能降,用熟地配当归,即是"纳气归肾"。

二、五脏同补

景岳五脏同补的观点源自《内经》有关论述及其五行五脏的观点。

《灵枢·天年》:"黄帝曰,人之寿夭各不同,或卒死,或病久,愿闻其道。岐伯曰:五脏坚固,血脉和调,肌肉解利,皮肤致密,营卫之行不失其常,呼吸微徐,气以度行,六府化谷,津液布扬,各如其常,故能久长。""黄帝曰:其不能终寿而死者,何如?岐伯曰:其五脏皆不坚,使道不长,空外以张,喘息暴疾,又卑基墙,薄脉少血,其肉不实,数中风寒,血气虚,脉不通,真邪相攻,乱而相引,故中寿而尽也。"

所谓五行五脏,是指五行中的任何一行包括其他四行。《类经图翼·运气》曰:五行者,"第人皆知五之为五,而不知五者之中,五五二十五,而复有互藏之妙焉"。如土之互藏,木非土不长,火非土不荣,金非土不生,水非土不蓄。万物生成,无不赖土,而五行之中,一无土之不可也。

景岳五行五藏的观点,将五行与阴阳紧密结合起来,提出"五行即阴阳之质,阴阳即五行之气,气非质不力,质非气不行"(《类经图翼·运气》)。将五行与五脏结合起来,即形成了五脏互藏理论。《景岳全书·脉神章》曰:"凡五脏之气必互相灌溉,故五脏之中,必各兼五气。"同时又指出:"有一脏之偏强,常致欺凌他脏者;有一脏之偏弱;每因受制多虞者。"(《景岳全书·传忠录》)。其创制的五福饮,由人参(补心)、熟地(补肾)、当归(补肝)、白术(补肺)、炙甘草(补脾)组成,主治五脏气血亏损,方后自谓"凡五脏气血亏损者,此能兼治之,足称王道之最"。"凡治气血俱虚等证,以此为主。或宜温者,加姜、附;宜散者,加升麻、柴、葛,左右逢源,无不可也。"若气血俱虚,而心脾为甚者,前方加酸枣仁、远志(名七福饮)。人参补气补阳,熟地补精补阴(大补元煎注),白术补气,当归补血,甘草和中,调和诸药,本方五脏气血并补、阴阳互引,为五脏同补代表方。

三、对命门的新认识

命门之义,《内经》本无,景岳认为命门之义十分重要,遂深入研究并作阐释。自《难经》提出了"肾有两脏也,其左为肾,右为命门。命门者,谓精神之所舍也,男子以藏精,女子以系胞,其气与肾通"的论述。后世医家虽以命门与相火并提,但大都无新的发挥。直至明代,张景岳对命门提出比较系统的理论后,始为医家重视,对其功能认识日趋完善,并用以指导临床。

景岳命门学说的内容主要有:① 命门的位置,"命门居两肾之中"。② 肾与命门的关系,"命门与肾,本同一气","命门总主乎两肾,而两肾皆属于命门"。③ 命门的属性与功能,"命门者,为水火之府,为阴阳之宅,为精气之海,为死生之窦","五脏之阴气非此不能滋,五脏之阳气非此不能发","若命门亏损,则五脏六腑皆失所恃,而阴阳病变,无所不至"。④ 命门亏损的治疗,景岳认为"无水无火,皆在命门",然而"命门与肾,本同一气",故"治水治火,皆从肾气,此正重在命门",说明是通过补肾途径来治疗命门水火的不足。他自制的左归丸、右归丸两首新方就是分别治疗真阴不足和元阳亏虚的主方。景岳的命门学说与他的阴阳论密切相关而不可分割,丰富发展了中医藏象学说的研究,对临床有重要指导价值。

对于古方如何应用于新病,我们可以从他八略、八阵中得到启示。八略、八阵分为"补、和、攻、散、寒、热、固、因"八大类别,"八略"指八种战略思想,"八阵"指八类方剂,又分古方八阵、新方八阵,古方八阵选录历代名方、效方 1 516 首,另载妇人、小儿、痘疹、外科等古方 922 首,新方八阵收录景岳新制方剂 186 首。

1. **补略、补阵** 用于五脏阴阳气血不足之症。载方 29 首,熟地、人参为主药。

2. **和略、和阵** 调和之谓,因其不和而和之。载方 20 首,大多为调和肝脾、健脾和胃、化痰理气之剂,重点在中焦。

3. **攻略、攻阵** 攻其实,攻气聚、血瘀、坚积、痰积。攻阵新方最少,只有 6 首新方,古方攻阵收 113 方,"古法既多,不必更为添足"。

4. **散略、散阵** 发散解表之法，用于外感发热等症。赏用柴胡，载方 17 首，用柴胡 13 方。

5. **寒略、寒阵** 寒方之剂为清火除烦，载方 20 首，有一特点，用清热药的同时，非常注重保阴，多配熟地、石斛、麦冬、知母之类，如玉女煎。

6. **热略、热阵** 温热为除寒之用。景岳治病既重补亦重温，主张热方要用得及时，有预见性。提出"以散兼温者，散寒邪也；以行兼温者，行寒滞也；以补兼温者，补虚寒也"，常用者干姜、肉桂、附子，告诫"多汗者，忌姜""失血者忌桂"。

7. **固略、固阵** 固方之剂为固其泄。在固阵 10 方中除少量收敛固涩药外，主要组成药有益气、健脾、补肾药，着重在肺、肾两脏。"在上者在表者，皆宜固气，气主在肺也；在下者在里者，皆宜固其精，精主在肾也。"

8. **因略、因阵** 因其所可因，包括月经、胎产、男女不育、儿科痘疹、疟、疝、痈疽、疥癣、梅毒、肠痈、肺痈、眼病、喉痹、口疮、牙疳、诸虫等临床各科，有内服，有外治，载方 58 首。"凡病有相同者，皆可按证而用之，是谓因方。"属于对症治疗、专科治疗、经验方、特效方之类。如肠痈秘方。

景岳把人参、熟地喻为治世良相，把附子、大黄喻为治乱良将，并称之为"药中四维"。张景岳真不愧为善思考、敢实践、擅总结的大家！

对景岳学说的认识和理解仁者见仁、智者见智，同一个人在不同时期也会有不同感悟，我个人以为阅读景岳著作对我们领悟《内经》真谛、指导临床都有莫大帮助。考虑到《景岳全书》《类经》都是浩浩巨著，现代人工作繁忙，生活节奏快，习惯快捷方式，为此我们选编了这本《张景岳医论医案》。上篇为医论，参照景岳《类经》之分类，分摄生、阴阳、脉色、藏象、方药、论治、疾病、针刺、会通九大类；下篇为医案，景岳没有单独的医案著作存世，现从《景岳全书》《类经》中选出较完整的医案 45 则，并作简要评语及注释。末附简易方，为景岳列在各种病证后的简易治疗方法，包括药物的内服外用及针灸方法，具有中医简便廉验特色。本书的目的是让读者能在较短的时间内对景岳学术思想、诊治思路有简要了解,并以此为基础,深入原著,期望更大收获。

在编撰本书的过程中,查阅了张景岳的相关资料,对有关史料考证如下。

(1)张景岳拜师金英有误。据方春阳《中国历代名医碑传集》考证,金英应为金世英。金世英,字国华,别号梦石子,会稽人,著《胎产护生集》。

(2)卒年1640年有误。其依据是黄宗羲在《南雷文定》前集卷十"张景岳传"中记载:"未几,神宗崩,介宾遂返越,其年五十八,又二十年始卒。"神宗死于1620年,加20年,推测景岳卒于1640年。但《祁彪佳日记》载:崇祯十五年(1642)九月三日,至张景岳家求诊脉。因其后的《祁彪佳日记》没有请张景岳看病的记载,推测景岳卒于1642年的年末。遗憾的是至今没有找到张景岳的家谱。

(3)住址:《祁彪佳日记》载,崇祯八年(1635)十月二十四日,"入众香园,为张氏园,已颓败矣"。崇祯十三年(1640)四月十九日,"予便道就医于张景岳,从宝场巷归"。有越中老医相告,陈抱一先生曾说过景岳的旧址在现越城区宝幢巷。

(4)景岳儿子张子环:《祁彪佳日记》载,1645年正月二十一日,祁彪佳延张子环来为其妻诊脉,原因是祁妻之前的几次重病都是张子环的父亲景岳所救。

本书在编撰过程中,参考了《张景岳医学全书》等,医案部分参考了陈天祥、施仁潮、蔡定芳1983年编印的《张景岳医案集》内部资料,一并致谢!

本书由我与我的研究生及同仁共同参与编写,也是浙江省中医药科研基金计划"张景岳温补学说在慢性筋骨病中的应用研究"项目(2018ZA124)的延伸收获,由于我们水平有限,在选编过程中定有不当之处,敬请诸位专家、读者不吝指正!

沈钦荣

2020年12月25日于古越沐阳斋灯下

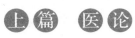

目 录

目
录

下 篇 　医 案

附篇 简易方

上篇　医论

一、摄　　生

1. 保生重命,当爱阳气

天地阴阳之道,本贵和平,则气令调而万物生,此造化生成之理也。

《景岳全书·传忠录》

故凡欲保生重命者,尤当爱惜阳气,此即以生以化之元神,不可忽也。

《景岳全书·传忠录》

【按语】扶阳是扶助补益人体阳气,治疗因体内阳气虚弱所致病症的大法。而扶阳法肇基于《素问·至真要大论》"损者益之""劳者温之""寒者热之""热之而寒者取之阳"以及"虚则补之"等论说。张景岳十分重视扶助阳气在临床治疗中的作用,认识到人体中真阳为主,真阴为基,"阴阳之气,本同一体"的辨证关系,并采用以阴阳药物组方配伍,形成扶阳补气、扶阳不忘补阴这一特色。

2. 理为万象,归于一心

万事不能外乎理,而医之于理为尤切。散之则理为万象,会之则理归一心。夫医者,一心也;病者,万象也。举万病之多,则医道诚难,然而万病之病,不过各得一病耳。

《景岳全书·传忠录》

【按语】要研究事物当先明其理,而医学执掌人之性命,为世间至大至要之术,故明晓医理对于医生的作用显得尤为重要。疾病有万种之多,但是每一种病都有病因病机,医者若能在临证之时明晓医理,洞察某病之本,得病之真,则某病之治则治法方药也明确无疑。

3. 先天之强者不可恃, 后天之弱者当知慎

人生于地, 悬命于天, 此人之制命于天也。栽者, 培之。倾者, 覆之。此天之制命于人也。天本无二, 而以此观之, 则有天之天者, 谓生我之天, 生于无而由乎天也; 有人之天者, 谓成我之天, 成于有而由乎我也。生者在前, 成者在后, 而先天后天之义, 于斯见矣。故以人之禀赋言, 则先天强厚者, 多寿; 先天薄弱者, 多夭。后天培养者, 寿者更寿; 后天斫削者, 夭者更夭。若以人之作用言, 则先天之强者不可恃, 恃则并失其强矣; 后天之弱者当知慎, 慎则人能胜天矣。所谓慎者, 慎情志可以保心神, 慎寒暑可以保肺气, 慎酒色可以保肝肾, 慎劳倦饮食可以保脾胃。惟乐可以养生, 欲乐者莫如为善。惟福可以保生, 祈福者切勿欺天。

《景岳全书·传忠录》

4. 天年

夫人之所受于天而得生者, 本有全局, 是即所谓天年也。

《景岳全书·传忠录》

5. 先天定数不可违, 后天参赞有权

试观天地之道, 有盈有虚, 有消有长, 是以日中则昃, 月盈则蚀, 此即天运之循环, 而天亦不能违者, 故有先天之说也。先天有定数, 君子知命, 固当听乎天也。若后天之道, 则参赞有权, 人力居多矣。

《景岳全书·传忠录》

6. 人道本乎天道, 天心即是人心

若以人道言之, 则人道本乎天道, 天心即是人心。第天有阴霾, 能蒙日月, 人有愚昧, 能胜聪明。故每多从顺者, 喜其易也, 喜其逸也; 每多避逆

者,畏其难也,畏其劳也。

《景岳全书·传忠录》

【按语】《素问·四气调神大论》曰:"道者,圣人行之,愚者佩之,从阴阳则生,逆之则死;从之则治,逆之则乱。"可见阴阳法则是一切事物发生、变化的根本规律,人体的生命活动也不例外。养生者必须取法遵循阴阳规律,遵循自然界的规律,能动地顺应四时春温、夏热、秋凉、冬寒的变化,及时增减衣物,避暑防寒,才能减少疾病的发生。

7. 何以能生,惟此阳气

原天地阴阳之化生,实生民性命之根本,善把握补救之妙用,诚吾道代天之大权,使我于此而见理不真,则加冰用汤,反成戕贼,害有不可胜言者。夫人之所重者,惟此有生,而何以能生,惟此阳气,无阳则无生矣。

《景岳全书·传忠录》

8. 天癸既至,精之将盛

第时有国中,则精有衰盛,故小儿于初生之时,形体虽成而精气未裕,所以女必十四,男必十六,而后天癸至。天癸既至,精之将盛也。天癸未至,精之未盛也。

《景岳全书·传忠录》

9. 用水火必察其利病

水火者,养生之本。日用之物,用水火而不察其利病,则适足以伤人,而实人所不知也。故水品分差等,火性言优劣,固非欺我者也。

盖水之味苦者,以其多碱。试取墙间白霜,火之皆燃,水中所有,即此物也,即朴硝也。其性则五金八石皆能消化,因而命名曰硝。故善于推荡积滞,攻破癥坚。凡脾弱之人服之多泄,是所验也。使无其实,而朝夕用之以养生,吾恐人之脏腑,有更非五金八石之可比,其为潜消暗耗,剥人元气于罔觉之中,大有可畏者。

《景岳全书·传忠录》

10. 胃气安五脏,肝邪侵五脏

凡脏腑间胃气所及,则五脏俱安,肝邪所侵,则五脏俱病。何也?盖木之滋生在水,培养在土。若木气过强,则水因食耗,土为克伤;水耗则肾亏,土伤则胃损;肾为精血之本,胃为水谷之本,根本受伤,生气败矣,所以木不宜强也。

《景岳全书·脉神章》

11. 保婴之法

巢氏曰:小儿初生,肌肤未实,宜用旧絮护其背,不可太暖,更宜数见风日,则血气刚强,肌肉致密,若藏于重帏密室,或厚衣过暖,则筋骨软脆,不任风寒,多易致病。衣服当随寒热加减,但令背暖为佳,亦勿令出汗,恐表虚风邪易伤。乳哺亦不宜过饱,陈氏所谓忍三分寒,吃七分饱,频揉肚,少洗澡,要肚暖头凉心胸凉,皆至论也。又须令乳母预慎六淫七情,厚味炙爆,则乳汁清宁,儿不致疾。否则阴阳偏胜,血气沸腾,乳汁败坏,必生诸病。若屡用药饵,则脏腑阴损,多变败证,可不慎欤?大抵保婴之法,未病则调和乳母,既病则审治婴儿,亦必兼治其母为善。小儿饮食有任意偏好者,无不致病,所谓爽口味多终作疾也,极宜慎之。

《景岳全书·小儿则》

12. 人以阴阳而荣养一身

天以阴阳而化生万物,人以阴阳而荣养一身。阴阳之道,顺之则生,逆之则死,故知道者,必法则于天地,和调于术数也。

《类经·摄生类》

13. 精能生气, 气能生神

盖精能生气, 气能生神, 营卫一身, 莫大乎此。故善养生者, 必宝其精, 精盈则气盛, 气盛则神全, 神全则身健, 身健则病少, 神气坚强, 老而益壮, 皆本乎精也。

《类经·摄生类》

14. 与天和者, 乐天之时

与天和者, 乐天之时; 与人和者, 乐人之俗也。

《类经·摄生类》

15. 养气当从呼吸

故善养物者守根, 善养生者守息, 此言养气当从呼吸也。

《类经·摄生类》

16. 气散不聚, 精逐气亡

今之人, 但知禁欲即为养生, 殊不知心有妄动, 气随心散, 气散不聚, 精逐气亡。

《类经·摄生类》

17. 内外俱有养

内外俱有养, 则恬愉自得而无耗损之患, 故寿亦可以百数。

《类经·摄生类》

18. 君子之自强不息, 安时处顺

君子之自强不息, 安时处顺, 能复能载, 能包能容, 可方可圆, 可动可

静,是皆效法天地之道。

《类经·摄生类》

19.日去则死,日来则生

日为阳精,月为阴精,月以夜见,日以昼明,日中则昃,月盈则亏,日去则死,日来则生,故贤人象似之。

《类经·摄生类》

20.阳中有阴,阴中有阳

阳主生,阴主死,阳主长,阴主消,阳主升,阴主降,升者其数顺,降者其数逆,然阳中有阴,阴中有阳,盛衰不可不辨也。

《类经·摄生类》

21.天德不露,故曰藏德

天德不露,故曰藏德。健运不息,故曰不止。惟其藏德,故应用无穷,惟其健运,故万古不下,天道无为故无不为,天犹若此,可以修身之士而不知所藏德乎?

《类经·摄生类》

22.独阳不生,独阴不成

独阳不生,独阴不成,若上下不交,则阴阳乖而生道息,不能表见于万物之命,故生化不施;不施则名木先应,故多死。

《类经·摄生类》

23.阴根于阳,阳根于阴

夫阴根于阳,阳根于阴,阴以阳生,阳以阴长。所以圣人春夏则养阳,以为秋冬之地,秋冬则养阴,以为春夏之地,皆所以从其根也。

《类经·摄生类》

24. 能顺阴阳之性

能顺阴阳之性,则能沉浮于生长之门矣。万物有所生,而独知守其根;百事有所出,而独知守其门,则圣人之能事也。

《类经·摄生类》

25. 阴阳和者生

阴阳之理,阳为始,阴为终。四时之序,春为始,冬为终。死生之道,分言之,则得其阳者生,得其阴者死;合言之,则阴阳和者生,阴阳离者死。故为万物之始终,死生之本也。

《类经·摄生类》

26. 祸始于微,危因于易

祸始于微,危因于易,能预此者,谓之治未病,不能预此者,谓之治已病,知命者其谨于微而已矣。

《类经·摄生类》

27. 养心之道

故镜以察物,物去而镜自镜;心以应事,事去而心自心。此养心之道也。

《类经·阴阳类》

28. 惟智者不以人欲害其天真

故惟智者不以人欲害其天真,以自然之道,养自然之寿,而善终其天年,此圣智之所同也。

《类经·藏象类》

29. 后天责在吾心

夫禀受者,先天也;修养者,后天也。先天责在父母,后天责在吾心。

《类经·藏象类》

30. 表里相称者寿

盖形以寓气,气以充形,有是形当有是气,有是气当有是形,故表里相称者寿,一强一弱而不相胜者夭。

《类经·藏象类》

31. 阴以配阳,形以寓气

盖气为阳,形为阴,阴以配阳,形以寓气,阴脱则阳无所附,形脱则气难独留,故不免于死。

《类经·藏象类》

32. 酒其性热其质寒

酒为水谷之液,血为水谷之精,酒入中焦,必求同类,故先归血分。

然血属阴而性和,酒属阳而气悍,血欲静而酒动之,血欲藏而酒乱之,血无气不行,故血乱气亦乱,气散血亦散,扰乱一番,而血气能无耗损者,未之有也。又若人之禀赋,脏有阴阳,而酒之气质,亦有阴阳。盖酒成于酿,其性则热;汁化于水,其质则寒。故阳脏者得之则愈热,阴脏者得之则愈寒。所以纵酒不节者,无论阴阳,均能为害。凡热盛而过饮者,阳日胜则阴日消,每成风痹肿胀;寒盛而过饮者,热性去而寒质留,多至伤肾败脾。

《类经·藏象类》

33. 随世为法，因时致宜

时移则事变，世更则俗易，惟圣人随世以为法，因时而致宜，故能阴能阳，能弱能强，随机动静，而与化推移也。

《类经·藏象类》

34. 生气通天之道

阳为阴之卫，阴为阳之宅，必阳气闭密于外，无所妄耗，则邪不能害，而阴气完固于内。此培养阴阳之要，即生气通天之道也。

《类经·疾病类》

35. 人生所赖，惟精与神

人生所赖，惟精与神。精以阴生，神从阳化，故阴平阳秘，则精神治矣。

《类经·疾病类》

36. 味厚所以补精，安静所以养气

味厚所以补精，缓带披发，大杖重履而步，节劳也。安静所以养气，诸经不言此法，而惟肾经言之者，以真阴所在，精为元气之根也。

《类经·疾病类》

37. 人之虚损，有先后天不足之分

夫人之虚损，有先天不足者，有后天不足者。先天者由于禀受，宜倍加谨慎，急以后天人事培补之，庶可延年，使觉之不早而慢不为意，则未有不夭折者矣。后天者由于劳伤，宜速知警省，即以情性药食调摄之，使治之不

早而迁延讳疾,则未有不噬脐者矣。

《类经·疾病类》

38. 百病皆生于气

气之在人,和则为正气,不和则为邪气。凡表里虚实,逆顺缓急,无不因气而至,故百病皆生于气。

《类经·疾病类》

39. 设能善养此心而居处安静

设能善养此心而居处安静,无为惧惧,无为欣欣,婉然从物而不争,与时变化而无我,则志意和,精神定,悔怒不起,魂魄不散,五脏俱安,邪亦安从奈我哉?冬不藏精则病温,夏不汗泄则病疟。阴阳启闭,时气宜然。

《类经·疾病类》

40. 根本者,即真阴也

夫人生于阳而根于阴,根本衰则人必病,根本败则人必危矣。所谓根本者,即真阴也。

《类经·疾病类》

41. 人有道德则心和

人有道德则心和,心和则和气见于目;人有亡失则心忧,心忧则忧气知色也。

《类经·疾病类》

42. 神志不定,先从目始

神志不定,先从目始,目静则神静,神静则志专,病以静观,方无失也。

故无左右视。

《类经·针刺类》

43. 形者神之体

形者神之体,神者形之用。无神则形不可活,无形则神无以生。

《类经·针刺类》

44. 阳气为神,阳盛则神全

阳气为神,阳盛则神全;阴气为鬼,阳衰则鬼见。阴阳合气,命之曰人。其生在阳,其死在阴。故曰得神者昌,得其阳也;失神者亡,失其阳也。

《类经·运气类》

45. 天年论

夫人之所受于天而得生者,本有全局,是即所谓天年也。余尝闻之岐伯曰:上古之人,其知道者,法于阴阳,和于术数,食饮有节,起居有常,不妄作劳,故能形与神俱,而尽终其天年,度百岁乃去。又尝闻之老子曰:生之徒,十有三;死之徒,十有三;民之生,动之死地,亦十有三。余因此言,乃知失天之畀而不得尽其全者有如是。然则后天之养,其为在人,可以养生家而不以此为首务乎!故常深慨于斯,而直穷其境,则若老氏所云十中之三者,盖亦言其约耳。而三之倍倍,则尤有不忍言者,兹请得而悉之。

夫人生于地,悬命于天,可由此而生,亦可由此而死。故凡天亦杀人,有如寒暑不时,灾荒荐至,或妖祥之横加,或百六之难避,是皆天刑之谓也。地亦杀人,则如旱潦无方,水火突至,或阴毒最以贼人,或危险多能困毙,是皆地杀之谓也。人亦杀人,如争斗伤残,刀兵屠戮,或嫁祸阴谋,或明欺强劫,是皆人祸之谓也。凡此三者,十中约去其几。再若三者之外,则凡孽由自作而致不可活者,犹有六焉。何以见之?则如酒色财气,及功名之累,庸医之害皆是也。故有困于酒者,但知米汁之味甘,安思曲蘖之性烈?能潜移祸福而人难避也,能大损寿元而人不知也。及其病也,或血败为水,而肌肉为其浸渍,则鼓胀是也;或湿邪侵土,而清浊苦于不分,则泻痢是也;或血不养筋,而弛纵拘挛,甚至眩晕卒倒,则中风是也;或水泛为涎,而满闷不食,甚至脾败呕喘,则痰饮是也。耽而不节,则精髓胡堪久醉,阴血日以散亡,未及中年,多见病变百出,而危于此者,不知其几何人矣。

有因于色者,但图娇艳可爱,而不知倾国之说为何,伐命之说为何。故有因色而病者,则或成劳损,或染秽恶,或相思之失心,或郁结之尽命;有因色而死者,则或以窃窥,或以争夺,或以荡败无踪,或以惊吓丧胆。总之,好色之人必多淫溺,乐而忘返,安顾身家?孰知实少花多,岂成瑞物,德为色胜,非薄则邪,未有贪之恋之而不招殃致败。凡受色中之害者,吾又不知其几何人矣!

有因于财者,止知财能养命,岂识财能杀人。故鄙吝者,每以招尤;慢藏者,因多诲盗;奔波不已者,多竭其力;贪得无厌者,常忘其身。顾利不顾义,骨肉为之相残,聚敛尽膏血,贾怨所以致败。盖财本通神,不容朘①剥,积则金精崇作,争则磬囊祸生。凡受利中之害者,又不知其几何人矣!

有因于气者,每恃血气之强,只喜人不负我,非骄矜则好胜,人心不平,争端遂起,事无大小,怨恨醉心,岂虞忿怒最损肝脾,而隔食气蛊,疼痛泄泻,厥逆暴脱等疾,犯者即危。又或争竞相倾,公庭遘讼,宁趋势利以卑汗,甘受丑凌于奴隶,及被他人之苛辱,既不敢相抗于后,何若亲识之小忿,即涵容少逊于前,终身让路,不失一步,孰得孰失?孰知孰愚?甚至破家荡产,骨肉分离之害,纤须不忍,悔时迟矣。夫气本无形,有何涯际?相谅则无,偏执则有。历观往事,谁直谁非?使不能达观自策,则未免以我之躯,阴受人无申无诉之蚀,而自愚自毙者,又不知其几何人矣!

有因于功名者,谁不有飞腾之念?谁不有功业之期?第既达者,或多鼎足之虞;未济者,每遭盐车②之厄。受灯窗寒苦之负,望眼徒穿者有之;忆荣枯今昔之异,热肠为裂者有之;甚至焦思切心,奔趋竭力,荣华杳然,泉壤遽及者有之。慨古伤今,凡受斯枉而湮没无闻,浩气受抑者,又不知其几何人矣!

---

① 朘(juān):缩;减少;剥削。
② 盐车:此处为"骥服盐车"之省用,典出《战国策》,比喻大材小用。

有困于医者,凡疾苦之望医,犹凶荒之望岁,其恳其切,其念何如。第此中神理,微妙难言,使不有天人之学,绝伦之聪,则何以能闻于无声,见于无迹,直窥乎窈冥之乡,而必得其情乎?使必得其人而后可以言医,则医不易谈,盖可征矣。既难其人,则次乎此者,虽未知神,犹知形迹,此即今之上医也。然此医亦不易得。而舍此之外,则昧者居其八九。庸医多,则杀人亦多,每见其寒热倒施,虚实谬认,一匕之讹,吉凶随应。困者莫知其然,虽死不觉;明公鉴其多误,能无恻心?顾造化大权,本非凡庸所可窥弄,而性命重托,又岂浅辈所宜轻付耶!第彼非无自,盖自《原病式》以来,祖述相传,日以滋甚,醉者不醒,逝者无词,而黎元①阴受此害者,盖不知若干人矣。而闻者未知其详,犹或未之信也。

由是乘除,则既有前三,又有后六,凡此淘汰之余,而得尽其天年者,果剩其几?吾故曰:老氏言十之三者,盖亦言其约耳。兴言及此,诚可为人生之痛哭者也。然徒悲何益,曷亦为人之计乎?则惟上知者有可晓也。虽前之三者,或多出于莫测,则有可避者,有不可避者,即听之天,无不可也。然知者见于未然,而得天者天庇之,得地者地庇之,得人者人庇之,得此三庇,即得生之道也;失此三庇,则失生之道也。人道于此,岂曰尽无其权乎!至于六杀之防,则全由乎我矣。酒杀可避,吾能不醉也;色杀可避,吾能不迷也;财杀可避,吾能不贪也;气杀可避,吾能看破不认真也;功名之杀可避,吾能素其行藏也;庸医之杀可避,吾能相知以豫②也。夫如是而培以为善,存以无欺,守以不行险,戒以毋侥幸,则可全收其效矣。孔子曰:毋意,毋必,毋固,毋我。盖示人以无勉强也。广成子曰:毋劳尔形,毋摇尔精,乃可以长生。盖形言其外,精言其内,内外俱全,尽乎道矣。是皆古圣人垂念苍生,至真至极之良方也,可不佩乎?或曰:子言虽是,而实亦近迂,独不见有不识不知而偏跻上寿者,又何人力之足恃耶?余曰:此正所谓其知可及也,其愚不可及也。然予论诚迂矣,倘亦蒙知者之相顾而咀之识之,或亦可为天年之一助否?

《景岳全书·传忠录》

【按语】想要健康长寿,必须适应天地自然,生活作息规律,饮食合理,

---

① 黎元:指老百姓。
② 豫:预防。

正心念，不为财色权欲所左右。

46. 中兴论

试观天地之道，有盈有虚，有消有长，是以日中则昃，月盈则蚀，此即天运之循环，而天亦不能违者，故有先天之说也。先天有定数，君子知命，固当听乎天也；若后天之道，则参赞有权，人力居多矣。何以见之？第就国家之否泰，可证人身之寿夭。虽曰天步多艰，无成不败，然如商周、汉晋、唐宋相传，国运皆有中兴，人道岂无再振？消长一理，小大皆然。尝闻之康节先生云：一万里区宇，四千年兴亡，五百主肇位，七十国开疆，则此中人事不为不多也，而何以兴复仅见止此数代，是亦由知道者少，而不知道者之多耳。彼知道者，既以得人，又以得天，得人即所以得天也。不知道者，既不知本，又不知末，既以失之，而终不知其所以失也。至若身命之谋，则举世之人孰不爱命，而每多耽误者，其不知道者亦犹是耳。欲明其道，可无言乎？然言而无证，则人多不信，故借此国运之征，用效道人之铎①。

试论国家之衰也，或以人心之离，或以财用之匮，或以兵戈之残伤，或以优柔之旷废。而人之亨否，无非一理。夫在国曰人心，在人曰神志，故曰事其神者神去之，休其神者神居之。知生气之主在乎心，此元神之不可不养也。又在国曰财用，在人曰血气。气为阳，阳主神也；血为阴，阴主形也。血气若衰，则形神俱败，此营卫之毫厘当惜也。又在国曰兵戈，在人曰克伐。夫兵者，凶器也；克伐者，危事也。未有日加剥削而不致残伤元气者，此消耗之不可不慎也。又在国曰优柔，在人曰疑贰。今日云姑且，明日云将就，岂不佥云稳当，然致坐失机宜，变生倏忽。又焉知耽搁之大害，此死机之不可不断也。凡此数者，姑亦言其大约。

至若人之大数，则犹有先天后天之体用，而兴亡之应变，则来培来覆，亦莫非人之自为耳。何谓先天？如《内经》曰：人生十岁，血气始通，其气在下，故好走；二十，气血方盛，肌肉方长，故好趋；三十，五脏大定，血脉盛满，故好步；四十，脏腑经脉其盛已定，腠理始疏，故好坐；五十，肝气衰，故目不

---

① 道人之铎：道人，古代帝王派出去了解民情的使臣。铎，一种大铃，形如铙、钲而有舌，古代宣布政教法令用的，亦为五代乐器。比喻警世。

明；六十，心气衰，故好卧；七十，脾气衰；八十，肺气虚，故言善误；九十，肾气竭；百岁，五脏六腑皆虚，神气皆去，故形骸独居而终矣。此即先天之常度，是即所谓天年也。天畀之常，人人有之，其奈今时之人，自有知觉以来，恃其少壮，何所不为？人生之常度有限，而情欲无穷；精气之生息有限，而耗损无穷，因致戕此先天而得全我之常度者，百中果见其几？残损有因，惟人自作，是即所谓后天也。然而所丧由人，而挽回之道，有不仍由人者乎？且此非逆天以强求，亦不过复吾之固有。得之则国运人运，皆可中兴，不有明哲，诚难语此；失之则落花流水，逝而罔觉，一衰即已，良可寒心，所以《易》重来复，正为此也。然求复之道，其道何居？盖在天在人，总在元气，但使元气无伤，何虞衰败？元气既损，贵在复之而已。

　　常见今人之病，亦惟元气有伤，而后邪气得以犯之。故曰：邪之所凑，其气必虚。此客主相持之理，从可知矣。凡虚邪之辨，如情志之消索，神主于心也；治节之不行，气主于肺也；筋力之疲困，血主于肝也；精髓之耗减，骨主于肾也；四肢之软弱，肌肉主于脾也。损其一浅，犹肤腠也；损其二深，犹经络也；损其三四，则连及脏腑矣。当其微也，使不知徙薪牖户，则将为江河，将寻斧柯，恐无济于事矣。故人于中年左右，当大为修理一番，则再振根基，尚余强半。敢云心得，历验已多，是固然矣。然而修理之说，亦岂易言？修国家，良臣不易；修身命，良医亦难。第观从古至今，数千年来，凡得医之全量者为谁？而今则曰：此医也，彼亦医也，又何良医之多也？医难言矣，其毋为良医之所惑。

《景岳全书·传忠录》

　　【按语】人身之健，要在于神。疾病多因自恃年少，耗损无度。张景岳主张，中年左右，当大为修理，再振根基。

47. 保天吟

　　一炁先天名太极，太极生生是为易；易中造化分阴阳，分出阴阳运不息；刚柔相荡立乾坤，剥复夬姤群生植；禀得先天成后天，气血原来是真的；阴阳炁固可长生，龙虎飞腾失家宅；造化钟人果几多，谁道些须亦当惜？顾惜天真有两端，人己机关宜辨格；自治但存毋勉强，庄生最乐无心得；为人须慎保天和,岐伯深明无伐克;伐克从来性命仇,勉强分明元炁贼;肤切根源未了然,养气修真亦何益？漫将斯语等浮云,道在路旁人不识;余今着此保天吟,愿效痴东奉佳客。

《景岳全书·传忠录》

【按语】养身保健,当先明理。根于先天,护在后天,切记伐克。

二、阴　　阳

······ **1. 天下之病，皆不出阴阳** ······

苟吾心之理明，则阴者自阴，阳者自阳，焉能相混？阴阳既明，则表与里对，虚与实对，寒与热对，明此六变，明此阴阳，则天下之病固不能出此八者。

《景岳全书·传忠录》

【按语】"阴阳者，天地之道也，万物之纲纪，变化之父母，生杀之本始，神明之府也。"阴阳是自然界的法则和规律，是归纳事物的纲领，是事物变化的根源，是事物产生和消亡的原因，是自然界万物运动变化的内在动力。同时也是纷繁复杂的医理的归纳纲领，表里、寒热、虚实是诊病施治的关键。

······ **2. 诊病施治，先审阴阳** ······

凡诊病施治，必须先审阴阳，乃为医道之纲领。阴阳无谬，治焉有差？医道虽繁，而可以一言蔽之者，曰阴阳而已。故证有阴阳，脉有阴阳，药有阴阳。以证而言，则表为阳，里为阴；热为阳，寒为阴；上为阳，下为阴；气为阳，血为阴；动为阳，静为阴；多言者为阳，无声者为阴；喜明者为阳，欲暗者为阴。阳微者不能呼，阴微者不能吸；阳病者不能俯，阴病者不能仰。以脉而言，则浮大滑数之类，皆阳也；沉微细涩之类，皆阴也。以药而言，则升散者为阳，敛降者为阴；辛热者为阳，苦寒者为阴；行气分者为阳，行血分者为阴；性动而走者为阳，性静而守者为阴。此皆医中之大法。

若阳有余而更施阳治，则阳愈炽而阴愈消；阳不足而更用阴方，则阴愈盛而阳斯灭矣。

《景岳全书·传忠录》

3. 热极亡阴，寒极亡阳

何谓同源？盖火性本热，使火中无水，其热必极，热极则亡阴，而万物焦枯矣。水性本寒，使水中无火，其寒必极，寒极则亡阳，而万物寂灭矣。

《景岳全书·传忠录》

【按语】"善补阴者，必于阳中求阴，则阴得阳助而源泉不竭；善补阳者，必于阴中求阳，则阳得阴助而生化无穷。"人体是一个具有多层次阴平阳秘的整体，不同层次的阴阳失调则导致不同的疾病，而阴阳调节的恢复和重建，即疾病的治愈，因此阴阳调节在维持人的整体协调、增进机体健康等方面有着重要意义。

4. 从阳以引阴，从阴以引阳

凡人之阴阳，但知以气血、脏腑、寒热为言，此特后天有形之阴阳耳。至若先天无形之阴阳，则阳曰元阳，阴曰元阴。元阳者，即无形之火，以生以化，神机是也。性命系之，故亦曰元气。元阴者，即无形之水，以长以立，天癸是也。

凡病有不可正治者，当从阳以引阴，从阴以引阳，各求其属而衰之。如求汗于血，生气于精，从阳引阴也。又如引火归源，纳气归肾，从阴引阳也。此即水中取火，火中取水之义。

《景岳全书·传忠录》

5. 阳邪化热伤气，阴邪化寒伤形

但邪有阴阳之辨，而所伤亦自不同。盖邪虽有六，化止阴阳。阳邪化热，热则伤气；阴邪化寒，寒则伤形。伤气者，气通于鼻，鼻通于脏。故凡外受暑热而病有发于中者，以热邪伤气也。伤形者，浅则皮毛，深则经络，故凡外受风寒而病为身热体痛者，以寒邪伤形也。

《景岳全书·传忠录》

6. 气味有阴阳

气味有阴阳,阴者降,阳者升。阴者静,阳者动。阴者柔,阳者刚。阴者怯,阳者勇。阴主精,阳主气。其于善恶喜恶,皆有妙用,不可不察。

气味之主气者,有能为精之母;主精者,有能为气之根。或阴中之阳者,能动血中之气;或阳中之阴者,能顾气中之精。

《景岳全书·传忠录》

7. 变易之数,即升降之数

阴阳之体为乾坤,阴阳之用为水火。乾坤定对,待之交易,故一在上而一在下;水火荡流,行之变易,故一主降而一主升。

夫变易之数,即升降之数也。变易之所以无穷者,降以升为主,是即所谓逆数也。若无此逆,则有降无升,流而不返,而大道如环,何所赖乎?

《景岳全书·传忠录》

8. 阴阳之变,惟此消长

夫天地之道,惟此阴阳;阴阳之变,惟此消长。故一来则一往,一升则一降,而造化之机,正互藏为用者也。

《景岳全书·传忠录》

【按语】《内经》提出"阴平阳秘"是人体健康的最高标准,"治以权衡""以平为期"是中医治疗疾病的法则。而我们平时的实践也是以纠正阴阳偏盛偏衰病理现象,达到正常生理状态为目的。

9. 精血之生皆为阳

夫气为阳,精血阴也,精血之来,既迟在气后,精血之去,又早在气先,可见精已无而气犹在。此非阴常不足,阳常有余之明验乎?以是知先贤之金石本非谬,而后学之轻妄何容易也。

不知精即水也,水即阳也。若以水火言,则水诚阴也,火诚阳也。若以化生言,则万物之生,其初皆水,先天后天,皆本于是,而水即阳之化也。

夫阴阳之道,以纲言之,则位育天地;以目言之,则缕析秋毫,至大至小,无往而非其化也。若以清浊对待言,则气为阳,精为阴,此亦阴阳之一目也。若以死生聚散言,则凡精血之生皆为阳,气得阳则生,失阳则死,此实性命之化源,阴阳之大纲也。

《景岳全书·传忠录》

10. 脉之阴阳之法

《阴阳别论》曰:脉有阴阳,知阳者知阴,知阴者知阳。凡阳有五,五五二十五阳。所谓阴者,真脏也,见则为败,败必死也。所谓阳者,胃脘之阳也。别于阳者,知病处也;别于阴者,知死生之期。

《景岳全书·脉神章》

《四难》曰:脉有阴阳之法,何谓也?然:呼出心与肺,吸入肾与肝,呼吸之间,脾受谷味也,其脉在中。浮者阳也,沉者阴也,故曰阴阳也。心肺俱浮,何以别之?然:浮而大散者心也,浮而短涩者肺也。肾肝俱沉,何以别之?然:牢而长者肝也,按之濡、举指来实者肾也。脾者中州,故其脉在中,是阴阳之法也。

《景岳全书·脉神章》

11. 伤寒之阴阳法

天地间死生消长之道,惟阴阳二气尽之,而人力挽回之权,亦惟阴阳二尽之,至于伤寒一证,则尤切于此,不可忽也。第伤寒之阴证阳证,其义有二。所谓二者,曰经有阴阳,证有阴阳也。经有阴阳,则三阳为阳证,三阴为阴证。证有阴阳,则实热为阳证,虚寒为阴证。凡经之阴阳,则有寒有热,故阳经亦有阴证,阴经亦有阳证。证之阴阳,则有假有真,故发热亦有阴证,厥逆亦有阳证。

《景岳全书·伤寒典（上）》

12. 厥逆阴阳

此言气逆者,即为厥也。凡阴阳之气,阳从左而升,阴从右而降,故阳病者左为甚,阴病者右为甚,以升者不升,降者不降,而逆其升降之气也。又人之生气,必自下而升,故老人之气已衰于下,而从上者为顺;少壮之气先盛于下,而从下者为顺。若以老人而神衰于上,其所终之气可知;少壮而形衰于下,其所始之气可知,皆逆候也。及其为病,而一上不下,此其根本已亏,故寒厥到膝。少年以阳气方盛,而阳衰若此,故秋冬当死。老人以阳气本衰,而畏寒其常,故秋冬无虑。凡此厥逆之病,谓其阳若非阳,谓其阴若非阴,五脏隔绝,无征可验。若不能终其日者,盖甚言其凋敝难为也。

《景岳全书·杂证谟》

13. 自汗、盗汗各有阴阳之证

所以自汗、盗汗亦各有阴阳之证,不得谓自汗必属阳虚,盗汗必属阴虚也。然则阴阳有异,何以辨之? 曰:但察其有火无火,则或阴或阳自可见矣。盖火盛而汗出者,以火烁阴,阴虚可知也;无火而汗出者,以表气不固,阳虚可知也。知斯二者,则汗出之要无余义,而治之之法,亦可得其纲领矣。

《景岳全书·杂证谟》

14. 寒热阴阳辨

病有寒热者,由阴阳之有偏胜也。凡阳胜则热,以阴之衰也。阴胜则寒,以阳之衰也。故曰发热恶寒者,发于阳也;无热恶寒者,发于阴也。此寒热之病有不同,而阴阳之不可不察也。又若外来之寒热,由风寒之外感;内生之寒热,由脏气之内伤,此寒热之因有不同,而表里之不可不察也。虽曰阳证多热,阴证多寒,然极热者反有寒证,极寒者亦有热证,此又真假之不可不察也。虽曰外入之邪多有余,内出之邪多不足,然阳盛生外热,阳虚生外寒,阴盛生内寒,阴虚生内热,此又虚实之不可不察也。诸如此者,有证可据,有脉可诊,有因可问。

《景岳全书·杂证谟》

15. 阴阳之道,即养生治病之本

阴阳之道,即养生治病之本,而人有不易知者,以其有莫测之妙也。夫阴阳之用,欲其相济,不欲其相贼。相济者,相和者也,阴中不可无阳,阳中不可无阴也。相贼者,相害者也,阳贼阴则为焦枯,阴贼阳则为寂灭也。凡诸为病者,无非阴阳相贼,而有失其和耳。盖阴阳之性,阴常喜静而恶动,阳常喜暖而畏寒。及其相贼,则阴畏阳之亢,所以阴遇阳邪,非枯则槁;阳畏阴之毒,所以阳逢阴寇,不走即飞。此阴阳相妒之讥,诚多难测,凡诸病剧而有假真疑似者,即其证也,而尤于伤寒痢疾为最焉。

《景岳全书·杂证谟》

【按语】阴阳之道,即养生治病之本。阴阳之用,欲其相济,不欲其相贼。

16. 论阳常有余

二者,阴也,后天之形;一者,阳也,先天之气。神由气化,气本乎天,故生发吾身者,即真阳之气也;形以精成,精生于气,成立吾身者,即真阴之精也。《经》云:女子二七天癸至,男子二八天癸至。又云:人年四十而阴气自半。所谓阴者,即吾之精,造吾之形。人生全盛之数,惟二八后至四旬外,前后止二十余年,则形体渐衰。故丹溪引日月之盈亏,以为"阳常有余,阴常不足",立补阴丸为神丹。不知天癸未至,本由乎气,而阴气自半,亦由乎气,是形虽属阴,而气则从阳也。故人身通体之温者,阳气也。及既死,则形存气去,此阳脱在前,阴留在后。可见生由乎阳,非阳能死物也。阳来则生,阳去则死。故《经》云:阳气者,若天与日,失其所则折寿而不彰。可见人之生,至此一息真阳为运行。孰谓"阳常有余",而以苦寒之味伐此阳气乎?

《质疑录·论阳常有余》

17. 太极动而生阳,静而生阴

太极动而生阳,静而生阴,天生于动,地生于静,故阴阳为天地之道。

《类经·阴阳类》

18. 阳来则物生

阳来则物生,阳去则物死。凡日从冬至以后,自南而北谓之来,来则春为阳始,夏为阳盛,阳始则温,温则生物,阳盛则热,热则长物;日从夏至以后,自北而南谓之去,去则秋为阴始,冬为阴盛,阴始则凉,凉则收物,阴盛则寒,寒则藏物,此阴阳生杀之道也。

《类经·阴阳类》

19. 神明出于阴阳

神明出于阴阳,故阴阳为神明之府。

《类经·阴阳类》

20. 水火互藏

凡天地万物之气,无往而非水火之运用,故天以日月为水火,易以坎离为水火,医以心肾为水火,丹以精气为水火。夫肾者水也,水中生气,即真火也;心者火也,火中生液,即真水也。水火互藏,乃至道之所在,医家首宜省察。

《类经·阴阳类》

21. 一阴一阳，互为进退

一阴一阳，互为进退，故消长无穷，终而复始。

《类经·阴阳类》

22. 人之阴阳，亦与一日四时之气同

人之阴阳，亦与一日四时之气同。故子后则气升，午后则气降；子后则阳盛，午后则阳衰矣。

《类经·阴阳类》

23. 律候阴阳

郑世子曰：按阳律生阴，下生；阴律生阳，上生。阴阳之分，古有二说：其一说者，十二律吕，各照方位，在子午以东属阳，子午以西属阴。是故子黄钟，一阳复卦；丑大吕，二阳临卦；寅太簇，三阳泰卦；卯夹钟，四阳大壮卦；辰姑洗，五阳卦；巳仲吕，六阳乾卦；午蕤宾，一阴卦；未林钟，二阴遁卦；申夷则，三阴否卦；酉南吕，四阴观卦；戌无射，五阴剥卦；亥应钟，六阴坤卦。乾为老阳，故仲吕亢极不生；坤为老阴，故应钟极短为终。大吕、夹钟、仲吕，三吕以阴居阳，故皆属阳；蕤宾、夷则、无射，三律以阳居阴，故皆属阴。凡律清者皆上生，浊者皆下生。此一说也。又一说云：六律数奇属阳，六吕数偶属阴。是故子黄钟，乾之初九；寅太簇，乾之九二；辰姑洗，乾之九三；午蕤宾，乾之九四；申夷则，乾之九五；戌无射，乾之上九。此六律数奇，各居本位属阳也。丑林钟，坤之初六；卯南吕，坤之六二；巳应钟，坤之六三；未大吕，坤之六四；酉夹钟，坤之六五；亥仲吕，坤之上六。此六吕数偶，各居对冲属阴也。居本位者皆下生，居对冲者皆上生。此又一说也。以上二说，自汉至今，是非不决。盖太史公律书兼有此二种，故汉晋梁唐争执不定，而朱子经世大训，所解甚明。盖以一岁言，则冬至以后属阳，夏至以后属阴；以一日言，则子时以后属阳，午时以后属阴，所谓大阴阳也。子阳丑

阴、寅阳卯阴之类,所谓小阴阳也。律吕阳下生阴,阴上生阳,盖指其大者耳。凡阴吕居阳方,即皆属阳;阳律居阴方,即皆属阴。故别论小阴阳,乃变例也;其余诸律,则只论大阴阳,乃正例也。

《类经附翼·律原》

24. 阴阳者,神明之府也

理依气行,气从形见,凡理气所至,即阴阳之所居,阴阳所居,即神明之所在,故曰阴阳者,神明之府也。

《类经·藏象类》

25. 大宝论

为人不可不知医,以命为重也,而命之所系,惟阴与阳,不识阴阳,焉知医理?此阴阳之不可不论也。夫阴阳之体,曰乾与坤;阴阳之用,曰水与火;阴阳之化,曰形与气。以生杀言,则阳主生,阴主杀;以寒热言,则热为阳,寒为阴。若其生化之机,则阳先阴后,阳施阴受。先天因气以化形,阳生阴也;后天因形以化气,阴生阳也。形即精也,精即水也;神即气也,气即火也。阴阳二气,最不宜偏,不偏则气和而生物,偏则气乖而杀物。《经》曰:阴平阳秘,精神乃治;阴阳离决,精气乃绝。

奈何后学犹未能明,余请先言其二,而后言其一。夫二者阴也,后天之形也;一者阳也,先天之气也。神由气化,而气本乎天,所以发生吾身者,即真阳之气也;形以精成,而精生于气,所以成立吾身者,即真阴之气也。观《上古天真论》曰:女子二七而后天癸至,男子二八而后天癸至。非若阴生在后而阴成之难乎?又《阴阳应象大论》曰:人年四十而阴气自半也。非若阴衰在前而阴凋之易乎?所谓阴者,即吾之精而造吾之形也。夫无形则无患,有形必有毁。故人生全盛之数,惟二八之后,以至四旬之外,前后止二十余年,而形体渐衰矣,此诚阴虚之象也。由此观之,即谓之阳道实、阴道虚若无不可。

殊不知天癸之未至,本由乎气;而阴气之自半,亦由乎气。是形虽在阴,而气则仍从阳也。此死生之机,不可不辨。余所谓先言其二者,即此是也。何谓其一? 一即阳也,阳之为义大矣。夫阴以阳为主,所关于造化之原,而为性命之本者,惟斯而已。何以见之? 姑举其最要者,有三义焉:一曰形气之辨,二曰寒热之辨,三曰水火之辨。夫形气者,阳化气,阴成形,是形本属阴,而凡通体之温者,阳气也;一生之活者,阳气也;五官五脏之神明不测者,阳气也。及其既死,则身冷如冰,灵觉尽灭,形固存而气则去,此以阳脱在前,而阴留在后,是形气阴阳之辨也,非阴多于阳乎。二曰寒热者,热为阳,寒为阴;春夏之暖为阳,秋冬之冷为阴。当长夏之暑,万国如炉,其时也,凡草木昆虫,咸苦煎炙;然愈热则愈繁,不热则不盛。及乎一夕风霜,即僵枯遍野。是热能生物,而过热者惟病;寒无生意,而过寒则伐尽。然则热无伤而寒可畏,此寒热阴阳之辨也,非寒强于热乎? 三曰水火者,水为阴,火为阳也。造化之权,全在水火,而水火之象有四,则日为太阳,火为少阳,水为太阴,月为少阴,此四象之真形而人所未达也。余言未竟,适一耽医之客过余者,闻而异之曰:月本太阴,火岂少阳? 古无是说,何据云然? 亦有所谓乎? 曰:阳主乎外,阴主乎内,此阴阳之定位也;阳中无太阴,阴中无太阳,此阴阳之专主也。日丽乎天,此阳中之阳也,非太阳乎? 月之在天,阳中之阴也,非少阴乎? 水行于地,阴中之阴也,非太阴乎? 火之在地,阴中之阳也,非少阳乎? 此等大义,诚丹溪所未知,故引日月盈亏,以证阴阳虚实。亦焉知水大于月,独不虑阳之不足、阴之太过乎? 客曰:阴阳太少之说,固若有理;至于水大于月,便是阴之有余,则凡天下之火不少也,阳岂独在于日乎? 曰:是更有妙理存也。夫阴阳之性,太者气刚,故日不可灭,水不可竭,此日为火之本,水为月之根也;少者气柔,故火有时息,月有时缺,此火是日之余,月是水之余也。惟其不灭者,方为真火;而时作时止者,岂即元阳? 故惟真阳之火,乃能生物;而燎原之凡火,但能焦物病物。未闻有以烘炙而生物者,是安可以火喻日也? 客曰:若如此言,则水诚太阴矣;然何以云天一生水? 水非阳乎? 又何以云水能生万物,水非生气乎? 曰:此问更妙。夫天一者,天之一也,一即阳也,无一则止于六耳。故水之生物者,赖此一也;水之化气者,亦赖此一也。不观乎春夏之水,土得之而能生能长者,非有此一乎? 秋冬之水,土得之而不生不长者,非无此一乎? 不惟不生而自且为冻,是水亦死矣。可见水之所以生,水之所以行,孰非阳气所主？此水中有阳耳，非水即为阳也。客曰：然则生化之权，皆由阳气，彼言阳有余者，诚非谬也，而子反虑其不足，非过虑乎？曰：余为此论，正为此耳。惟恐人之不悟，故首言形气，次言寒热，此言水火，总欲辨明阳非有余，不可罔顾之义。夫阳主生，阴主杀。凡阳气不充，则生意不广，而况于无阳乎？故阳惟畏其衰，阴惟畏其盛，非阴能自盛也，阳衰则阴盛矣。凡万物之生由乎阳，万物之死亦由乎阳，非阳能死物也，阳来则生，阳去则死矣。试以太阳证之，可得其象。夫日行南陆，在时为冬，斯时也，非无日也，第稍远耳，便见严寒难御之若此，万物凋零之若此。然则天地之和者，惟此日也；万物之生者，亦惟此日也。设无此日，则天地虽大，一寒质耳，岂非六合尽冰壶，乾坤皆地狱乎？人是小乾坤，得阳则生，失阳则死。阳衰者，即亡阳之渐也；恃强者，即致衰之兆也。可不畏哉！故伏羲作易，首制一爻，此立元阳之祖也。文王衍易，凡六十四卦，皆以阳喻君子，阴喻小人，此明阳气之德也。乾之象曰：大哉乾元，万物资始，乃统天。此言元贯四德，阳为发育之首也。坤之初六曰：履霜坚冰至。此虑阴之渐长，防其有妨化育也。大有之象曰：大有元亨，火在天上。此言阳德之亨，无所不照也。《系辞》曰：天地之大德曰生。此切重生生之本也。《内经》曰：凡阴阳之要，阳密乃固。此言阴之所恃者，惟阳为主也。又曰：阳气者，若天与日，失其所则折寿而不彰，故天运当以日光明。此言天之运，人之命，元元根本，总在太阳无两也。凡此经训，盖自伏羲、黄帝、文王、岐伯、周公、孔子，六大圣人，千古相传，若出一口，岂果余之私虑哉？由此言之，可见天之大宝，只此一丸红日；人之大宝，只此一息真阳。孰谓阳常有余，而欲以苦寒之物，伐此阳气，欲保生者，可如是乎？客曰：至哉！余得闻所生之自矣。

《类经附翼·求正录》

26. 真阴论

凡物之死生，本由阳气。顾今人之病阴虚者十常八九，又何谓哉？不知此一阴字，正阳气之根也。盖阴不可以无阳，非气无以生形也；阳不可以无阴，非形无以载气也。故物之生也生于阳，物之成也成于阴，此所谓元阴、元阳，亦曰真精真气也。前篇言阴阳之生杀者，以寒热言其性用也。此篇言阴阳之生成者,以气质言其形体也。性用操消长之权,形体系存亡之本。欲知所以死生者,须察乎阳,察阳者,察其衰与不衰;欲知所以存亡者,须察乎阴,察阴者,察其坏与不坏,此保生之要法也。

所谓真阴之象者,犹家宅也,犹器具也,犹妻外家也。所贵乎家宅者,所以蓄财也,无家宅则财必散矣;所贵乎器具者,所以保物也,无器具则物必毁矣;所贵乎妻外家者,所以助夫也,无妻外家则夫必荡矣。此阴以阳为主,阳以阴为根也。《经》曰:五脏者,主藏精者也,不可伤,伤则失守而阴虚,阴虚则无气,无气则死矣。非以精为真阴乎?又曰:形肉已脱,九候虽调犹死。非以形为真阴乎?观形质之坏与不坏,即真阴之伤与不伤,此真阴之象,不可不察。所谓真阴之脏者,凡五脏五液,各有所主,是五脏本皆属阴也。然《经》曰:肾者主水,受五脏六腑之精而藏之。故五液皆归乎精,而五精皆统乎肾。肾有精室,是曰命门,为天一所居,即真阴之腑。精藏于此,精即阴中之水也;气化于此,气即阴中之火也。命门居两肾之中,即人身之太极,由太极以生两仪,而水火具焉,消长系焉,故为受生之初,为性命之本。欲治真阴而舍命门,非其治也,此真阴之脏,不可不察也。所谓真阴之用者,凡水火之功,缺一不可。命门之火,谓之元气;命门之水,谓之元精。五液充,则形体赖而强壮;五气治,则营卫赖以和调。此命门之水火,即十二脏之化源。故心赖之,则君主以明;肺赖之,则治节以行;脾胃赖之,济仓廪之富;肝胆赖之,资谋虑之本;膀胱赖之,则三焦气化;大小肠赖之,则传导自分。此虽云肾脏之伎巧,而实皆真阴之用,不可不察也。所谓真阴之病者,凡阴气本无有余,阴病惟皆不足。即如阴胜于下者,原非阴盛,以命门之火衰也;阳胜于标者,原非阳盛,以命门之水亏也。水亏其源,则阴虚之病迭出;火衰其本,则阳虚之证迭生。

所谓真阴之治者,凡乱有所由起,病有所由生,故治病必当求本。盖五脏之本,本在命门,神气之本,本在元精,此即真阴之谓也。

《类经附翼·求正录》

27. 气数无形,本不易察

气数无形,本不易察,所可察者,在阴阳往来,见于节序,有节序则时令相承,而万物之消长有期,乃所以纪,化生之用也。天为阳,地为阴;日为阳,月为阴。天包地外,地居天中,天动地静,乾健坤顺,故天为阳,地为阴;火之精为日,水之精为月,故日为阳,月为阴。

《类经·运气类》

28. 惟天以辰极为中

惟天以辰极为中,故可以起历数而推节候;惟地以嵩山为中,故可以定方隅而均道里。

《类经·运气类》

29. 天地阴阳之道

天地阴阳之道,有体有用。阴阳者,变化之体;变化者,阴阳之用。

《类经·运气类》

30. 阴阳之征,见于水火

阴阳之征,见于水火,木火之用,见于寒暑。

《类经·运气类》

31. 天数五

天数五,而五阴五阳,故为十干;地数六,而六阴六阳,故为十二支。

《类经·运气类》

32. 阳主生,阴主杀

阳主生,阴主杀,使阳气不充,则生意终于不广,故阳道实,阴道虚。阳气刚,阴气柔,此天地阴阳当然之道。

《类经·运气类》

33. 六气谓本,三阴三阳谓标

三阴三阳者,由六气之化为之主,而风化厥阴,热化少阴,湿化太阴,火化少阳,燥化阳明,寒化太阳,故六气谓本,三阴三阳谓标也。

《类经·运气类》

34. 上者右行

上者右行,言天气右旋,自东而西以降于地;下者左行,言地气左转,自西而东以升于天。

《类经·运气类》

35. 天地之体虽殊,变化之用则一

天地之体虽殊,变化之用则一,所以在天则垂象,在地则成形。

《类经·运气类》

36. 气至脉亦至

气至脉亦至,从其气也,故曰和;气至脉不至,气未至而脉至,违其气也,故为病。

《类经·运气类》

37. 天无地之升,则不能降

天无地之升,则不能降,地无天之降,则不能升,故天地更相为用。

《类经·运气类》

38. 上者必降，下者必升

上者必降，下者必升，此天运循环之道也。阳必召阴，阴必召阳，此阴阳配合之理也。

《类经·运气类》

39. 夫物盛则衰

夫物盛则衰，乐极则哀，是福之极而祸之倚也；未济而济，否极而泰，是祸之极而福所伏也。

《类经·运气类》

40. 生长壮老已

生长壮老已，动物之始终也，故必赖呼吸之出入；生长化收藏，植物之盛衰也，故必赖阴阳之升降。

《类经·运气类》

41. 本无生，孰杀之

本无生，孰杀之？本无洁，孰污之？本无荣，孰辱之？本无完，孰破之？知乎此者，可以出入造化，游戏死生。

《类经·运气类》

42. 得而不教，则失其人

得而不教，则失其人；非人而教，则失其道，均可惜也。

《类经·运气类》

43. 上取下取

上取下取,察其病之在上在下也;内取外取,察其病之在表在里也。

《类经·运气类》

44. 色化于气,其象虚

色化于气,其象虚;虚本乎天也,形成为质,其体实,实出乎地也。

《类经·运气类》

45. 物之根于中者

物之根于中者,以神为之主,而其知觉运动,即神机之所发也,故神去则机亦随而息矣。物之根于外者,必假外气以成立,而其生长收藏,即气化之所立也,故气止则化亦随而绝矣。

《类经·运气类》

46. 适寒凉之地

适寒凉之地,则腠理闭密,气多不达,故作内胀;之温热之地,则腠理多开,阳邪易入,故为疮疡。胀在里,故下之则已;疮在表,故汗之则已。

《类经·运气类》

47. 天气地气,有阴阳升降

天气地气,有阴阳升降,病治亦有阴阳升降,用合气宜,是同其气而病可平矣。

《类经·运气类》

48. 不明天道

不明天道,则不知运气之变;不明地理,则不知方土之宜;不明阴阳更胜,则本末俱失;不明气之先后,则缓急倒施;不明寿夭生化之期,则中无确见,而轻率招尤。

《类经·运气类》

49. 太过之气

太过之气,常先天时而至,故其生长化收藏,气化运行皆早;不及之气,常后天时而至,故其气化运行皆迟。

《类经·运气类》

50. 天地有五运之郁

天地有五运之郁,人身有五脏之应,郁则结聚不行,乃致当升不升,当降不降,当化不化,而郁病作矣。

《类经·运气类》

三、脉　色

1. 十问歌

一问寒热二问汗，三问头身四问便，五问饮食六问胸，七聋八渴俱当辨，九因脉色察阴阳，十从气味章神见。见定虽然事不难，也须明哲毋招怨。上十问者，乃诊治之要领，临证之首务也。明此十问，则六变具存，而万病形情俱在吾目中矣。医之为难，难在不识病本而施误治耳。误则杀人，天道可畏，不误则济人，阴德无穷。学人欲明是道，必须先察此要，以定意见，以为阶梯，然后再采群书，广其知识，又何误焉？有能熟之胸中，运之掌上，非止为人，而为己不浅也，慎之宝之。

《景岳全书·传忠录》

【按语】十问能掌握患者的很多信息，是医者临证辨证的基础。从十问中获取的异常信息，往往是找寻病因病机的突破口。

2. 表证之脉

浮脉本为属表，此固然也。然有邪寒初感之甚者，拘束卫气，脉不能达，则必沉而兼紧，此但当以发热身痛等表证参合而察之，自可辨也。又若血虚动血者，脉必浮大。阴虚水亏者，脉必浮大。内火炽盛者，脉必浮大。关阴格阳者，脉必浮大。若此者，俱不可一概以浮为表论，必当以形气病气、有无外证参酌之。

外感寒邪，脉大者，必病进，以邪气日盛也。然必大而兼紧，方为病进。若先小而后大，及渐大渐缓者，此以阴转阳，为胃气渐至，将解之兆也。

寒邪未解，脉息紧而无力者，无愈期也。何也？盖紧者，邪气也。力者，元气也，紧而无力，则邪气有余而元气不足也。元气不足，何以逐邪？临此证者，必能使元阳渐充，则脉渐有力，自小而大，自虚而实，渐至洪滑，则阳气渐达，表将解矣。若日见无力，而紧数日进，则危亡之兆也。

《景岳全书·传忠录》

3. 寒热真假，辨之以脉

寒热有真假者，阴证似阳，阳证似阴也。盖阴极反能燥热，乃内寒而外热，即真寒假热也。阳极反能寒厥，乃内热而外寒，即真热假寒也。假热者，最忌寒凉，假寒者，最忌温热。察此之法，当专以脉之虚实强弱为主。

《景岳全书·传忠录》

4. 脉色者，血气之影也

脉色者，血气之影也。形正则影正，形斜则影斜，病生于内，则脉色必见于外，故凡察病者，须先明脉色。但脉色之道，非数言可尽，欲得其要，则在乎阴阳虚实四者而已。四者无差，尽其善矣。

此理极微，谈非容易，姑道其要。以见凡欲诊病者，既得病因，又必须察脉色，辨声音，参合求之，则阴阳虚实方有真据。否则得此失彼，以非为是，医家之病，莫此为甚，不可忽也。

凡制方用药，乃医家开手作用第一要着，而胸中神见，必须发泄于此。使不知气味之用，必其药性未精，不能取效，何神之有？此中最有玄妙，勿谓其浅显易知，而弗加之意也。余少年时，每将用药，必逐件细尝，既得其理，所益无限。

《景岳全书·传忠录》

5. 得神者昌，失神者亡，脉贵有神

《经》曰：得神者昌，失神者亡。善乎神之为义，此死生之本，不可不察也。以脉言之，则脉贵有神。

夫有力者，非强健之谓，谓中和之力也。大抵有力中不失和缓，柔软中不失有力，此方是脉中之神。若其不及，即微弱脱绝之无力也。若其太过，即弦强真脏之有力也。二者均属无神，皆危兆也。

以形证言之，则目光精彩，言语清亮，神思不乱，肌肉不削，气息如常，大小便不脱。若此者，虽其脉有可疑，尚无足虑，以其形之神在也。若目暗睛迷，形羸色败，喘急异常，泄泻不止，或通身大肉已脱，或两手寻衣摸床，或无邪而言语失伦，或无病而虚空见鬼，或病胀满而补泻皆不可施，或病寒热而温凉皆不可用，或忽然暴病，即沉迷烦躁，昏不知人，或一时卒倒，即眼闭口开，手撒遗尿。若此者，虽其脉无凶候，必死无疑，以其形之神去也。

《景岳全书·传忠录》

【按语】《素问·移精变气论》曰："得神者昌，失神则亡。"《辩证录》曰："脉至无神即为可畏。"《伤寒论》中指出："伤寒一日，太阳受之，脉若静者为不传。颇欲吐，若烦躁，脉急数者为传也。"后世医家也常用"脉静身凉"来描述热病向愈的情况，可见察脉神，可诊断脉情，判断预后，帮助我们采取治疗和预防措施。正如《景岳全书·脉神》云："善为脉者贵在察神，不在察形。察形者形千形万，不得其药，察神者惟一惟景，独见其真也。"

6. 胃气竭，元神尽去

再以治法言之，凡药食入胃，所以能胜邪者，必赖胃气施布药力，始能温吐汗下以逐其邪。若邪气胜，胃气竭者，汤药纵下，胃气不能施化，虽有神丹，其将奈之何哉！所以有用寒不寒、用热不热者；有发其汗而表不应，行其滞而里不应者；有虚不受补，实不可攻者，有药食不能下咽，或下咽即呕者。若此者，呼之不应，遣之不动，此以脏气元神尽去，无可得而使也，是又在脉证之外亦死无疑者。

《景岳全书·传忠录》

【按语】脾胃以其居于人体正中的特殊位置，秉承中土的所有性质来承载化生出一身之诸气。而诸气又在不同方面对机体的正常运营不息提供着非同寻常的作用，只有在保护好胃气的前提下，才能使诸气发挥完整的功能及作用。

7. 取证不取脉，取脉不取证

虽然，脉证之神，若尽乎此，然有脉重证轻而知其可生者，有脉轻证重而知其必死者，此取证不取脉也。有证重脉轻而必其可生者，有证轻脉重而谓其必死者，此取脉不取证也。

《景岳全书·传忠录》

8. 脉之独者病所在

《三部九候论》：帝曰，何以知病之所在？岐伯曰，察九候独小者病，独大者病，独疾者病，独迟者病，独热者病，独寒者病，独陷下者病。详此独字，即医中精一之义，诊家纲领，莫切于此。今见诸家言脉，悉以六部浮沉，凿分虚实，顾不知病本何在，既无独见，焉得确真？故《宝命全形论》曰：众脉不见，众凶弗闻，外内相得，无以形先。是诚察病之秘旨，必知此义，方可言诊。外有《独论》在后中卷，当参阅之。

《景岳全书·脉神章》

9. 脉者，邪正之鉴

脉者，血气之神，邪正之鉴也。有诸中必形诸外，故血气盛者脉必盛，血气衰者脉必衰，无病者脉必正，有病者脉必乖。

《景岳全书·脉神章》

10. 十六正脉脉证

正脉十六部(三)浮、沉、迟、数、洪、微、滑、涩、弦、芤、紧、缓、结、伏、虚、实，浮脉举之有余，按之不足。浮脉为阳，凡洪大芤革之属，皆其类也。为中气虚，为阴不足，为风，为暑，为胀满，为不食，为表热，为喘急。浮大为伤风，浮紧为伤寒，浮滑为宿食，浮缓为湿滞，浮芤为失血，浮数为风热，浮洪为狂躁。虽曰浮为在表,然真正风寒外感者,脉反不浮。但其紧数而略兼浮者,便是表邪,其证必发热无汗,或身有酸疼,是其候也。若浮而兼缓,则非表邪矣。大都浮而有力有神者,为阳有余,阳有余则火必随之,或痰见于中,或气壅于上,可类推也。若浮而无力空豁者,为阴不足,阴不足则水亏之候,或血不营心,或精不化气,中虚可知也。若以此等为表证,则害莫大矣。其有浮大弦硬之极,甚至四倍以上者,《内经》谓之关格,此非有神之谓,乃真阴虚极而阳亢无根,大凶之兆也。凡脉见何部,当随其部而察其证,诸脉皆然。

沉脉轻手不见,重取乃得。沉脉为阴,凡细小、隐伏、反关之属,皆其类也,为阳郁之候。为寒,为水,为气,为郁,为停饮,为癥,为胀实,为厥逆,为洞泄。沉细为少气,为寒欲,为胃中冷,为腰脚痛,为癖。沉迟为痼冷,为精寒。沉滑为宿食,为伏痰。沉伏为霍乱,为胸腹痛。沉数为内热。沉弦、沉紧为心腹、小肠疼痛。沉虽属里,然必察其有力无力,以辨虚实。沉而实者,多滞多气,故曰下手脉沉,便知是气。气停积滞者,宜消宜攻。沉而虚者,因阳不达,因气不舒。阳虚气陷者,宜温宜补。其有寒邪外感,阳为阴蔽,脉见沉紧而数,及有头疼身热等证者,正属邪表,不得以沉为里也。

迟脉不及四至者皆是也。迟为阴脉,凡代缓结涩之属,皆其相类,乃阴盛阳亏之候,为寒,为虚。浮而迟者内气虚,沉而迟者表气虚。迟在上,则气不化精;迟在下,则精不化气。气寒则不行,血寒则凝滞。若迟兼滑大者,多风痰顽痹之候,迟兼细小者,必真阳亏弱而然。或阴寒留蓄于中,则为泄为痛;或元气不荣于表,则寒栗拘挛。大都脉来迟慢者,总由元气不充,不可妄施攻击。数脉五至六至以上,凡急疾紧促之属,皆其类也。为寒热,为虚劳,为外邪,为痈疡。滑数、洪数者多热,涩数、细数者多寒。暴数者多外邪,久数者必虚损。

数脉有阴有阳。今后世相传,皆以数为热脉,及详考《内经》,则但曰:诸急者多寒,缓者多热,滑者阳气盛,微有热。曰:粗大者,阴不足,阳有余,为热中也。曰:缓而滑者曰热中。舍此之外,则并无以数言热者。而迟冷数热之说,乃始自《难经》云:数则为热,迟则为寒。今举世所宗,皆此说也。不知数热之说,大有谬误。何以见之?盖自余历验以来,凡见内热伏火等证,脉反不数,而惟洪滑有力,如经文所言者是也。至如数脉之辨,大约有七,此义失真,以致相传遗害者,弗胜纪矣。兹列其要者如下,诸所未尽,可以类推。

一、外邪有数脉。凡寒邪外感,脉必暴见紧数。然初感便数者,原未传经,热自何来? 所以只宜温散。即或传经日久,但其数而滑实,方可言热;若数而无力者,到底仍是阴证,只宜温中。此外感之数,不可尽以为热也。若概用寒凉,无不杀人。

一、虚损有数脉。凡患阳虚而数者,脉必数而无力,或兼细小,而证见虚寒,此则温之且不暇,尚堪作热治乎? 又有阴虚之数者,脉必数而弦滑,虽有烦热诸证,亦宜慎用寒凉,若但清火,必至脾泄而败。且凡患虚损者,脉无不数,数脉之病,惟损最多,愈虚则愈数,愈数则愈危,岂数皆热病乎? 若以虚数作热数,则万无不败者矣。

一、疟疾有数脉。凡疟作之时,脉必紧数,疟止之时,脉必和缓,岂作即有火,而止则无火乎? 且火在人身,无则无矣,有则无止时也。能作能止者,惟寒邪之进退耳,真火真热,则不然也。此疟疾之数,故不可尽以为热。

一、痢疾有数脉。凡痢疾之作,率由寒湿内伤,脾肾俱损,所以脉数但兼弦涩细弱者,总皆虚数,非热数也,悉宜温补命门,百不失一。其有形证多火,年力强壮者,方可以热数论治。然必见洪滑实数之脉,方是其证。

一、痈疡有数脉。凡脉数,身无热而反恶寒,饮食如常者,或身有热而得汗不解者,即痈疽之候也。然疮疡之发,有阴有阳,可攻可补,亦不得尽以脉数者为热证。

一、痘疹有数脉,以邪毒未达也,达则不数矣。此当以虚实大小分阴阳,亦不得以数为热脉。

一、癖有数脉。凡胁腹之下有块如盘者,以积滞不行,脉必见数。若积久成疳,阳明壅滞,而致口臭、牙疳、发热等证者,乃宜清胃清火。如无火证,而脉见细数者,亦不得认以为热。

一、胎孕有数脉。以冲任气阻,所以脉数,本非火也。此当以强弱分寒热,不可因其脉数,而执以黄芩为圣药。

按:以上数脉诸证,凡邪盛者多数脉,虚甚者尤多数脉,则其是热非热,从可知矣。洪脉大而实也,举按皆有余。

洪脉为阳。凡浮芤实大之属,皆其类也,为血气燔灼,大热之候。浮洪为表热,沉洪为里热。为胀满,为烦渴,为狂躁,为斑疹,为头疼面热,为咽干喉痛,为口疮痛肿,为大小便不通,为动血,此阳实阴虚,气实血虚之候。若洪大至极,甚至四倍以上者,是即阴阳离绝,关格之脉也,不可治。

微脉纤细无神,柔弱之极,是为阴脉。凡细小虚濡之属,皆其类也,乃血气俱虚之候。为畏寒,为恐惧,为怯弱,为少气,为中寒,为胀满,为呕哕,为泄泻,为虚汗,为食不化,为腰腹疼痛,为伤精失血,为眩运厥逆。此虽气血俱虚,而尤为元阳亏损,最是阴寒之候。

滑脉往来流利,如盘走珠。凡洪大芤实之属,皆其类也,乃气实血壅之候。为痰逆,为食滞,为呕吐,为满闷。滑大、滑数为内热,上为心肺、头目、咽喉之热,下为小肠、膀胱、二便之热。妇人脉滑数而经断者,为有孕。若平人脉滑而和缓,此自营卫充实之佳兆。若过于滑大,则为邪热之病。又凡病虚损者,多有弦滑之脉,此阴虚然也;泻痢者,亦多弦滑之脉,此脾肾受伤也,不得通以火论。

涩脉往来艰涩,动不流利,如雨沙,如刀刮竹,言其象也。涩为阴脉,凡虚细微迟之属,皆其类也,为血气俱虚之候。为少气,为忧烦,为痹痛,为拘挛,为麻木,为无汗,为脾寒少食,为胃寒多呕,为二便违和,为四肢厥冷。男子为伤精,女子为失血,为不孕,为经脉不调。凡脉见涩滞者,多由七情不遂,营卫耗伤,血无以充,气无以畅。其在上,则有上焦之不舒,在下,则有下焦之不运;在表则有筋骨之疲劳,在里则有精神之短少,凡此总属阳虚。诸家言气多血少,岂以脉之不利,犹有气多者乎?

弦脉按之不移,硬如弓弦。凡滑大坚搏之属,皆其类也。为阳中伏阴,为血气不和,为气逆,为邪胜,为肝强,为脾弱,为寒热,为痰饮,为宿食,为积聚,为胀满,为虚劳,为疼痛,为拘急,为疟痢,为疝痹,为胸胁痛。《疮疽论》曰:弦洪相搏,外紧内热,欲发疮疽也。弦从木化,气通乎肝,可以阴,亦可以阳。但其弦大兼滑者,便是阳邪;弦紧兼细者,便是阴邪。矧人无胃气曰死,故脉见和缓者吉,指下弦强者凶。盖肝邪与胃气不和,缓与弦强相左,弦甚者土必败,诸病见此,总非佳兆。芤脉浮大中空,按如葱管。

芤为阳脉,凡浮豁弦洪之属,皆相类也,为孤阳脱阴之候。为失血脱血,为气无所归,为阳无所附,为阴虚发热,为头晕目眩,为惊悸怔忡,为喘急盗汗。苑虽阳脉，而阳实无根，总属大虚之候。

紧脉急疾有力，坚搏抗指，有转索之状，凡弦数之属，皆相类也。紧脉阴多阳少，乃阴邪激搏之候，主为痛为寒。紧数在表，为伤寒发热，为浑身筋骨疼痛，为头痛项强，为咳嗽鼻塞，为瘴为疟。沉紧在里，为心胁疼痛，为胸腹胀满，为中寒逆冷，为吐逆出食，为风痫反张，为癖，为泻痢，为阴疝。在妇人为气逆经滞，在小儿为惊风抽搐。

缓脉和缓不紧也。缓脉有阴有阳，其义有三：凡从容和缓，浮沉得中者，此自平人之正脉；若缓而滑大者多实热，如《内经》所言者是也；缓而迟细者多虚寒，即诸家所言者是也。然实热者，必缓大有力，多为烦热，为口臭，为腹满，为痈疡，为二便不利，或伤寒温疟初愈，而余热未清者，多有此脉。若虚寒者，必缓而迟细，为阳虚，为畏寒，为气怯，为疼痛，为眩晕，为痹弱，为痿厥，为怔忡健忘，为食饮不化，为惊溏飧泄，为精寒肾冷，为小便频数。女人为经迟血少，为失血下血。凡诸疮毒外证，及中风产后，但得脉缓者皆易愈。

结脉脉来忽止，止而复起，总谓之结。旧以数来一止为促，促者为热，为阳极；缓来一止为结，结者为寒，为阴极。通谓其为气为血，为食为痰，为积聚，为瘕，为七情郁结。浮结为寒邪在经，沉结为积聚在内，此固结促之旧说矣。然以予之验，则促类数也，未必热。结类缓也，未必寒，但见中止者，总是结脉。多由血气渐衰，精力不继，所以断而复续，续而复断，常见久病者多有之，虚劳者多有之，或误用攻击消伐者亦有之。但缓而结者为阳虚，数而结者为阴虚。缓者犹可，数者更剧。此可以结之微甚，察元气之消长，最显最切者也。至如留滞郁结等病，本亦此脉之证应，然必其形强气实，而举接有力，此多因郁滞者也。又有无病而一生脉结者，此其素禀之异常，无足怪也。舍此之外，凡病有不退，而渐见脉结者，此必气血衰残，首尾不继之候，速宜培本，不得妄认为留滞。

伏脉如有如无，附骨乃见。此阴阳潜伏，阻隔闭塞之候。或火闭而伏，或寒闭而伏，或气闭而伏。为痛极，为霍乱，为疝瘕，为闭结，为气逆，为食滞，为忿怒，为厥逆、水气。凡伏脉之见，虽与沉微细脱者相类，而实有不同也。盖脉之伏者，以其本有如无，而一时隐蔽不见耳。此有胸腹痛剧而伏者，有气逆于经，脉道不通而伏者，有偶因气脱不相接续而伏者，然此必暴病暴逆者乃有之，调其气而脉自复矣。若此数种之外，其有积困延绵，脉本细微而渐至隐伏者，此自残烬将绝之兆，安得尚有所伏？常见庸人诊此，无论久暂虚实，动称伏脉，而破气导痰等剂，犹然任意，此恐其就道稽迟，而复行催蹀耳。闻见略具，谅不至此。

虚脉正气虚也，无力也，无神也。有阴有阳。浮而无力为血虚，沉而无力为气虚，数而无力为阴虚，迟而无力为阳虚。虽曰微濡迟涩之属，皆为虚类，然而无论诸脉，但见指下无神者，总是虚脉。

《内经》曰按之不鼓，诸阳皆然，即此谓也。故凡洪大无神者，即阴虚也；细小无神者，即阳虚也。阴虚则金水亏残，龙雷易炽，而五液神魂之病生焉。或盗汗遗精，或上下失血，或惊忡不宁，或咳喘劳热。阳虚则火土受伤，真气日损，而君相化源之病生焉。或头目昏眩，或膈塞胀满，或呕恶亡阳，或泻痢疼痛。救阴者，壮水之主；救阳者，益火之源。渐长则生，渐消则死，虚而不补，元气将何以复？此实死生之关也。医不识此，尚何望其他焉？

实脉邪气实也，举按皆强，鼓动有力。实脉有阴有阳，凡弦洪紧滑之属，皆相类也，为三焦壅滞之候。表邪实者，浮大有力，以风寒暑湿外感于经，为伤寒瘴疟，为发热头痛、鼻塞头肿，为筋骨肢体酸疼、痛毒等证。里邪实者，沉实有力，因饮食七情内伤于脏，为胀满，为闭结，为瘕，为瘀血，为痰饮，为腹痛，为喘呕咳逆等证。火邪实者，洪滑有力，为诸实热等证。寒邪实者，沉弦有力，为诸痛滞等证。凡其在气在血，脉有兼见者，当以类求。然实脉有真假，真实者易知，假实者易误。故必问其所因，而兼察形证，必得其神，方是高手。

《景岳全书·脉神章》

11. 持脉之道

持脉之道，须明常变。凡众人之脉，有素大素小，素阴素阳者，此其赋自先天，各成一局也。邪变之脉，有倏缓倏疾，乍进乍退者，此其病之骤至，脉随气见也。故凡诊脉者，必须先识脏脉，而后可以察病脉；先识常脉，而后可以察变脉。于常脉中可察人之器局寿夭，于变脉中可察人之疾病吉凶,诊家大要,当先识此。

《景岳全书·脉神章》

12. 诊脉亦当四诊合参

凡诊病之法,固莫妙于脉,然有病脉相符者,有脉病相左者,此中大有玄理。故凡值疑似难明处,必须用四诊之法,详问其病由,兼辨其声色,但于本末先后中,正之以理,斯得其真。若不察此,而但谓一诊可凭,信手乱治,亦岂知脉证最多真假,见有不确,安能无误?且常诊者,知之犹易,初诊者,决之甚难,此四诊之所以不可忽也。故《难经》以切居四诊之末,其意深矣。陶节庵亦曰:问病以知其外,察脉以知其内,全在活法二字,乃临证切脉之要诀也。

《景岳全书·脉神章》

13. 上下来去至止

如初诊之先,即当详审上下,上下之义,有升降焉,有阴阳焉,有藏象焉,有补泻焉。上下昭然,则证治条分而经济自见,此初候之不可不明也。及延医之后,即当详察来去,来去之义,或指下之和气未来,形证之乖气未去,此进退可别矣。或何者为邪气渐去?何者为生气渐来?此消长有征矣。来去若明,则吉凶可辨,而权衡在我,此中候之不可不察也。再统国中之全局,犹当详见至止。至止之义,即凡一举一动,当料其势所必至,一闻一见,当思其何所底止,知始知终,庶乎近神矣,此末候之不可不察也。凡此六字之义,其真诊家之纲领乎?故余续之如此,并附滑氏原论于后。滑氏曰:察脉须识上、下、来、去、至、止六字,不明此六字,则阴阳虚实不别也。上者为阳,来者为阳,至者为阳;下者为阴,去者为阴,止者为阴也。上者,自尺部上于寸口,阳生于阴也。下者,自寸口下于尺部,阴生于阳也。来者,自骨肉之分而出于皮肤之际,气之升也。去者,自皮肤之际而还于骨肉之分,气之降也。应曰至,息曰止也。

《景岳全书·脉神章》

14. 诊脉须知胃气

凡诊脉须知胃气,如《经》曰:人以水谷为本,故人绝水谷则死,脉无胃气亦死。又曰:脉弱以滑,是有胃气。又曰:邪气来也紧而疾,谷气来也徐而和。又曰:五味入口,藏于胃,以养五脏气。是以五脏六腑之气味,皆出于胃,而变见于气口。是可见谷气即胃气,胃气即元气也。夫元气之来,力和而缓;邪气之至,力强而峻。高阳生曰:阿阿软若春杨柳,此是脾家脉四季。即胃气之谓也。故凡诊脉者,无论浮沉迟数,虽值诸病迭见,而但于邪脉中,得兼软滑徐和之象者,便是五脏中俱有胃气,病必无害也。何也?盖胃气者,正气也;病气者,邪气也,夫邪正不两立,一胜则一负,凡邪气胜则正气败,正气至则邪气退矣。若欲察病之进退吉凶者,但当以胃气为主。察之之法,如今日尚和缓,明日更弦急,知邪气之愈进,邪愈进则病愈甚矣;今日甚弦急,明日稍和缓,知胃气之渐至,胃气至则病渐轻矣。即如顷刻之间,初急后缓者,胃气之来也;初缓后急者,胃气之去也。此察邪正进退之法也。至于死生之兆,亦惟以胃气为主。夫胃气中和,旺于四季,故春脉微弦而和缓,夏脉微钩而和缓,秋脉微毛而和缓,冬脉微石而和缓,此胃气之常,即平人之脉也。若脉无胃气,即名真脏。脉见真脏,何以当死?盖人有元气,出自先天,即天气也,为精神之父。人有胃气,出乎后天,即地气也,为血气之母。其在后天,必本先天为主持;在先天,必赖后天为滋养,无所本者死,无所养者亦死。何从验之?如但弦、但钩、但毛、但石之类,皆真脏也,此以孤脏之气独见,而胃气不能相及,故当死也。且脾胃属土,脉本和缓,土惟畏木,脉则弦强。凡脉见弦急者,此为土败木贼,大非佳兆。若弦急之微者,尚可救疗,弦急之甚者,胃气其穷矣。

《景岳全书·脉神章》

15. 病证预后之脉

伤寒病热兮,洪大易治而沉细难医;伤风咳嗽兮,浮濡可攻而沉牢当避。肿胀宜浮大,颠狂忌虚细。下血下痢兮,浮洪可恶;消渴消中兮,实大者利。霍乱喜浮大而畏微迟,头疼爱浮滑而嫌短涩。肠脏毒兮,不怕沉微;风痹足痿兮,偏嫌数急。身体中风,缓滑则生;腹心作痛,沉细则良。喘急浮洪者危,咳血沉弱者康。脉细软而不弦洪,知不死于中恶;脉微小而不数急,料无忧于金疮。吐血鼻衄兮,吾不喜其实大;跌扑损伤兮,吾则畏其坚强。痢疾身热而脉洪,其灾可恶;湿病体烦而脉细,此患难当。水泻脉大者可怪,亡血脉实者不祥。病在中兮脉虚为害,病在外兮脉涩为殃。腹中积久而脉虚者死,身表热甚而脉静者亡。

雀啄连来三五啄,屋漏半日一点落,鱼翔似有又如无,虾游静中忽一跃,弹石硬来寻即散,搭指散乱为解索。寄语医家仔细看,六脉一见休下药。

《景岳全书·脉神章》

16. 时脉、胃脉与脏腑平脉

凡诊脉,先须识时脉、胃脉与脏腑平脉,然后及于病脉。时脉谓春三月六部中俱带弦,夏三月俱带洪,秋三月俱带浮,冬三月俱带沉。胃脉谓中按得之,脉见和缓。凡人脏腑胃脉既平,又应时脉,乃无病者也,反此为病。持脉之要有三,曰举,曰按,曰寻。轻手循之曰举,重手取之曰按,不轻不重,委曲求之曰寻。初持脉,轻手候之,脉见皮肤之间者,阳也,腑也,亦心肺之应也。重手得之,脉附于肉下者,阴也,脏也,亦肝肾之应也。不轻不重,中而取之,其脉应于血肉之间者,阴阳相适,中和之应,脾胃之候也。若委曲寻之而若隐若见,则阴阳伏匿之脉也。

《景岳全书·脉神章》

17. 脉之表里虚实

明脉须辨表里虚实四字。表,阳也,腑也,凡六淫之邪袭于经络,而未入胃腑及脏者,皆属于表也。里,阴也,脏也,凡七情之气郁于心腹之内,不能散越,及饮食之伤留于腑脏之间,不能通泄,皆属于里也。虚者,元气之自虚,精神耗散,气力衰竭也。实者,邪气之实,由正气之本虚,邪得乘之,非元气之自实也。故虚者补其正气,实者泻其邪气。《经》曰:邪气盛则实,精气夺则虚。此大法也。

《景岳全书·脉神章》

18. 不专于脉而兼于审证

夫脉者,本乎营与卫也,而营行脉之中,卫行于脉之外,苟脏腑和平,营卫调畅,则脉无形状之可议矣。或者六淫外袭,七情内伤,则脏腑不和,营卫乖谬,而二十四脉之名状,层出而迭见矣。是故风寒暑湿燥火,此六淫也。外伤六淫之脉,则浮为风,紧为寒,虚为暑,细为湿,数为燥,洪为火,此皆可以脉而别其外感之邪也。喜怒忧思悲恐惊者,此七情也。内伤七情之脉,喜则伤心而脉缓,怒则伤肝而脉急,恐则伤肾而脉沉,悲则气消而脉短,惊则气乱而脉动,此皆可以脉而辨其内伤之病也。然此特举其常,而以脉病相应者为言也。若论其变,则有脉不应病,病不应脉,变出百端,而难一一尽凭乎脉者矣。试举一二言之,如张仲景云:脉浮大,邪在表,为可汗。若脉浮大,心下硬,有热属脏者,攻之,不令发汗,此又非浮为表邪可汗之脉也。又云:促脉为阳盛,宜用葛根黄芩黄连汤。若脉促厥冷为虚脱,非灸作温不可,此又非促为阳盛之脉也。又曰:迟脉为寒,沉脉为里。若阳明脉迟,不恶寒,身体汗出,则用大承气,此又非诸迟为寒之脉矣;少阴病始得之,反发热而脉沉,宜麻黄细辛汤汗之,此又非沉为在里之脉矣。凡此皆脉难尽凭之明验也。若只凭脉而不问证,未免以寒为热,以表为里,以阴为阳,颠倒错乱,而夭人寿者多矣。是以古人治病,不专于脉,而必兼于审证,良有以也。

《景岳全书·脉神章》

19. 脉象转归

脉大者为病进,大因邪气胜,病日甚也。脉渐缓者为邪退,缓则胃气至,病将愈也。此以大为病进,固其然也,然亦有宜大不宜大者,又当详辨。如脉体本大,再加洪数,此则病进之脉,不可当也。如脉体本小,因服药后而渐见滑大有力者,此自阴转阳,必将汗解,乃为吉兆。盖脉至不鼓者,由气虚而然,无阳岂能作汗也。后论汗条中有按,当并阅之。

《景岳全书·伤寒典(上)》

20．紧脉之辨

论曰:紧脉从何而来?曰:假令亡汗若吐,以肺里寒,故令脉紧也。假令咳者,坐饮冷水,故令脉紧也。假令下痢,以胃中虚冷,故令脉紧也。按此言紧者,即弦搏不软之谓,盖单言其紧,而无滑数之意,乃阳明胃气受伤之脉,故主为阴寒之证。若紧而兼数,则必以外邪所致。

愚按:浮为在表,沉为在里,此古今相传之法也。然沉脉亦有表证,此阴实阳虚,寒胜者然也。浮脉亦有里证,此阳实阴虚,水亏者然也。故凡欲察表邪者,不宜单据浮沉,只当以紧数与否为辨,方为的确。盖寒邪在表,脉皆紧数,紧数甚者邪亦甚,紧数微者邪亦微,紧数浮洪有力者,邪在阳分,即阳证也,紧数浮沉无力者,邪在阴分,即阴证也。以紧数之脉而兼见表证者,其为外感无疑,即当治从解散。然内伤之脉,亦有紧数者,但内伤之紧,其来有渐,外感之紧,发于陡然,以此辨之,最为切当。其有似紧非紧,但较之平昔,稍见滑疾而不甚者,亦有外感之证,此其邪之轻者,或以初感而未甚者,亦多见此脉,是又不可不兼证而察之也。若其和缓而全无紧疾之意,则脉虽浮大,自非外邪之证。

《景岳全书·伤寒典(上)》

21．忌汗诸脉

脉有忌汗者,如《伤寒论》曰:太阳病,发热恶寒,热多寒少,脉微弱者,此无阳也,不可发汗。弦为阳运,微为阴寒,上实下虚,意欲得温。微弦为虚,不可发汗,发汗则寒慄,不能自还。伤寒四五日,脉沉而喘满,沉为在里,不可汗。汗亡津液,必大便难而谵语。少阴病,脉微,不可发汗,以亡阳故也。伤寒,脉微而恶寒者,此阴阳俱虚,不可更发汗,更吐下也。尺脉弱而无力者,切不可汗下。尺中迟者,不可发汗,以荣气不足,血少故也。

景岳子曰:按以上忌汗诸脉,可见仲景大意,故凡治伤寒,但见脉息微弱,及沉细无力,皆不可任意发汗。然欲去外邪,非汗不可,而仲景云脉微弱者不可发汗，夫脉弱非阳，既不可用寒凉，而寒邪在表，又不可用攻下，然则舍汗之外，又将何法以治此表邪乎？不知温中即可以散寒，而强主即可以逐寇，此仲景之意，岂不尽露于言表，而明悟者当心会之矣。且凡病外感而脉见微弱者，其汗最不易出，其邪最不易解，何也？正以元气不能托送，即发亦无汗。邪不能解，则愈发愈虚，而危亡立至矣。夫汗本乎血，由乎营也，营本乎气，由乎中也，未有中气虚而营能盛者，未有营气虚而汗能达者。脉即营之外候，脉既微弱，元气可知，元气愈虚，邪愈不解，所以阳证最嫌阴脉，正为此也。故治此者，但遇脉息微弱，正不胜邪等证，必须速固根本，以杜深入，专助中气，以托外邪，必使真元渐充，则脉必渐盛，自微细而至滑大，自无力而至有神，务令阴脉转为阳脉，阴证转为阳证。斯时也，元气渐充，方是正复邪退，将汗将解之佳兆。故凡治表邪之法，有宜发散者，有宜和解者，有宜调补营卫者。如果邪实而无汗，则发散为宜；有汗而热不除，则和解为宜；元气虚而邪不能退，则专救根本，以待其自解自汗为宜。此逐邪三昧，万全之法也。今有庸流，但见其外，不见其内，每不论证之阴阳，脉之虚实，但知寒凉可以退热，但知发散可以解表，不知元阳一败，则土崩瓦解，立见溃矣。反掌杀人，而终身不悟，是真下愚不移者也。若而人者，亦可谓之医乎？

《景岳全书·伤寒典（上）》

曰：脉浮而大，心下反硬，有热属脏者，攻之，不令发汗。

按：此以心下硬而热在脏，即脉虽浮大者，病亦属里，故不宜发汗，而当攻内也。

《景岳全书·伤寒典（上）》

22. 辨舌色

舌为心之官，本红而泽，凡伤寒三四日以后，舌上有苔，必自润而燥，自滑而涩，由白而黄，由黄而黑，甚至焦干，或生芒刺，是皆邪热内传，由浅入深之证也。故凡邪气在表，舌则无苔，及其传里，则津液干燥而舌苔生矣。若邪犹未深，其在半表半里之间，或邪气客于胸中者，其苔不黑不涩，止宜小柴胡之属以和之。若阳邪传里，胃中有热，则舌苔不滑而涩，宜栀子豉汤之属以清之。若烦躁，欲饮水数升者，白虎加人参汤之类主之。大都舌上黄苔而焦涩者,胃腑有邪热也,或清之,或微下之。《金匮要略》曰:舌黄未下者,下之黄自去。然必大便燥实,脉沉有力而大渴者,方可下之。若微渴而脉不实,便不坚,苔不干燥芒刺者,不可下也。其有舌上黑苔而生芒刺者,则热更深矣,宜凉膈散、承气汤、大柴胡之属,酌宜下之。若苔色虽黑滑而不涩者,便非实邪,亦非火证,非惟不可下,且不可清也。此辨舌之概,虽云若此,然犹有不可概论者,仍宜详察如下。

按伤寒诸书皆云:心为君主之官,开窍于舌。心主火,肾主水,黑为水色,而见于心部,是为鬼贼相刑,故知必死。此虽据理之谈,然实有未然者。夫五行相制,难免无克,此其所以为病,岂因克为病,便为必死?第当察其根本何如也。如黑色连地,而灰黯无神,此其本原已败,死无疑矣。若舌心焦黑,而质地红活,未必皆为死证。阳实者清其胃火,火退自愈,何虑之有。其有元气大损,而阴邪独见者,其色亦黄黑,真水涸竭者,其舌亦干焦,此肾中水火俱亏,原非实热之证。欲辨此者,但察其形气脉色,自有虚实可辨,而从补从清,反如冰炭矣。故凡以焦黑干涩者,尚有非实非火之证。再若青黑少神而润滑不燥者,则无非水乘火位,虚寒证也。若认此为火,而苦寒一投,则余烬随灭矣。故凡见此者,但当详求脉证,以虚实为主,不可因其焦黑,而执言清火也。伤寒固尔,诸证亦然。

《景岳全书·伤寒典(上)》

· **23. 阴虚伤寒、阳虚伤寒** ·

凡脉之微弱无力,或两寸短小而多寒者,即其证也,此阳虚伤寒也。阴虚者,即血虚也,血虚于里,安能化液,非补其精,汗能生乎?凡脉之浮芤不实,或两尺无根而多热者,即其证也,此阴虚伤寒也。

《景岳全书·伤寒典(上)》

· **24. 心腹痛证之脉辨** ·

凡诸病之虚实,辨之于脉者皆易,惟心腹痛证,则有大有小,其脉多有难辨,虽滑实有力者,固多实邪,虚弱无神者,固多虚邪,此其常也。然暴痛之极者,每多沉伏、细涩,最似极虚之候。不知气为邪逆,气逆则脉道不行而沉伏异常,此正邪实之脉,然于沉伏之中细察之,必有梗梗然弦紧之意,此必寒邪阻遏阳气者多有是脉。若火邪作痛,则不然也。凡见此者,不得因其细极、微极便认为虚脱,妄用补剂,必大误矣。辨此之法,但当察其形气,以见平素之强弱,问其病因,以知新病久病,及何所因而起。大都暴病痛急,而脉忽细伏者多实邪,久病痛缓,而脉本微弱者为虚邪,再以前论虚实之法酌之,以理参而诊之,则万无一失矣。

《景岳全书·杂证谟》

【按语】诸病之虚实,辨之于脉皆易,惟心腹痛证,其脉多有难辨。大都暴病痛急,脉忽细伏者多实邪;久病痛缓,脉本微弱者为虚邪。

25. 紫黑血色之辨

凡血色有辨,固可以察虚实,亦可以察寒热。若血浓而多者,血之盛也;色淡而少者,血之衰也。此固大概之易知者也。至于紫黑之辨,其证有如冰炭,而人多不解,误亦甚矣。盖紫与黑相近,今人但见紫色之血,不分虚实,便谓内热之甚。不知紫赤鲜红,浓而成片成条者,是皆新血妄行,多由内热;紫而兼黑,或散或薄,沉黑色败者,多以真气内损,必属虚寒。由此而甚,则或如屋漏水,或如腐败之宿血,是皆紫黑之变象也。此肝脾大损,阳气大陷之证,当速用甘温,如理阴煎、理中汤、归脾汤、四味回阳饮、补中益气汤之类,单救脾土,则陷者举,脱者固,元气渐复,病无不愈。若尽以紫色作热证,则无不随药而毙矣。凡肠澼、便血之属,无不皆然,学人于此,最有不可忽者。

《景岳全书·妇人规》

26. 小儿之脉察其强弱缓急

然小儿之脉,非比大人之多端,但察其强弱缓急四者之脉,是即小儿之肯綮。盖强弱可以见虚实,缓急可以见邪正,四者既明,则无论诸证,但随其病以合其脉,而参此四者之因,则左右逢源,所遇皆道矣。再加以声色之辨,更自的确无疑,又何遁情之有? 此最活最妙之心法也。苦单以一脉凿言一病,则一病亦能兼诸脉,其中真假疑似,未免胶柱,实有难于确据者。

《景岳全书·小儿则》

27. 疹脉

凡出疹,自热起至收完,但看右手一指,脉洪大有力,虽有别证,亦不为害,此定存亡之要法也。

景岳曰:按此即阳证得阳脉之义,若细软无力,则阳证得阴脉矣。一元气既弱,安能胜此邪毒?是即安危之基也。故凡诊得阴脉者,即当识为阴证而速救元神,宜用伤寒温补托法,参酌治之。若执以麻疹为阳毒而概用清寒,则必不免矣。

《景岳全书·痘疹诠》

28. 痘脉

痘自发热以至起胀,毒从内出,阳之候也,脉宜浮大而数,不宜沉细而迟。自灌脓收靥以后,毒已外解,阴之候也,脉宜和缓,不宜洪数。又曰:痘疮之脉,中和为贵,不可过于躁疾,或见微小。故曰:脉静身凉者生,脉躁身热者死。又阳病得阴脉者死。大抵四时以胃气为本,胃气者,以四时之脉而皆兼和缓,即胃气也。盖滑、数、浮、洪为太过,太过为实,实者邪气实也。弦、迟、微、弱为不及,不及为虚,虚者正气虚也。设以太过不及之脉,而中无和缓之气,是皆死候之脉,故曰人无胃气则死。

《景岳全书·痘疹诠》

29. 疽脉

浮数之脉,应发热,其不发热而反恶寒者,苦有痛处,疮疽之谓也。洪大之脉,其主血实,积热疮肿。凡洪大者,疮疽之病进也。脓未成者宜下之。脓溃之后,脉见洪大则难治。若兼自利,尤为凶候。数脉主热,浮而数者为表热,沉而数者为里热。诸紧数之脉,应发热而反恶寒者,痈疽也。仲景曰：数脉不时见，则生恶疮也。又曰：肺脉数者，生疮也。凡诸疮，脉至洪数，其内必有脓也。实脉主邪盛，邪气盛则实也。疮疽得此，可下之；若久病虚人，则最忌之，以正不胜邪也。滑脉多阳，或为热，或为虚。疮疽得此，脓未成者可内消，脓已溃者宜托里，所谓始为热，终为虚也。散脉为血虚，有表无里也。凡疮毒脓溃之后，脉见滑粗散而烦痛不除者难治，以其正气虚、邪气实也。又曰：肢体沉重，肺脉大则毙，谓其浮散无根也。长脉主阳气充实，伤寒得之，将欲汗解也。长而缓者，胃脉也，百病得之皆愈。故曰长则气治也。芤脉主阴虚血虚，脓溃后得之为宜，以脉病相应也。弦脉主肝邪。《疮疽论》曰：弦洪相搏，内寒外热，欲发疮疽也。紧脉主切痛积癖。凡疮疽得此，则气血留滞，邪结不散，多为痛也。短脉主虚。《经》曰：短则气病，以其乏胃气也。疮疡脉短，真气虚也。诸病见之，皆为难治，尤不可攻也。涩脉主血虚气涩，疮疡溃后得之无妨。沉脉为阴。疮疡得之，邪气深也。迟脉主阳气不足。疮疡得之，后自愈。缓脉无邪，长而缓者，百病皆宜。疮疡得此则易愈，以其有胃气也。弱脉主气血俱虚，形精不足。大抵疮家之脉，凡沉、迟、濡、弱者，皆宜托里。微脉主虚，真气复则生，邪气胜则死。疮疡溃后，微而和者，将愈也。细脉主阳衰。疮肿脉细而沉者，里虚而欲变证也。虚脉空而无力，脉虚则血虚，血虚生寒，阳气不足也。疮疡得之，止宜托里，养血补气也。软脉少神，元气弱也。凡疮疡之脉，但见虚、迟、软弱者，悉宜补虚、排脓、托里。牢脉坚强，阴之亏也。凡瘰疬结肿之类，诊得牢脉者，皆不可内消也。结促之脉，凡阴衰则促，阳衰则结。大抵结促之脉，由气血俱虚而断续者居多，疮疡得之，多宜托里。然有素禀结促者，又当以有力、无力辨其虚实。实者可下，虚者不可不补。

上疮脉二十二种，大都微、弱、虚、细、迟、缓、短、涩者，必气血皆虚，形精不足，俱当用补、用托，不可妄攻，无待言也。即如浮、滑、弦、洪、结、促等脉，此中最有疑似，亦不得以全实论治，必须详审形证，或攻，或补，庶无误也。

《景岳全书·外科钤》

30. 善恶逆顺

痈疽证有五善、七恶，不可不辨。凡饮食如常，动息自宁，一善也；便利调匀,或微见干涩,二善也;脓溃脚消,水浆不臭,内外相应,三善也;神彩精明,语声清亮,肌肉好恶分明,四善也;体气和平,病药相应,五善也。七恶者,烦躁时嗽,腹痛渴甚,眼角向鼻,泻利无度,小便如淋,一恶也;气息绵绵,脉病相反,脓血既泄,肿焮尤甚,脓色臭败,痛不可近,二恶也;目视不正,黑睛紧小,白睛青赤,瞳子上视,睛明内陷,三恶也;喘粗短气,恍惚嗜卧,面青唇黑,便污,未溃肉黑而陷,四恶也;肩背不便,四肢沉重,已溃青黑,筋腐骨黑,五恶也;不能下食,服药而呕,食不知味,发痰呕吐,气噎痞塞,身冷自汗,耳聋惊悸,语言颠倒,六恶也;声嘶色败,唇鼻青赤,面目四肢浮肿,七恶也。五善者病在腑,在腑者轻;七恶者病在脏,在脏者危也。

《景岳全书·外科钤》

31. 用手摸热三法

用手摸热有三法:以轻手扪之则热,重按之则不热,是热在皮毛血脉也;重按之至筋骨之分则热,蒸手极甚,轻手则不热,是邪在筋骨之间也;不轻不重按之而热,是热在筋骨之上、皮毛血脉之下,乃热在肌肉也。

《景岳全书·外科钤》

32. 搏击之脉,皆肝邪盛也

搏击之脉,皆肝邪盛也。肝本属木,而何五脏皆畏之? 盖五脏皆以胃气为本,脉无胃气则死,凡木强者土必衰,脉搏者胃多败,故坚搏为诸脏所忌。

《类经·脉色类》

33. 夫人迎在头,系阳明表脉

夫人迎在头,系阳明表脉,故人迎倍大者曰格阳。寸口在手,系太阴里脉,故寸口倍大者曰关阴。此以阴阳否绝,气不相营,故名关格,不可易也。

《类经·脉色类》

34. 小者细小,阴阳俱不足也

小者细小,阴阳俱不足也。大者豁大,阳强阴弱也。滑者往来流利,血实气壅也。涩者往来艰难,气滞血少也。浮者轻取,所以候表。沉者重按,所以候里。夫如是者得之于手,应之于心,故可以指而分别也。

《类经·脉色类》

35. 因脉以知其内

因脉以知其内,因色以察于外,脉色明则参合无遗,内外明则表里具见,斯可万全无失矣。

《类经·脉色类》

36. 十二脏脉候部位论

虽高阳生附以己见而著为《脉诀》,若其脏腑所配部位,则实本于西晋之《脉经》。云心部在左手关前,寸口是也,与手太阳为表里,以小肠合为腑,合于上焦。肺部在右手关前,寸口是也,与手阳明为表里,以大肠合为腑,合于上焦。以致高阳生遂有左心小肠肝胆肾、右肺大肠脾胃命之说,竟将心主、三焦之一合,谓其无形而俱遗之。

今遵《内经》本文,参之以理,酌定部位,庶无差谬。然经文虽无五行所属之分,而后世诸贤以左尺为水,生左关木,木生左寸火,君火类从于右尺而为相火,火生右关土,土生右寸金而止,甚属有理。今既有此五行之分,则小肠在下,当候于右尺,所以从火也;大肠在下,当候于左尺,以金从水也。正合母隐子胎之义。三焦虽当候于上、中、下,然《灵枢·本脏篇》曰:肾合三焦、膀胱,今肾脉候于两尺,是三焦亦当候于尺。且三焦为五脏六腑之总司,肾为五脏六腑之根本,故《灵枢·论疾诊尺篇》独取尺脉以定人之病形,其义盖亦在此。但膀胱属水,故候于左;三焦属火,故候于右。若心主之脉,正当候于左寸,盖以膈膜之上,独惟心肺两脏居之,而心包为护心之膜,附于膈上,故脉当候于左寸。至若命门者,为肾之所属,故脉候当随于肾。肾一也,而何以候于两尺?肾中之元阴,当候于左尺;肾中之元阳,当候于右尺。阴宜静,故左嫌浮豁;阳畏衰,故右嫌细微。然命门之气,以阳为主,故当附候于右尺,以察其衰旺甚验。部位若此,似不可易。合而观之,则左寸心脏之火,通于右尺小肠命门之火,自右尺火土相生而上右寸;右寸肺脏之金,通于左尺大肠之金,自左尺金水相生而上左寸。左右上下,终始无端,正合十二经流注循环之妙,而诊候庶无差也。故《内经·脉要精微论》曰:尺内两旁,则季胁也,尺外以候肾,尺里以候腹。中附上,左外以候肝,内以候膈;右外以候胃,内以候脾。上附上,右外以候肺,内以候胸中;左外以候心,内以候膻中。前以候前,后以候后。上竟上者,胸喉中事也;下竟下者,少腹、腰股、膝胫、足中事也。味此经文,则左右上下之序,自不可紊,无待于辨;惟是六腑之候,虽无明训,而但以上下阴阳之义测之,则已暗藏之矣。习医立训者,不本《内经》之意,吾知其皆杜撰凿空耳,观者其详辨焉。

《类经附翼·求正录》

37. 阳者言表,谓外候也

阳者言表,谓外候也;阴者言里,谓脏气也。凡邪中于身,必证形于外,察其外证,即可知病在何经,故别于阳者,知病从来;病伤脏气,必败真阴,察其根本,即可知危在何日,故别于阴者,知死生之期。

《类经·藏象类》

38. 脏居于中,形见于外

脏居于中,形见于外,故举身面之外状,而可以候内之六腑。

《类经·藏象类》

39. 脉之虚实

矧人之疾病,无过表里寒热虚实,只此六字,业已尽之。然六者之中,又惟虚实二字为最要。盖凡以表证、里证、寒证、热证,无不皆有虚实,既能知表里寒热,而复能以虚实二字决之,则千病万病,可以一贯矣。且治病之法,无逾攻补。用攻用补,无逾虚实。欲察虚实,无逾脉息。虽脉有二十四名,主病各异,然一脉能兼诸病,一病亦能兼诸脉,其中隐微,大有玄秘,正以诸脉中亦皆有虚实之变耳。言脉至此,有神存矣。倘不知要而泛焉求迹,则毫厘千里,必多迷误,故予特表此义。有如洪涛巨浪中,则在乎牢执柂杆,而病值危难处,则在乎专辨虚实,虚实得真,则标本阴阳,万无一失。其或脉有疑似,又必兼证兼理,以察其孰客孰主,孰缓孰急。能知本末先后,是即神之至也矣。

《景岳全书·脉神章》

40. 脉、证之真假

凡治病之法,有当舍证从脉者,有当舍脉从证者,何也? 盖证有真假,脉亦有真假,凡见脉证有不相合者,则必有一真一假隐乎其中矣。故有以阳证见阴脉者,有以阴证见阳脉者,有以虚证见实脉者,有以实证见虚脉者,此阴彼阳,此虚彼实,将何从乎? 病而遇此,最难下手,最易差错,不有真见,必致杀人。矧今人只知见在,不识隐微,凡遇证之实而脉之虚者,必直攻其证,而忘其脉之真虚也;或遇脉之弦大而证之虚者,亦必直攻其脉,而忘其证之无实也。此其故,正以似虚似实,疑本难明,当舍当从,孰知其要。

《景岳全书·脉神章》

医有迷途,莫此为甚,余尝熟察之矣。大都证实脉虚者,必其证为假实也;脉实证虚者,必其脉为假实也。何以见之? 如外虽烦热,而脉见微弱者,必火虚也;腹虽胀满,而脉见微弱者,必胃虚也,虚火虚胀,其堪攻乎? 此宜从脉之虚,不从证之实也。其有本无烦热,而脉见洪数者,非火邪也;本无胀滞,而脉见弦强者,非内实也,无热无胀,其堪泻乎? 此宜从证之虚,不从脉之实也。

《景岳全书·脉神章》

41. 诊部位、脉体察脏气

所以诊法,有从部位察脏气者,有从脉体察脏气者,得其义则妙无不在,学人当于此而贯通焉。

《类经·疾病类》

42. 善为脉者,贵在察神,不在察形

故善为脉者,贵在察神,不在察形。察形者,形千形万,不得其要;察神者,惟一惟精,独见其真也。独之为义,有部位之独也,有脏气之独也,有脉体之独也。部位之独者,谓诸部无恙,惟此稍乖,乖处藏奸,此其独也。脏气之独者,不得以部位为拘也,如诸见洪者,皆是心脉;诸见弦者,皆是肝脉;肺之浮,脾之缓,肾之石。五脏之中,各有五脉,五脉互见,独乖者病。乖而强者,即本脏之有余;乖而弱者,即本脏之不足,此脏气之独也。脉体之独者,如《经》所云独小者病,独大者病,独疾者病,独迟者病,独热者病,独寒者病,独陷下者病,此脉体之独也。总此三者,独义见矣。夫既谓之独,何以有三?而不知三者之独,亦总归于独小、独大、独疾、独迟之类,但得其一,而即见病之本矣。故《经》曰:得一之精,以知死生。又曰:知其要者,一言而终;不知其要,则流散无穷。正此之谓也。虽然,然独不易言也,亦不难言也。独之为德,为群疑之主也,为万象之源也。其体至圆,其用至活也。欲得之者,犹纵目于泰山之顶,则显者显,隐者隐,固若易中有难也;犹认针于沧海之中,则左之左,右之右,还觉难中有易也。然不有无歧之目,无二之心,诚不足以因彼之独,而成我之独也。故曰独不难知也,而惟恐知独者之难其人也。独自有真也,而又恐伪辨者假借以文其僻也。真独者,兼善成于独善;伪独者,毒己由于独人。独之与毒,音虽若同,而利害则天渊矣。故并及之,以识防于此。

《景岳全书·脉神章》

43. 脉道之所以难言

若以愚见言之,盖总不出乎表里、寒热、虚实六者之辨而已。如其浮为在表,则散大而芤可类也;沉为在里,则细小而伏可类也;迟者为寒,则徐缓涩结之属可类也;数者为热,则洪滑疾促之属可类也;虚者为不足,则短濡

微弱之属可类也;实者为有余,则弦紧动革之属可类也。此其大概,皆亦人所易知者;然即此六者之中,而复有大相悬绝之要,则人多不能识也。夫浮为表矣,而凡阴虚者,脉必浮而无力,是浮不可以概言表,可升散乎? 沉为里矣,而凡表邪初感之甚者,阴寒束于皮毛,阳气不能外运,则脉必先现沉紧,是沉不可以概言里,可攻内乎? 迟为寒矣,而伤寒初退,余热未清,脉多迟滑,是迟不可以概言寒,可温中乎? 数为热矣,而凡虚损之候,阴阳俱亏,气血败乱者,脉必急数,越数者越虚,越虚者越数,是数不可以概言热,可寒凉乎? 微细类虚矣,而痛极壅闭者,脉多伏匿,是伏不可以概言虚,可骤补乎? 洪弦类实矣,而真阴大亏者,必关格倍常,是强不可以概言实,可消伐乎? 夫如是者,是于纲领之中,而复有大纲领者存焉。设不能以四诊相参,而欲孟浪任意,则未有不覆人于反掌间者,此脉道之所以难言,毫厘不可不辨也。

《类经·脉色类》

44. 脉有阴阳

脉有阴阳,知阳者知阴,知阴者知阳。脉有阴阳,最当详辨。必知阳脉之体,而后能察阴脉;必知阴脉之体,而后能察阳脉。阳中有阴,似阳非阳也;阴中有阳,似阴非阴也。辨阴阳未必难,辨真假为难耳,误认者杀人反掌。

凡阳有五,五五二十五阳。阳者,如下文所谓胃脘之阳,即胃气也。五者,即五脏之脉,如肝弦、心钩、脾软、肺毛、肾石也。以一脏而兼五脉,则五脏互现,是为五五二十五脉也。然五脏之脉,皆不可以无胃气,故曰凡阳有五;而二十五脉亦皆不可无胃气,故又曰五五二十五阳也。

《类经·脉色类》

45. 人之脉,宁可有根而无叶

本篇首言尺内,次言中附上而为关,又次言上附上而为寸,皆自内以及外者。盖以太阴之脉,从胸走手,以尺为根本,寸为枝叶也。故凡人之脉,宁可有根而无叶，不可有叶而无根。如《论疾诊尺篇》曰：审其尺之缓急小大滑涩，肉之坚脆，而病形定矣。是盖所重在本耳。

《类经·脉色类》

46. 凡善诊者，见其阴必察其阳

故凡善诊者，见其阴必察其阳，见其阳必察其阴。使不知阴阳逆顺之理，并合之妙，是真庸庸者耳，诊焉得明？

《类经·脉色类》

47. 切脉之动静，诊阴阳也

切脉之动静，诊阴阳也；视目之精明，诊神气也；察五色之变现，诊生克邪正也。观脏腑虚实以诊其内，别形容盛衰以诊其外。故凡诊病者，必合脉色内外，参伍以求，则阴阳表里、虚实寒热之情无所遁，而先后缓急、真假逆顺之治必无差，故可以决死生之分，而况于疾病乎？此最是医家妙用，不可视为泛常。夫参伍之义，以三相较谓之参，以五相类谓之伍。盖彼此反观，异同互证，而必欲搜其隐微之谓。如《易》曰：参伍以变，错综其数。通其变，遂成天地之文；极其数，遂定天下之象。非天下之至变，其孰能与于此？即此谓也。

《类经·脉色类》

四、藏　　象

1. 命门为先天之北阙

命门为受生之窍，为水火之家，此即先天之北阙也。舍此他求，如涉海问津矣。学人宜识之。

《景岳全书·传忠录》

2. 相火当在命门，不可言贼

盖总言大体，则相火当在命门，谓根在下，为枝叶之本也。析言职守，则脏腑各有君相，谓志意所出，无不从乎形质也。

盖谓人之情欲多有妄动，动则俱能起火，火盛致伤元气，即所谓元气之贼。亦何不可？予曰：此固邪正之歧，最当明辨者也。夫情欲之动，邪念也，邪念之火为邪气。君相之火，正气也，正气之蓄为元气。其在身家，譬之产业，贤者能守之，不肖者能荡之。罪与不罪，在子孙之废与不废，基何与焉？相火之义亦犹此耳。夫既以相称之，而竟以贼名之，其失圣人之意也远矣。且凡火之贼伤人者，非君相之真火，无论在内在外，皆邪火耳。邪火可言贼，相火不可言贼也。

《景岳全书·传忠录》

3. 五脏各有位，亦各有相，相强则君强

故凡以心之神，肺之气，脾胃之仓廪，肝胆之谋勇，两肾之伎巧变化，亦总皆发见之神奇，使无其地，何以生此？使地有不厚，何以蓄此？此皆从位

字发生,而五脏各有位,则五脏亦各有相,相强则君强,此相道之关系,从可知矣。

《景岳全书·传忠录》

4. 五脏皆有气血,脏气各有强弱

夫人身之用,止此血气。虽五脏皆有气血,而其纲领,则肺出气也,肾纳气也,故肺为气之主,肾为气之本也。血者水谷之精也,源源而来,而实生化于脾,总统于心,脏受于肝,宣布于肺,施泄于肾,而灌溉一身。

所谓气主煦之,血主濡之,而血气为人之橐钥,是皆人之所同也。若其同中之不同者,则脏气各有强弱,禀赋各有阴阳。

脏有强弱,则神志有辨也,颜色有辨也,声音有辨也,性情有辨也,筋骨有辨也,饮食有辨也,劳役有辨也,精血有辨也,勇怯有辨也,刚柔有辨也。

《景岳全书·传忠录》

【按语】调理五脏六腑的功能活动,是历代医家养生、治病之根本。而调理的切入点,就是综合患者的临床表现,分析其五脏阴阳何处失衡,进而从调理五脏阴阳,入手可收"以不变应万变"之功。

5. 一人之禀先后可不同

其有以一人之禀而先后之不同者,如以素禀阳刚而恃强无畏,纵嗜寒凉,及其久也,而阳气受伤,则阳变为阴矣。或以阴柔而素耽辛热,久之则阴日以涸,而阴变为阳矣。

《景岳全书·传忠录》

6. 虚邪之辨

凡虚邪之辨,如情志之消索,神主于心也。治节之不行,气主于肺也。筋力之疲困,血主于肝也。精髓之耗减,骨主于肾也。四肢之软弱,肌肉主于脾也。损其一浅,犹肤腠也;损其二深,犹经络也;损其三四,则连及脏腑矣。

《景岳全书·传忠录》

7. 命门之义

命门之义,《内经》本无,惟越人云:肾有两者,非皆肾也。左者为肾,右者为命门。命门者,诸神精之所舍,原气之所系,男子以藏精,女子以系胞也。

《景岳全书·传忠录》

【按语】命门者,精神之所舍,原气之所系,男子以藏精,女子以系胞,其气与肾通。命门为精神活动的处所、生命活动的原动力,是男女生殖的物质基础。

8. 命门脾胃为五脏六腑之本

命门为精血之海,脾胃为水谷之海,均为五脏六腑之本。然命门为元气之根,为水火之宅。五脏之阴气,非此不能滋;五脏之阳气,非此不能发。而脾胃以中州之土,非火不能生,然必春气始于下,则三阳从地起,而后万物得以化生。岂非命门之阳气在下,正为脾胃之母乎?吾故曰:脾胃为灌注之本,得后天之气也;命门为化生之源,得先天之气也,此其中固有本末之先后。

此以三焦论火候,则各有所司,而何以皆归之命门?不知水中之火,乃先天真一之气,藏于坎中,此气自下而上,与后天胃气相接而化,此实生生之本也。

《景岳全书·传忠录》

9. 命门为一身巩固之关

命门有门户,为一身巩固之关也。《经》曰:仓廪不藏者,是门户不要

也。水泉不止者,是膀胱不藏也。得守者生,失守者死。又曰:肾者,胃之
关也。关门不利,故聚水而从其类也。又曰:北方黑色,入通于肾,开窍于
二阴。是可见北门之主,总在乎肾,而肾之政令,则总在乎命门。盖命门为
北辰之枢,司阴阳柄,阴阳和则出入有常,阴阳病则启闭无序。

《景岳全书·传忠录》

10. 命门阴虚,邪火偏胜

命门有阴虚,以邪火之偏胜也。邪火之偏胜,缘真水之不足也。故其
为病,则或为烦渴,或为骨蒸,或为咳血吐血,或为淋浊遗泄。此虽明是火
证,而本非邪热实热之比。盖实热之火其来暴,而必有感触之故;虚热之火
其来徐,而必有积损之因。此虚火、实火之大有不同也。

《景岳全书·传忠录》

11. 心为一身之君主

心为一身之君主,禀虚灵而含造化,具一理以应万几,脏腑百骸,惟所
是命,聪明智能,莫不由之,故曰神明出焉。

《类经·藏象类》

12. 上焦不治则水泛高原

上焦不治则水泛高原,中焦不治则水留中脘,下焦不治则水乱二便。

《类经·藏象类》

13. 心主明则十二官皆安

心主明则十二官皆安,所以不殆。能推养生之道,以及齐家治国平天
下,未有不大昌者矣。

《类经·藏象类》

14. 脏居于内，形见于外

脏居于内，形见于外，故曰藏象。

《类经·藏象类》

15. 心主血脉，血足则面容光彩

心主血脉，血足则面容光彩，脉络满盈，故曰其华在面，其充在血脉。

《类经·藏象类》

16. 营者，水谷之精气也

营者，水谷之精气也，水谷贮于六腑，故为营之所居而皆名曰器。凡所以化糟粕转五味者，皆由乎此也。

《类经·藏象类》

17. 胆属于腑，又类乎脏

五脏者，主藏精而不泻，故五脏皆内实；六腑者，主化物而不藏，故六腑皆中虚。惟胆以中虚，故属于腑；然藏而不泻，又类乎脏。故足少阳为半表半里之经，亦曰中正之官，又曰奇恒之府，所以能通达阴阳，而十一脏皆取决乎此也。

《类经·藏象类》

18. 三焦者曰中渎之腑

三焦者曰中渎之腑，是孤之腑，分明确有一腑。盖即脏腑之外，躯体之内，包罗诸脏，一腔之大腑也。故有中渎是孤之名，而亦有大腑之形。

《类经·藏象类》

19. 土为万物之本

土为万物之本,脾胃为脏腑之本,故上至头,下至足,无所不及,又岂得独主一时而已哉?

《类经·藏象类》

20. 脾虚则四肢不用,五脏不安

脾虚则四肢不用,五脏不安,以脾主四肢,而脾为五脏之原也。

《类经·藏象类》

21. 肺主毛,心主脉

肺主毛,心主脉;肺藏气,心生血。一气一血,称为父母,二脏独居胸中,故曰毛脉合精,行气于腑。

《类经·藏象类》

22. 水饮入胃

水饮入胃,则其气化精微,必先输运于脾,是谓中焦如沤也。脾乃散气,上如云雾,而归于肺,是谓上焦如雾也。

《类经·藏象类》

23. 水因气生,气为水母

水因气生,气为水母,凡肺气所及,则水精布焉。然水名虽一,而清浊有分。清者为精,精如雨露;浊者为水,水如江河。故精归五脏,水归膀胱,而五经并行矣。

《类经·藏象类》

24. 肺胃与气之清浊

清者上升故注于肺,浊者下降故走于胃。然而浊中有清,故胃之清气上出于口,以通呼吸津液;清中有浊,故肺之浊气下注于经,以为血脉营卫。

《类经·藏象类》

25. 浊之浊,清之清

手太阳小肠也,小肠居胃之下,承受胃中水谷。清浊未分,秽污所出,虽诸阳皆浊,而此其浊之浊者也,故曰独受阳之浊。手太阴肺也,肺者五脏六腑之盖也,为清气之所注,虽诸阴皆清,而此其清之清者也,故曰独受阴之清。

《类经·藏象类》

26. 勇者刚之气,怯者懦之质

勇者刚之气,怯者懦之质。然勇有二:曰血气之勇,曰礼义之勇。若临难不恐,遇痛不动,此其资禀过人。然随触而发,未必皆能中节也。若夫礼义之勇,固亦不恐不动,而其从容有度,自非血气之勇所可并言者。盖血气之勇出乎肝,礼义之勇出乎心。苟能守之以礼,制之以义,则血气之勇可自有而无;充之以学,扩之以见,则礼义之勇可自无而有。然则勇与不勇虽由肝胆,而其为之主者,则仍在乎心耳。

《类经·藏象类》

27. 精气质清,藏而不泻

精气质清,藏而不泻,故但有充满而无所积实;水谷质浊,传化不藏,故虽有积实而不能充满。

《类经·藏象类》

28. 脾寒则为溏泻

脾寒则为溏泻,脾滞则为癥瘕。脾病不能制水,则为泄,为水闭,黄疸,不能卧。

《类经·疾病类》

29. 凡脏腑经络,有是脏则有是经

凡脏腑经络,有是脏则有是经,脏居于内,经行于外。

《类经·针刺类》

30. 三焦、包络、命门辨

客有问曰:三焦、包络、命门者,医者之要领,脏腑之大纲,或言其有状,或言其无形,或言三焦、包络为表里,或言三焦、命门为表里,或言五脏各一,惟肾有两,左为肾,右为命门,命门者,男子以藏精,女子以系胞。若此数者,弗能无疑,千载而下,议论不定。夫理无二致,岂容纷纷若是哉?果亦有归一之义否?予曰:噫!医道之始,始自轩岐,轩岐之旨,昭诸《灵》《素》,《灵》《素》之妙,精确无遗。凡其所论,必因理而发;凡其命名,必因形而生。故《内经》之文,字无苟言,句无空发。自后凡绍此统者,孰能外《灵》《素》之范围?而今之所以纷纷者,不无其由,盖自《难经》始也。《难经》述《灵》《素》而作,为诸家之最先,因其颇有谬误,遂起后世之惑,三千年来,无敢违背,而后世之疑,莫可解救,请先悉三焦心包络,而次及其他焉。

而《二十五难》曰:心主与三焦为表里,俱有名而无形。若谓表里则是,谓无形则非。夫名从形立,若果有名无形,则《内经》之言为凿空矣。其奈叔和、启玄而下,悉皆宗之,而直曰三焦无状空有名。自二子不能辨,此后孰能再辨?及至徐遁、陈无择,始创言三焦之形,云有脂膜如掌大,正与膀胱相对,有二白脉自中出,夹脊而上贯于脑。

凡此是皆《经》旨。夫既曰无形矣,何以有水道之出?又何以有浓薄缓

急直结之分？又何以有曰纵、曰横之理？又何以如雾、如沤、如渎及谓气谓血之别？心主亦曰无形矣，则代心而受邪者在于心之包络，使无其形，又当受之何所？即此经文，有无可见。夫《难经》者，为发明《内经》之难，故曰《难经》，而《难经》实出于《内经》。今《内经》详其名状，《难经》言其无形，将从《难经》之无乎？抑从《内经》之有乎？再若徐、陈二子所言三焦之状，指为肾下之脂膜，果若其然，则何以名为三？又何以分为上、中、下？又何以言其为腑？此之为说，不知何所考据，更属不经。客曰：心之包络，于文于义，犹为可晓，而古今诸贤历指其为裹心之膜，固无疑矣。至若三焦者，今既曰有形，又非徐、陈之论，然则果为何物耶？曰：但以字义求之，则得之矣。夫所谓三者，象三才也，际上极下之谓也。所谓焦者，象火类也，色赤属阳之谓也。今夫人之一身，外自皮毛，内至脏腑，无巨无名，无细无目，其于腔腹周遭上下全体，状若大囊者，果何物耶？且其着内一层，形色最赤，象如六合，总护诸阳，是非三焦而何？

又如《背俞》曰：肺在三焦之间，心在五焦之间，膈在七焦之间，肝在九焦之间，脾在十一焦之间，肾在十四焦之间。岂非以躯体称焦乎？惟虞天民曰：三焦者，指腔子而言，总曰三焦，其体有脂膜在腔子之内，包罗乎五脏六腑之外也。此说近之，第亦未明焦字之义，而脂膜之说，未免又添一层矣。至其相配表里，则三焦为脏腑之外卫，心包络为君主之外卫，犹夫帝阙之重城，故皆属阳，均称相火，而其脉络原自相通，允为表里。《灵枢·经脉篇》曰：心主乎厥阴之脉，出属心包络，下膈历络三焦。手少阳之脉，散络心包，合心主。《素问·血气形志篇》曰：手少阳与心主为表里。此固甚明，无庸辨也。客曰：既三焦心主为表里，何以复有命门、三焦表里之说？曰：三焦包络为表里，此《内经》一阴一阳之定耦，初无命门、表里之说，亦无命门之名。惟《灵枢·根结》《卫气》及《素问·阴阳离合》等篇云：太阳根于至阴，结于命门。命门者，目也。此盖指太阳经穴终于睛明，睛明所夹之处，是为脑心，乃至命之处，故曰命门。

王叔和遂因之，而曰肾与命门俱出尺部。以致后世遂有命门表里之配，而《内经》实所无也。客曰：《内经》既无命门，《难经》何以有之？而命门之解，终当何似？曰：《难经》诸篇，皆出《内经》，而此命门，或必有据。意者去古既远，经文不无脱误，诚有如《七难》滑氏之注云者。滑氏注《七难》曰：

首篇称《经》言二字，考之《灵》《素》无所见，岂越人之时，别有所谓上古文本耶？将《内经》有之而后世脱简耶？是不可知也。惟是右肾为命门，男子以藏精，则左肾将藏何物乎？女子以系胞，则胞果何如而独系右肾乎？此所以不能无疑也。予因历考诸书，见《黄庭经》曰：上有黄庭下关元，后有幽阙前命门。又曰：闭塞命门似玉都。又曰：丹田之中精气微，玉房之中神门户。

叶文叔曰：人受生之初，在胞胎之内，随母呼吸，受气而成，及乎生下，一点元灵之气，聚于脐下，自为呼吸，气之呼接乎天根，气之吸接乎地根，凡人之生，唯气为先，故又名为气海。然而名虽不同，而实则一子宫耳。子宫之下有一门，其在女者，可以手探而得，俗人名为产门；其在男者，于精泄之时，自有关阑知觉。请问此为何处？客曰：得非此即命门耶？曰：然也。请为再悉其解。夫身形未生之初，父母交会之际，男之施由此门而出，女之摄由此门而入，及胎元既足，复由此出。其出其入，皆由此门，谓非先天立命之门户乎？及乎既生，则三焦精，皆藏乎此。故《金丹大要》曰：聚则精盈，精盈则盛。梁丘子曰：人生系命于精。《珠玉集》曰：水是三才之祖，精为元之根。然则精去则去，去则命去，其固其去，皆由此门，谓非后天立命之门户乎？再阅《四十四难》有七冲门者，皆指出入之处而言。故凡出入之所，皆谓之门。而此一门者，最为巨会，焉得无名？此非命门，更属何所？既知此处为命门，则男之藏精，女之系胞，皆有归着，而千古之疑，可顿释矣。客曰：若夫然，则命门既非右肾，而又曰子宫，是又别为一腑矣，所配何经？脉居何部？曰：十二经之表里，阴阳固已配定，若以命门而再配一经，是肾脏惟一而经居其两，必无是理。且夫命门者，子宫之门户也；子宫者，肾脏藏精之腑也；肾脏者，主先天真一之气，北门锁钥之司也。而其所以为锁钥者，正赖命门之闭固，蓄坎中之真阳，以为一身生化之源也。此命门与肾，本同一气。《道经》谓此当上下左右之中，其位象极，名为丹田。夫丹者奇也，故统于北方天一之脏，而其外命门一穴，正是督脉十四椎中，是命门原属于肾，非又别为一腑也。《三十九难》亦曰：命门其气与肾通。则亦不离乎肾耳。惟是五脏各一，独肾有二，既有其二，象不无殊。譬以耳目一也，而左明于右；手足一也，而右强于左。故北方之神有蛇武，蛇主阳而武主阴；两尺之脉分左右，左主水而右主火。夫左阳右阴，理之常也，而此曰左水右火,又何为然?盖肾属子中,气应冬至,当阴阳中分之位,自冬至之后,天左旋而时为春,斗杓建于析木,日月右行合在亥,辰次会于訾,是阳进一月,则会退一宫,而太阳渐行于右,人亦应之,故水位之右为火也。且人之四体,本以应地,地之刚在西北,亦当右尺为阳,理宜然者。故《脉经》以肾脏之脉配两尺,但当曰左尺主肾中之真阴,右尺主肾中之真阳。而命门为阳气之根,故随三焦相火之脉,同见于右尺则可;若谓左肾为肾,右肾为命门则不可也。虽然,若分而言之,则左属水,右属火,而命门当附于右尺;合而言之,则命门象极为消长之枢纽,左主升而右主降,前主阴而后主阳。故水象外暗而内明,坎卦内奇而外偶。肾两者,坎外之偶也;命门一者,坎中之奇也。一以统两,两以包一。是命门总主乎两肾,而两肾皆属于命门。故命门者,为水火之府,为阴阳之宅,为精气之海,为死生之窦。若命门亏损,则五脏六腑皆失所恃,而阴阳病变无所不至。其为故也,正以天地发生之道,终始于下;万物盛衰之理,盈虚在根。故许学士独知补肾,薛立斋每重命门,二贤高见,迥出常人,盖得于王太仆所谓壮水之主,益火之源也。此诚性命之大本,医不知此,尚何足云?故予为申明,用广其义。即此篇前后诸论,虽多臆见,然悉揣《经》意,非敢妄言,凡我同心,幸为裁正。

《类经附翼·求正录》

31. 胃气所以败者

胃气所以败者,肾为胃关,肾中真火不足,不能温养化原,故胃气虚而恶闻食臭也。

《类经·疾病类》

32. 论右肾为命门

《内经》初无命门之名,命门之说始于越人之《三十六难》,而曰肾有两,左为肾,右为命门,男子藏精,女子系胞。夫右肾既藏男子之精,则左肾将藏何物?女子之胞何独偏系于右?此其说之不能无疑也。命门居两肾之中,而不偏于右,即妇人子宫之门户也。子宫者,肾脏藏精之腑也,当关元、气海之间,男精女血皆聚于此,为先天真一之气,所谓坎中之真阳,为一身生化之源。此命门在两肾中间,而不可以独偏于右。两肾属水,有阴阳之分,命门属火,在二阴之中。故《脉经》以肾脉配两尺,但当曰左尺主真阴,右尺主真阳,而命门则为阳气之根,随三焦相火,以同见于右尺则可,若谓左肾则主于肾,而右肾偏为命门,此千古讹传之弊,而不得不亟正之者也。

《质疑录·论右肾为命门》

33. 宗气积于肺,神明出于心

宗气积于肺,神明出于心,气盛则神旺,故气腑之精为神明。神旺则脏安,故肺、肝、脾、肾四脏,无不赖神明之留以为主宰,然后脏气咸得其平,而归于权衡矣。权衡,平也。故曰主明则下安,主不明则十二官危。

《类经·藏象类》

五、方　药

·········· **1. 用药之道惟在精其气味** ··········

药物众多，各一其性，宜否万殊，难以尽识。用者不得其要，未免多误。兼之《本草》所注，又皆概言其能，凡有一长，自难泯没。惟是孰为专主，孰为兼能，孰为利于此而不利于彼，孰为宜于补而不宜于攻。

用药之道无他也，惟在精其气味，识其阴阳，则药味虽多，可得其要矣。

《景岳全书·传忠录》

·········· **2. 气味之辨** ··········

凡气味之辨，则诸气属阳，诸味属阴。气本乎天，气有四，曰寒、热、温、凉是也。味本乎地，味有六，曰酸、苦、甘、辛、咸、淡是也。温热者，天之阳；寒凉者，天之阴也。辛甘淡者，地之阳；酸苦咸者，地之阴也。阳主升而浮，阴主沉而降。

辛主散，其行也横，故能解表。甘主缓，其行也上，故能补中。苦主泻，其行也下，故可去实。酸主收，其性也敛，故可治泄。淡主渗，其性也利，故可厘清。咸主软，其性也沉，故可导滞。

用纯气者，用其动而能行；用纯味者，用其静而能守。有气味兼用者，和合之妙，贵乎相成。

故欲表散者，须远酸寒；欲降下者，勿兼升散。阳旺者，当知忌温；阳衰者，沉寒毋犯。上实者忌升，下实者忌秘。上虚者忌降，下虚者忌泄。诸动者，再动即散。诸静者，再静即灭。甘勿施于中满，苦勿施于假热,辛勿施于热燥,咸勿施于伤血。酸木最能克土,脾气虚者少设。阳中还有阴象,阴中复有阳诀,使能烛此阴阳,则药理虽玄,岂难透彻。

《景岳全书·传忠录》

3.用药处方反佐之道

用药处方有反佐之道者,此轩岐之法旨,治病之微权,有不可不明者。奈何后世医家,每多假借以乱经常,不惟悖理于前,抑且遗害于后,是不可不辨也。

《景岳全书·传忠录》

4.气味

升者浮而散,散者沉而利。宜升者勿降,宜降者勿升。

静者守而动者走。走者可行,守者可安。

柔者纯而缓,刚者躁而急。纯者可和,躁者可劫。非刚不足以去暴,非柔不足以济刚。

勇者直达病所,可赖出奇;怯者用以周全,藉其平妥。

有素性之喜恶,有一时之喜恶。喜者相宜,取效尤易;恶者见忌,不必强投。

《景岳全书·传忠录》

5.方贵精简不杂

观仲景之方,精简不杂,至多不过数味。圣贤之心,自可概见。若必不得已而用行中之补,补中之行,是亦势所当然。如《伤寒论》之小柴胡汤以人参、柴胡并用,陶氏之黄龙汤以大黄、人参并用,此正精专妙处,非若今医之混用也。能悟此理,方是真见中活泼工夫。至若东垣之方,有十余味及二十余味者,此其用多之道,诚自有意。学人欲效其法,必须总会其一方之味,总计其一方之性。如某者多,某者少,某者为专主,某者为佐使,合其气用,自成一局之性,使能会其一局之意,斯得东垣之心矣。若欲见头治头,见脚治脚,甚有执其三四端而一概混用,以冀夫侥幸者,尚敢曰我学东垣者哉?

《景岳全书·传忠录》

6. 人参

夫炎暑酷烈,热令大行,此为实火,非寒莫解;而干枯燥旱,泉源断流,是谓阴虚,非水莫济,此实火之与阴虚,亦自判然可别。是以阴虚而火不盛者,自当用参为君;若阴虚而火稍盛者,但可用参为佐;若阴虚而火大盛者,则诚有暂忌人参,而惟用纯甘壮水之剂,庶可收功一证,不可不知也。余非不善用人参者,亦非畏用而不知人参之能补阴者,盖以天下之理,原有对待,谓之曰阴虚必当忌参固不可,谓之曰阴虚必当用参亦不可,要亦得其中和,用其当而已矣,观者详之。

《景岳全书·本草正》

7. 白术

制以人乳,欲润其燥;炒以壁土,欲助其固;佐以黄芩,清热安胎。以其性涩壮气,故能止汗实表。而痈疽得之,必反多脓;奔豚遇之,恐反增气;及上焦燥热而气多壅滞者,皆宜酌用之。然冬术甘而柔润,夏术苦而燥烈,此其功用大有不同,不可不为深辨也。若于饥时择肥而甘者,嚼而服之,服之久久,诚为延寿之物,是实人所未知。

《景岳全书·本草正》

8. 肉苁蓉

若虚不可攻而大便闭结不通者,洗淡,暂用三四钱,一剂即通,神效。

《景岳全书·本草正》

9. 沙参

然性缓力微，非堪大用。易老云：人参补五脏之阳，沙参补五脏之阴。特以其甘凉而和，补中清火，反而言之，故有是论。若云对待人参，则相去远矣。

《景岳全书·本草正》

10. 柴胡

愚谓柴胡之性，善泄善散。所以大能走汗，大能泄气，断非滋补之物，凡病阴虚水亏而孤阳劳热者，不可再损营气，盖未有用散而不泄营气者，未有动汗而不伤营血者。营即阴也，阴既虚矣，尚堪再损其阴否？然则用柴胡以治虚劳之热者，果亦何所取义耶？观寇宗奭《衍义》曰：柴胡，《本经》并无一字治劳，今人治劳方中，鲜有不用者。呜呼！凡此误世甚多。尝原病劳之人，有一种脏本虚损，复受邪热者，当须斟酌用之，如《经验方》中治劳青蒿煎之用柴胡，正合宜耳。若或无邪，得此愈甚，虽致死人亦不怨，目击甚多。《日华子》又谓补五劳七伤，《药性论》亦谓治劳乏羸瘦，若此等病，苟无实热，医者执而用之，不死何待？注释《本草》，一字不可忽，盖万世之后，所误无穷，可不谨哉？观此寇氏之说，其意专在邪热二字，谓但察有邪无邪，以决可用不可用，此诚得理之见，而复有非之者，抑又何也？即在王海藏亦曰：苟无实热而用柴胡，不死何待？凡此所见略同，用者不可不察。

《景岳全书·本草正》

11. 细辛

口臭牙虫，煎汤含漱。过服亦散真气，不可不知。此味辛甚，故能逐阴分之邪，阴分且然，阳分可知。旧云少阴、厥阴之药，然岂有辛甚而不入阳分者？但阳证忌热，用当审之。

《景岳全书·本草正》

12. 黄 连

景岳曰：人之脾胃，所以盛载万物，发生万物，本象地而属土。土暖则气行而燥，土寒则气凝而湿，土燥则实，土湿则滑，此天地间不易之至理。黄连之苦寒若此，所以过服芩连者，无不败脾。此其湿滑，亦自明显易见。独因陶弘景《别录》中有调胃厚肠之一言，而刘河间复证之曰：诸苦寒药多泄，惟黄连、黄柏性冷而燥。因致后世视为奇见，无不谓黄连性燥而厚肠胃，凡治泻痢者，开手便是黄连，不知黄连、黄柏之燥，于何见之？呜呼！一言之谬，流染若此，难洗若此，悖理惑人，莫此为甚。虽曰黄连治痢亦有效者，然必其素禀阳脏，或多纵口腹，湿热为痢者，乃其所宜。且凡以纵肆不节而血气正强者，即或误用，未必杀人，久之邪去亦必渐愈，而归功黄连，何不可也？此外则凡以元气素弱伤脾患痢，或本无火邪而寒湿动脾者，其病极多，若妄用黄连，则脾肾日败，百无一生。凡患痢而死者，率由此类，可不寒心？余为此言，而人有未必信者，多以苦燥二字有未明耳，故余于《传忠录》辨河间条中，复详言苦味之理，以俟卫生仁者再为赞正，庶是非得明，而民生有攸赖矣！道书言：服黄连犯猪肉，令人泄泻。

《景岳全书·本草正》

13. 知 母

古书言：知母佐黄柏，滋阴降火，有金水相生之义。盖谓黄柏能制膀胱命门阴中之火，知母能消肺金，制肾水化源之火，去火可以保阴，是即所谓滋阴也，故洁古、东垣皆以为滋阴降火之要药。继自丹溪而后，则皆用以为补阴，诚大谬矣！夫知母以沉寒之性，本无生气，用以清火则可，用以补阴则何补之有？第其阴柔巽顺，似乎有德，倘元气即亏，犹欲借此以望补益，是亦犹小人在朝，而国家元气日受其削，有阴移焉而莫之觉者，是不可不见之真而辨之早也。

《景岳全书·本草正》

14. 地黄

夫地黄产于中州沃土之乡,得土气之最厚者也。其色黄,土之色也;其味甘,土之味也。得土之气,而曰非太阴、阳明之药,吾弗信也。惟是生者性凉,脾胃喜暖,故脾阳不足者,所当慎用;至若熟则性平,禀至阴之德,气味纯静,故能补五脏之真阴,而又于多血之脏为最要,得非脾胃经药耶?

然在芪、术、芎、归,则又有所当避,而人参、熟地,则气血之必不可无。故凡诸经之阳气虚者,非人参不可;诸经之阴血虚者,非熟地不可。人参有健运之功,熟地禀静顺之德,此熟地之与人参,一阴一阳,相为表里,一形一气,互主生成,性味中正,无逾于此,诚有不可假借而更代者矣。

阴虚而神散者,非熟地之守不足以聚之;阴虚而火升者,非熟地之重不足以降之;阴虚而躁动者,非熟地之静不足以镇之;阴虚而刚急者,非熟地之甘不足以缓之。阴虚而水邪泛滥者,舍熟地何以自制?阴虚而真气散失者,舍熟地何以归源?阴虚而精血俱损,脂膏残薄者,舍熟地何以厚肠胃?

且犹有最玄最妙者,则熟地兼散剂方能发汗,何也?以汗化于血,而无阴不作汗也;熟地兼温剂始能回阳,何也?以阳生于下,而无复不成乾也。然而阳性速,故人参少用亦可成功;阴性缓,熟地非多难以奏效。而今人有畏其滞腻者,则崔氏何以用肾气丸而治痰?有畏其滑泽者,则仲景何以用八味丸而医肾泄?有谓阳能生阴,阴不能生阳者,则阴阳之理,原自互根,彼此相须,缺一不可,无阳则阴无以生,无阴则阳无以化,故《内经》曰精化为气,得非阴亦生阳乎?孰谓阳之能生,而阴之不能长也。

使无此数者,而必欲强用制法,是不知用熟地者正欲用其静重之妙,而反为散动以乱其性,何异画蛇而添足?

今之人即欲用之补阴,而必兼以渗利,则焉知补阴不利水,利水不补阴,而补阴之法不宜渗?即有用之补血,而复疑其滞腻,则焉知血虚如燥土,旱极望云霓,而枯渴之阳极喜滋。设不明此,则少用之尚欲兼之以利,又孰敢单用之而任之以多?单用而多且不敢,又孰敢再助以甘而尽其所长？是又何异因噎而废食也？嗟！嗟！熟地之功，其不申于时用者久矣。其有不可以笔楮尽者尚多也，余今特表而出之，尚祈明者之自悟焉。

《景岳全书·本草正》

15. 益母草

然惟血热血滞，及胎产艰涩者宜之。若血气素虚兼寒，及滑陷不固者，皆非所宜，不得以其益母之名，谓妇人所必用也。盖用其滑利之性则可，求其补益之功则未也。《本草》言其久服益精轻身，诚不足信。

《景岳全书·本草正》

16. 麻 黄

此实伤寒阴疟家第一要药，故仲景诸方以此为首，实千古之独得者也。今见后人多有畏之为毒药而不敢用，又有谓夏月不宜用麻黄者，皆不达可笑也。虽在李氏有云：若过发则汗多亡阳。若自汗表虚之人用之则脱人元气，是皆过用及误用而然。若阴邪深入，则无论冬夏，皆所最宜，又何过之有？此外如手太阴之风寒咳嗽，手少阴之风热斑疹，足少阴之风水肿胀，足厥阴之风痛目痛，凡宜用散者，惟斯为最。然柴胡、麻黄俱为散邪要药，但阳邪宜柴胡，阴邪宜麻黄，不可不察也。制用之法，须折去粗根，入滚汤中煮三五沸，以竹片掠去浮沫，晒干用之。不尔，令人动烦。

《景岳全书·本草正》

17. 夏枯草

楼全善云：夏枯草治目珠痛，至夜则甚者，神效。或用苦药点眼反甚者，亦神效。一男子目珠痛，至夜则重，用黄连点之更甚，诸药不效。乃用夏枯草二两，香附二两，甘草四钱，为末，每服一钱半，清茶调服，下咽即疼减，至四五服，良愈也。

《景岳全书·本草正》

18. 苍耳子

治头风寒痛,风湿周痹,四肢拘挛;去风明目,养血,暖腰膝,及瘰疬疮疥,亦治鼻渊。宜炒熟为末,白汤点眼一二钱,久之乃效。忌猪肉、马肉。

《景岳全书·本草正》

19. 烟

此物自古未闻也,近自我明万历时始出于闽广之间,自后吴楚间皆种植之矣。然总不若闽中者,色微黄,质细,名为金丝烟者,力强气胜为优也。求其习服之始,则向以征滇之役,师旅深入瘴地,无不染病,独一营安然无恙,问其所以,则众皆服烟,由是遍传。而今则西南一方,无分老幼,朝夕不能间矣。余初得此物,亦甚疑贰,及习服数次,乃悉其功用之捷有如是者,因著性于此。然此物性属纯阳,善行善散,惟阴滞者用之如神。若阳盛气越而多燥多火,及气虚气短而多汗者,皆不宜用。或疑其能顷刻醉人,性必有毒,今彼处习服既久,初未闻其妨人者,抑又何耶?盖其阳气强猛,人不能胜,故下咽即醉,既能散邪,亦必耗气,理固然也。然烟气易散,而人气随复,阳性留中,旋亦生气,此其耗中有补,故人多喜服而未见其损者以此。

《景岳全书·本草正》

20. 川芎

惟风寒之头痛,极宜用之。若三阳火壅于上而痛者,得升反甚。今人不明升降,而但知川芎治头痛,谬亦甚矣。多服久服,令人走散真气,能致暴亡,用者识之。

《景岳全书·本草正》

21. 芍药

若谓其白色属金,恐伤肝木,寒伐生气,产后非宜,则凡白过芍药,寒过芍药者,又将何如? 如仲景黑神散、芍药汤之类,非皆产后要药耶? 用者还当详审。若产后血热而阴气散失者,正当用之,不必疑也。

《景岳全书·本草正》

22. 香附

因能解郁,故曰妇人之要药。然其味辛而动,若阴虚燥热而汗出血失者,概谓其要,则大误矣。此外,凡痈疽、瘰疬、疮疡,但气滞不行者,皆宜用之为要药。

《景岳全书·本草正》

23. 益智

及夜多小便者,取二十余枚,研碎,入盐少许,同煎服之,有奇验。此行阳退阴之药,凡脾寒不能进食,及三焦命门阳气衰弱者皆宜之。然其行性多,补性少,必兼补剂用之斯善。若单服多服,未免过于散气。

《景岳全书·本草正》

24. 菟丝子

汤液丸散,任意可用,古人不入煎剂,亦一失也。欲止消渴,煎汤任意饮之。

《景岳全书·本草正》

25. 瓜蒌仁

但其气味悍劣善动,恶心呕吐、中气虚者不宜用。《本草》言其补虚劳,殊为大谬。

《景岳全书·本草正》

26. 附子

畏人参、黄芪、甘草、黑豆、绿豆、犀角、童便、乌韭、防风……故虞抟曰：附子禀雄壮之质，有斩关夺将之气，能引补气药行十二经，以追复散失之元阳；引补血药入血分，以滋养不足之真阴；引发散药开腠理，以驱逐在表之风寒；引温暖药达下焦，以祛除在里之冷湿。吴绶曰：附子乃阴证要药，凡伤寒传变三阴，及中寒夹阴，虽身大热而脉沉者必用之；或厥冷脉沉细者，尤急须用之，有退阴回阳之力、起死回生之功。近世阴证伤寒往往疑似而不敢用，直待阴极阳竭而用，已迟矣。且夹阴伤寒，内外皆阴，舍此不用，将何以救之？此二公之言，皆至言也，不可不察。惟孕妇忌服，下胎甚速。合葱涎塞耳，亦可治聋。

今之所以用之者，正欲用其热性以回元阳，以补脾肾，以行参、芪、熟地等功，若制以黄连，则何以藉其回阳？若制盐水，则反以助其降性。若制以童便，则必不免于溺气，非惟更助其降，而凡脾气大虚者，极易呕哕，一闻其臭，便动恶心，是药未入口，而先受其害，且其沉降尤速，何以达脾？惟是姜汁一制颇通，第其以辛助辛，似欠和平，若果直中阴寒等证，欲用其热，此法为良；至若常用而欲得其补性者，不必用此。又若煮法，若不浸胀而煮，则其心必不能熟，即浸胀而煮，及其心熟，则边皮已太熟而失其性矣；虽破而为四，煮亦不匀。且煮者必有汁，而汁中所去之性亦已多矣。皆非制之得法者。

制法：用甘草不拘，大约酌附子之多寡而用。甘草煎极浓甜汤，先浸数日，剥去皮脐，切为四块，又添浓甘草汤再浸二三日，捻之软透，乃咀为片，入锅文火炒至将干，庶得生熟匀等，口嚼尚有辣味，是其度也。若炒太干，则太熟而全无辣味，并其热性全失矣。故制之太过，则但用附子之名耳，效与不效无从验也。其所以必用甘草者，盖以附子之性急，得甘草而后缓；附子之性毒，得甘草而后解；附子之性走，得甘草而后益心脾；附子之性散，得甘草而后调营卫，此无他，亦不过济之以仁而后成其勇耳。若欲急用，以厚纸包裹，沃甘草汤，或煨，或炙，待其柔软，切开，再用纸包频沃，又炙，以熟为度。亦有用面裹而煨者亦通。若果真中阴寒，厥逆将危者，缓不及制，则单用炮附,不必更用他制也。

故制附之法,但用白水煮之极熟,则亦全失辣味,并其热性俱失,形如萝卜可食矣,尚何毒之足虑哉?今制之必用甘草者,盖欲存留其性而柔和其刚耳。令人但知附子之可畏,而不知太熟之无用也。故凡食物之有毒者,但制造极熟,便当无害,即河豚、生蟹之属,诸有病于人者,皆其欠熟而生性之未尽也。

又如药之性毒者,何可不避?即如《本草》所云某有毒、某无毒,余则甚不然之,而不知无药无毒也。故热者有热毒,寒者有寒毒,若用之不当,凡能病人者,无非毒也。即如家常茶饭,本皆养人之正味,其或过用误用,亦能毒人,而况以偏味偏性之药乎?但毒有大小,用有权宜,此不可不察耳。矧附子之性,虽云有毒,而实无大毒,但制得其法,用得其宜,何毒之有?今之人不知其妙,且并人参、熟地而俱畏之。夫人参、熟地、附子、大黄,实乃药中之四维,病而至于可畏,势非庸庸所济者,非此四物不可,设若逡巡,必误乃事。今人直至必不得已而后用附子,事已无济矣。事无济则反罪之,将附子诚废物乎?嗟夫!人之所以生者,阳气耳,正气耳。人之所以死者,阴气耳,邪气耳。人参、熟地者,治世之良相也;附子、大黄者,乱世之良将也。兵不可久用,故良将用于暂;乱不可忘治,故良相不可缺。矧夫附子虽烈,而其性扶阳,有非硝、黄之比;硝、黄似缓,而其性阴泄,又非桂、附可例。华元化曰:得其阳者生,得其阴者死。《内经》曰:门户不要,是仓廪不藏也。得守者生,失守者死。今之人履芒硝、大黄若坦途,视参、附、熟地为蛇蝎,愚耶?智耶?

《景岳全书·本草正》

27. 半夏

丹溪曰:二陈汤能使大便润而小便长。成聊摄云:半夏辛而散,行水而润肾燥。又《局方》用半硫丸治老人虚秘,皆取其滑润也。世俗皆以半夏、南星为性燥,误矣。湿去则土燥,痰涎不生,非二物之性燥也。古方治咽痛喉痹,吐血下血,多用二物,非禁剂也。二物亦能散血,故破伤打扑皆主之。

《景岳全书·本草正》

28. 蓖麻子

李时珍曰：一人病偏风，手足不举，用此油同羊脂、麝香、穿山甲煎膏，日摩数次，兼服搜风养血之药而愈。一人病手臂一块肿痛，用此捣膏贴之，一夜而愈。一人病气郁偏头痛，用此同乳香、食盐捣贴太阳，一夜痛止。一妇产后子肠不收，捣仁贴其丹田，一夜而上。此药外用，屡奏奇效，但内服不可轻率尔。或云捣膏，以箸点于鹅、鸭六畜舌根下，即不能食，点于肛门内，即下血死，其毒可知。凡服蓖麻者，一生不得食炒豆，犯之必胀死。

《景岳全书·本草正》

29. 木鳖子

《本草》言其甘温无毒，谬也。今见毒狗者，能毙之于顷刻，使非大毒，而有如是乎？人若食之，则中寒发噤，不可解救。按刘绩《霏雪录》云：木鳖子有毒，不可食。昔一蓟门人，有两子患痞，食之相继皆死，此不可不慎也。若其功用，则惟以醋磨，用敷肿毒乳痈、痔漏肿痛，及喉痹肿痛，用此醋漱于喉间，引痰吐出，以解热毒，不可咽下。或同朱砂、艾叶卷筒，熏疥杀虫最效。或用熬麻油擦癣亦佳。

番木鳖，味极苦，性大寒，大毒。功用与木鳖大同，而寒烈之性尤甚。

《景岳全书·本草正》

30. 金樱子

此固阴养阴之佳品，而人之忽之亦久矣，此后咸宜珍之。

《景岳全书·本草正》

31. 柏子仁

气味清香，性多润滑，虽滋阴养血之佳剂，若欲培补根本，乃非清品所长。

《景岳全书·本草正》

32. 五 加 皮

凡诸浸酒药,惟五加皮与酒相合,大能益人,且味美也。仙家重此,谓久服可以长生。故曰宁得一把五加,不用金银满车。虽未必然,然亦必有可贵者。

《景岳全书·本草正》

33. 黄 柏

其性寒润降,去火最速。丹溪言其制伏龙火,补肾强阴。然龙火岂沉寒可除?水枯岂苦劣可补?阴虚水竭,得降愈亡,扑灭元阳,莫此为甚。水未枯而火盛者,用以抽薪则可;水既竭而枯热者,用以补阴实难,当局者慎勿认为补剂。余尝闻之丹溪曰:火有二,君火者,人火也,心火也。可以湿伏,可以水灭,可以直折,黄连之属可以制之;相火者,天火也,龙雷之火也,阴火也。不可以水湿折之,当从其性而伏之,惟黄柏之属可以降之。按:此议论若有高见,而实矫强之甚,大是误人。夫所谓从其性者,即《内经》从治之说也。《经》曰:正者正治,从者反治。正治者,谓以水制火,以寒治热也;从治者,谓以火济火,以热治热也,亦所谓甘温除大热也。岂以黄连便是正治,黄柏便是从治乎?即曰黄连主心火,黄柏主肾火,然以便血、溺血者,俱宜黄连,又岂非膀胱、大肠下部药乎?治舌疮、口疮者,俱宜黄柏,又岂非心脾上部药乎?总之,黄连、黄柏均以大苦大寒之性,而曰黄连为水,黄柏非水,黄连为泻,黄柏为补,岂理也哉?若执此说,误人多矣,误人多矣!

《景岳全书·本草正》

34. 栀 子

仲景因其气浮而苦,极易动吐,故用为吐药,以去上焦痰滞。丹溪谓其解郁热,行结气。其性屈曲下行,大能降火从小便泄去,人所不知。

《景岳全书·本草正》

35. 茯苓

有赤白之分,虽《本草》言赤泻丙丁,白入壬癸,然总不失为泄物,故能利窍去湿……以其味有微甘,故曰补阳,但补少利多,故多服最能损目,久弱极不相宜。

《景岳全书·本草正》

36. 麦芽

病久不食者,可借此谷气以开胃;元气中虚者,毋多用此以消肾。亦善催生落胎,单服二两,能消乳肿。其耗散血气如此,而脾胃虚弱、饮食不消方中,每多用之何也? 故妇有胎妊者,不宜多服。

《景岳全书·本草正》

37. 神曲

疗女人胎动因滞,治小儿腹坚因积。若妇人产后欲回乳者,炒研酒服二钱,日二即止,甚验。若闪挫腰痛者,淬酒温服最良。

《景岳全书·本草正》

38. 杏仁

其味苦,降性最疾,观其澄水极速可知。故能定气逆上冲,消胸腹急满胀痛,解喉痹,消痰下气,除惊痫烦热,通大肠气闭干结,亦杀狗毒。佐半夏、生姜,散风邪咳嗽;佐麻黄发汗,逐伤寒表邪;同门冬、乳酥煎膏,润肺治咳嗽极妙;同轻粉研匀,油调,敷广疮肿毒最佳。尤杀诸虫牙虫,及头面黯斑瘄疱。元气虚陷者勿用,恐其沉降太泄。

《景岳全书·本草正》

39. 槟榔

《本草》言其治后重如马奔,此亦因其性温行滞而然。若气虚下陷者,乃非所宜。又言其破气极速,较枳壳、青皮尤甚。若然,则广南之人,朝夕笑噬而无伤,又岂破气极速者? 总之,此物性温而辛,故能醒脾利气,味甘兼涩,故能固脾壮气,是诚行中有留之剂。观《鹤林玉露》云:饥能使之饱,饱能使之饥,醉能使之醒,醒能使之醉。于此四句详之,可得其性矣。其服食之法:小者气烈,俱以入药。广中人惟能用其大而扁者,以米泔水浸而待用,每一枚切四片,每服一片;外用细石灰以水调如稀糊,亦预制待用。用时以蒌叶一片,抹石灰一二分,入槟榔一片,裹而嚼服。盖槟榔得石灰则滑而不涩,石灰、蒌叶得槟榔则甘而不辣。服后必身面俱暖,微汗微醉,而胸腹豁然。善解吞酸,消宿食,辟岚瘴,化痰醒酒下气,健脾开胃润肠,杀虫消胀,固大便,止泻痢。又,服法:如无蒌叶,即以肉桂,或大茴香,或陈皮俱可代用,少抹石灰,夹而食之。然此三味之功,多在石灰、蒌叶,以其能燥脾温胃也,然必得槟榔为助,其功始见,此物理相成之妙。若有不可意测者,大约此物与烟性略同,但烟性峻勇,用以散表逐寒,则烟胜于此;槟榔稍缓,用以和中暖胃,则此胜于烟。二者皆壮气辟邪之要药,故滇广中人一日不可少也。又,习俗之异,在广西用老槟榔,滇中人用清嫩槟榔,广东人多用连壳腌槟榔,亦各得其宜耳。

《景岳全书·本草正》

40. 乌梅

和紫苏煎汤,解伤寒时气瘴疟,大能作汗。取肉烧存性,研末,敷金疮恶疮,去腐肉、胬肉、死肌,一夜立尽,亦奇方也。

《景岳全书·本草正》

41. 蒲公英

独茎一花者是,茎有桠者非。入阳明、太阴、少阳、厥阴经。同忍冬煎汁,少加酒服,溃坚消肿,散结核、瘰疬最佳,破滞气,解食毒,出毒刺俱妙。若妇人乳痈,用水酒煮饮,以渣封之立消。

《景岳全书·本草正》

42. 自然铜

然性多燥烈,虽其接骨之功不可泯,而绝无滋补之益,故用不可多,亦不可专任也。

《景岳全书·本草正》

43. 石膏

阳明实热牙疼,太阴火盛痰喘,及阳狂热结热毒,发斑发黄,火载血上,大吐大呕,大便热秘等证,皆当速用。胃虚弱者忌服,阴虚热者禁尝,若误用之,则败阳作泻,必反害人。

《景岳全书·本草正》

44. 青礞石

《宝鉴》言礞石为治痰利惊之圣药,若吐痰在水上,以石末掺之,痰即随水而下,则其沉坠之性可知。杨士瀛谓其功能利痰,然性非胃家所好。而王隐君谓痰为百病母,不论虚实寒热概用滚痰丸,通治百病,岂理也哉?是以实痰坚积,乃其所宜。然久病痰多者,必因脾虚。人但知滚痰丸可以治痰,而不知虚痰服此,则百无一生矣。

《景岳全书·本草正》

45. 硇 砂

《本草》言其消瘀血宿食，破结气，止反胃，肉食饱胀，暖子官，大益阳事。但此物性热大毒，能化五金八石，人之脏腑岂能堪此？故用以治外则可，用以服食则不宜也。若中其毒，惟生绿豆研汁饮一二升，乃可解之。

《景岳全书·本草正》

46. 鸡 血

鸡冠血治白癜风，经络风热，涂囟颊，治口㖞不正。卒灌之，治缢死欲绝，及小儿卒惊客忤。和酒服，发痘最佳。

《景岳全书·本草正》

47. 龟 甲

然性禀阴寒，善消阳气，凡阳虚假热，及脾胃命门虚寒等证，皆切忌之，毋混用也。若误用，久之则必致败脾妨食之患。

《景岳全书·本草正》

48. 蟾 蜍

若治破伤风，宜同花椒剁烂，入酒煮熟饮之，通身汗出即愈。亦解猘犬毒。烧灰油调，敷有虫诸恶顽疮，极效。又治瘟毒发斑危剧者，去肠生捣一二枚，绞汁饮之，无不即瘥。或烧灰，汤送亦良。

《景岳全书·本草正》

49. 五灵脂

但此物气味俱厚，辛膻难当，善逐有余之滞，凡血气不足者，服之大损真气,亦善动吐,所当避也。制用之法:当用酒飞去砂石,晒干入药。

《景岳全书·本草正》

50. 蚯蚓

味咸,性寒,沉也,阴也,有毒……去泥,盐化为水,治天行瘟疫,大热狂躁,或小儿风热癫狂急惊,饮汁最良。亦可涂丹毒漆疮。炒为末服,可去蛔虫,亦可敷蛇伤肿痛,蜘蛛伤毒。入葱管化汁,可治耳聋及蚰蜒入耳。

《景岳全书·本草正》

51. 血余

此其阴中有阳,静中有动,在阴可以培形体,壮筋骨,托痈痘;在阳可以益神志,辟寒邪,温气海,是诚精气中最要之药,较之河车、鹿角胶阴凝重着之辈,相去远矣。凡补药中,自人参、熟地之外,首当以此为亚。

《景岳全书·本草正》

52. 左归丸

治真阴肾水不足,不能滋养营卫,渐至衰弱,或虚热往来,自汗盗汗,或神不守舍,血不归源,或虚损伤阴,或遗淋不禁,或气虚昏运,或眼花耳聋,或口燥舌干,或腰酸腿软,凡精髓内亏,津液枯涸等证,俱速宜壮水之主,以培左肾之元阴,而精血自充矣,宜此方主之。大怀熟(八两)、山药(炒,四两)、枸杞(四两)、山茱萸肉(四两)、川牛膝(酒洗,蒸熟,三两,精滑者不用)、菟丝子(制,四两)、鹿胶(敲碎,炒珠,四两)、龟胶(切碎,炒珠,四两,无火者不必用)。上先将熟地蒸烂,杵膏,加炼蜜,丸桐子大。每食前用滚汤或淡盐汤送下百余丸。如真阴失守,虚火炎上者,宜用纯阴至静之剂,于本方去枸杞、鹿胶,加女贞子三两、麦冬三两;如火烁肺金,干枯多嗽者,加百合三两;如夜热骨蒸,加地骨皮三两;如小水不利不清,加茯苓三两;如大便燥结,去菟丝,加肉苁蓉三两;如气虚者,加人参三四两;如血虚微滞,加当归四两;如腰膝酸痛,加杜仲三两,盐水炒用;如脏平无火而肾气不充者,加破故纸三两、去心莲肉、胡桃肉各四两,龟胶不必用;上凡五液皆主于肾,故凡属阴分之药,无不皆能走肾,有谓必须导引者,皆见之不明耳。

《景岳全书·新方八阵》

53. 右归丸

治元阳不足,或先天禀衰,或劳伤过度,以致命门火衰,不能生土,而为脾胃虚寒,饮食少进,或呕恶膨胀,或翻胃噎膈,或怯寒畏冷,或脐腹多痛,或大便不实,泻痢频作,或小水自遗,虚淋寒疝,或寒侵溪谷而肢节痹痛,或寒在下焦而水邪浮肿。总之,真阳不足者,必神疲气怯,或心跳不宁,或四体不收,或眼见邪祟,或阳衰无子等证,俱速宜益火之源,以培右肾之元阳,而神气自强矣,此方主之。大怀熟(八两)、山药(炒,四两)、山茱萸(微炒,三两)、枸杞(微炒,四两)、鹿角胶(炒珠,四两)、菟丝子(制,四两)、杜仲(姜汤炒,四两)、当归(三两,便溏勿用)、肉桂(二两,渐可加至四两)、制附子(自二两,渐可加至五六两)。上丸法如前,或丸如弹子大。每嚼服二三丸。以滚白汤送下,其效尤速。如阳衰气虚,必加人参以为之主,或二三两,或五六两,随人虚实,以为增减。盖人参之功,随阳药则入阳分,随阴药则入阴分,欲补命门之阳,非加人参不能捷效。如阳虚精滑,或带浊便溏,加补骨脂(酒炒)三两;如飧泄、肾泄不止,加北五味子三两、肉豆蔻三两,面炒去油用;如饮食减少,或不易化,或呕恶吞酸,皆脾胃虚寒之证,加干姜三四两,炒黄用;如腹痛不止,加吴茱萸二两,汤泡半日,炒用;如腰膝酸痛,加胡桃肉连皮四两;如阴虚阳痿,加巴戟肉四两、肉苁蓉三两,或加黄狗外肾一二付,以酒煮烂捣入之。

《景岳全书·新方八阵》

54. 五福饮

凡五脏气血亏损者,此能兼治之,足称王道之最。人参(随宜,心)、熟地(随宜,肾)、当归(二三钱,肝)、白术(炒,一钱半,肺)、炙甘草(一钱,脾)。水二盅,煎七分,食远温服。或加生姜三五片。凡治气血俱虚等证,以此为主。或宜温者,加姜、附;宜散者,加升麻、柴、葛,左右逢源,无不可也。

《景岳全书·新方八阵》

55. 补阴益气煎

此补中益气汤之变方也。治劳倦伤阴、精不化气,或阴虚内乏,以致外感不解、寒热疟疾、阴虚便结不通等证。凡属阴气不足而虚邪外侵者,用此升散,无不神效。人参(一、二、三钱)、当归(二三钱)、山药(酒炒,二三钱)、熟地(三五钱,或一二两)、陈皮(一钱)、炙甘草(一钱)、升麻(三五分,火浮于上者,去此不必用)、柴胡(一二钱,如无外邪者,不必用)。水二盅,加生姜三、五、七片,煎八分,食远温服。

《景岳全书·新方八阵》

56. 举元煎

治气虚下陷,血崩血脱,亡阳垂危等证,有不利于归、熟等剂,而但宜补气者,以此主之。人参、黄芪(炙,各三五钱)、炙甘草(一二钱)、升麻(五七分,炒用)、白术(炒,一二钱)。水一盅半,煎七八分,温服。如兼阳气虚寒者,桂、附、干姜随宜佐用。如兼滑脱者,加乌梅二个,或文蛤七八分。

《景岳全书·新方八阵》

57. 两仪膏

治精气大亏,诸药不应,或以克伐太过,耗损真阴。凡虚在阳分而气不化精者,宜参术膏;若虚在阴分而精不化气者,莫妙于此。其有未至大病而素觉阴虚者,用以调元,尤称神妙。人参(半斤,或四两)、大熟地(一斤)。上二味,用好甜水或长流水十五碗,浸一宿,以桑柴文武火煎取浓汁。若味有未尽,再用水数碗煎取汁,并熬稍浓,乃入瓷罐,重汤熬成膏,入真白蜜四两或半斤收之,每以白汤点服。若劳损咳嗽多痰,加贝母四两亦可。

《景岳全书·新方八阵》

58. 贞元饮

治气短似喘,呼吸促急,提不能升,咽不能降,气道噎塞,势剧垂危者。常人但知为气急,其病在上,而不知元海无根,亏损肝肾,此子午不交,气脱证也。尤为妇人血海常亏者最多此证,宜急用此饮以济之、缓之,敢云神剂。凡诊此证,脉必微细无神,若微而兼紧,尤为可畏。倘庸众不知,妄云痰逆气滞,用牛黄、苏合及青、陈、枳壳破气等剂,则速其危矣。熟地黄(七八钱,甚者一二两)、炙甘草(一、二、三钱)、当归(二三钱)。水二盅,煎八分,温服。如兼呕恶或恶寒者,加煨姜三、五片;如气虚脉微至极者,急加人参随宜;如肝肾阴虚,手足厥冷,加肉桂一钱。

《景岳全书·新方八阵》

59. 济川煎

凡病涉虚损,而大便闭结不通,则硝、黄攻击等剂必不可用;若势有不得不通者,宜此主之。此用通于补之剂也,最妙最妙。当归(三五钱)、牛膝(二钱)、肉苁蓉(酒洗去咸,二三钱)、泽泻(一钱半)、升麻(五七分或一钱)、枳壳(一钱,虚甚者不必用)。水一盅半,煎七八分,食前服。如气虚者,但加人参无碍;如有火,加黄芩;如肾虚,加熟地。

《景岳全书·新方八阵》

60. 休疟饮

此止疟最妙之剂也。若汗散既多,元气不复,或以衰老,或以弱质,而疟有不能止者,俱宜用此,此化暴善后之第一方也。其有他证,加减俱宜如法。人参、白术(炒)、当归(各三四钱)、何首乌(制,五钱)、炙甘草(八分)。水一盅半,煎七分,食远服,渣再煎。或用阴阳水各一盅,煎一盅,亦如之。

俱露一宿，次早温服一盅，饭后食远再服一盅。如阳虚多寒，宜温中散寒者，加干姜、肉桂之类，甚者，或加制附子；如阴虚多热，烦渴喜冷，宜滋阴清火者，加麦冬、生地、芍药，甚者加知母，或加黄芩；如肾阴不足，水不制火，虚烦虚馁，腰酸脚软，或脾虚痞闷者，加熟地、枸杞、山药、杜仲之类，以滋脾肾之真阴；如邪有未净而留连难愈者，于此方加柴胡、麻黄、细辛、紫苏之属，自无不可；如气血多滞者，或用酒、水各一盅，煎服，或服药后饮酒数杯亦可。

《景岳全书·新方八阵》

61. 金水六君煎

治肺肾虚寒，水泛为痰，或年迈阴虚，血气不足，外受风寒，咳嗽呕恶，多痰喘急等证，神效。当归(二钱)、熟地(三五钱)、陈皮(一钱半)、半夏(二钱)、茯苓(二钱)、炙甘草(一钱)。水二盅，生姜三、五、七片，煎七八分，食远温服。如大便不实而多湿者，去当归，加山药；如痰盛气滞，胸胁不快者，加白芥子七八分；如阴寒盛而嗽不愈者，加细辛五、七分；如兼表邪寒热者，加柴胡一二钱。

《景岳全书·新方八阵》

62. 和胃饮

治寒湿伤脾，霍乱吐泻，及痰饮水气，胃脘不清，呕恶胀满腹痛等证。此即平胃散之变方也。凡呕吐等证，多有胃气虚者，一闻苍术之气，亦能动呕，故以干姜代之。陈皮、厚朴(各一钱半)、干姜(炮，一二钱)、炙甘草(一钱)。水一盅半，煎七分，温服。此方凡藿香、木香、丁香、茯苓、半夏、扁豆、砂仁、泽泻之类，皆可随宜增用之。若胸腹有滞而兼时气寒热者，加柴胡。

《景岳全书·新方八阵》

63. 贝母丸

消痰热，润肺止咳，或肺痈肺痿，乃治标之妙剂。贝母一两为末，用砂糖或蜜和丸龙眼大。或噙化,或嚼服之。若欲劫止久嗽,每贝母一两,宜加百药煎、蓬砂、天竺黄各一钱佐之尤妙。如无百药煎,即醋炒文蛤一钱亦可,或粟壳亦可酌用。若治肺痈,宜加白矾一钱,同贝母丸服如前,最妙。

《景岳全书·新方八阵》

64. 括 痰 丸

治一切停痰积饮,吞酸呕酸,胸胁胀闷疼痛等证。半夏(制,二两)、白芥子(二两)、干姜(炒黄,一两)、猪苓(二两)、炙甘草(五钱)、陈皮(四两,切碎,用盐二钱,入水中拌浸一宿,晒干)。上为末,汤浸蒸饼为丸,绿豆大。每服一钱许,滚白汤送下。如胸胁疼痛者,加台乌药二两。

《景岳全书·新方八阵》

65. 神 香 散

治胸胁胃脘逆气难解,疼痛呕哕胀满,痰饮膈噎,诸药不效者,惟此最妙。丁香、白豆蔻(或砂仁亦可),二味等分为末。清汤调下五七分,甚者一钱,日数服不拘。若寒气作痛者,姜汤送下。

《景岳全书·新方八阵》

66. 一 柴 胡 饮

一为水数,从寒散也。凡感四时不正之气,或为发热,或为寒热,或因劳因怒,或妇人热入血室,或产后经后因冒风寒,以致寒热如疟等证,但外有邪而内兼火者,须从凉散,宜此主之。柴胡(二三钱)、黄芩(一钱半)、芍药(二钱)、生地(一钱半)、陈皮(一钱半)、甘草(八分)。水一盅半,煎七八分,温服。如内热甚者,加连翘一二钱随宜;如外邪甚者,加防风一钱佐之;如邪结在胸而痞满者,去生地,加枳实一二钱;如热在阳明而兼渴者,加天花粉或葛根一二钱;热甚者,加知母、石膏亦可。

《景岳全书·新方八阵》

67.二柴胡饮

二为火数,从温散也。凡遇四时外感,或其人元气充实,脏气素平无火,或时逢寒胜之令,本无内热等证者,皆不宜妄用凉药,以致寒滞不散,则为害非浅,宜此主之。陈皮(一钱半)、半夏(二钱)、细辛(一二钱)、厚朴(一钱半)、生姜(三、五、七片)、柴胡(一钱半,或二三钱)、甘草(八分)。水一盅半,煎七八分,温服。如邪盛者,可加羌活、白芷、防风、紫苏之属,择而用之;如头痛不止者,加川芎一二钱;如多湿者,加苍术;如阴寒气胜,必加麻黄一二钱,或兼桂枝,不必疑也。

《景岳全书·新方八阵》

68.三柴胡饮

三为木数,从肝经血分也。凡人素禀阴分不足,或肝经血少,而偶感风寒者,或感邪不深,可兼补而散者,或病后产后感冒,有不得不从解散,而血气虚弱不能外达者,宜此主之。柴胡(二三钱)、芍药(一钱半)、炙甘草(一钱)、陈皮(一钱)、生姜(三五片)、当归(二钱,溏泄者易以熟地)。水一盅半,煎七八分,温服。如微寒咳呕者,加半夏一二钱。

《景岳全书·新方八阵》

69.四柴胡饮

四为金数,从气分也。凡人元气不足,或忍饥劳倦,而外感风寒,或六脉紧数微细,正不胜邪等证,必须培助元气,兼之解散,庶可保全,宜此主之。若但知散邪,不顾根本,未有不元气先败者,察之,慎之!柴胡(一、二、三钱)、炙甘草(一钱)、生姜(三、五、七片)、当归(二三钱,泻者少用)、人参(二三钱或五七钱,酌而用之)。水二盅,煎七八分,温服。如胸膈滞闷者,加陈皮一钱。

《景岳全书·新方八阵》

70. 五柴胡饮

　　五为土数，从脾胃也。脾土为五脏之本，凡中气不足而外邪有不散者，非此不可。此与四柴胡饮相表里，但四柴胡饮止调气分，此则兼培血气以逐寒邪，尤切于时用者也，神效不可尽述。凡伤寒、疟疾、痘疮，皆所宜用。柴胡(一、二、三钱)、当归(二三钱)、熟地(三五钱)、白术(二三钱)、芍药(钱半，炒用)、炙甘草(一钱)、陈皮(酌用，或不必用)。水一盅半，煎七分，食远热服。寒胜无火者，减芍药，加生姜三、五、七片，或炮干姜一二钱，或再加桂枝一二钱则更妙；脾滞者，减白术；气虚者，加人参随宜；腰痛者，加杜仲；头痛者，加川芎；劳倦伤脾阳虚者，加升麻一钱。

《景岳全书·新方八阵》

71. 正柴胡饮

　　凡外感风寒，发热恶寒，头疼身痛，疟疾初起等证，凡血气平和，宜从平散者，此方主之。柴胡(一、二、三钱)、防风(一钱)、陈皮(一钱半)、芍药(二钱)、甘草(一钱)、生姜(三五片)。水一盅半，煎七八分，热服。如头痛者，加川芎一钱；如热而兼渴者，加葛根一二钱；如呕恶者，加半夏一钱五分；如湿胜者，加苍术一钱；如胸腹有微滞者，加厚朴一钱；如寒气胜而邪不易解者，加麻黄一、二、三钱，去浮沫服之，或苏叶亦可。

《景岳全书·新方八阵》

72. 麻桂饮

　　治伤寒、瘟疫、阴暑、疟疾，凡阴寒气胜而邪有不能散者，非此不可。无论诸经四季，凡有是证，即宜是药，勿谓夏月不可用也。不必厚盖，但取津津微汗透彻为度。此实麻黄桂枝二汤之变方，而其神效则大有超出二方者，不可不为细察。官桂(一二钱)、当归(三四钱)、炙甘草(一钱)、陈皮(随宜用，或不用亦可)、麻黄(二三钱)。水一盅半，加生姜五七片或十片，煎八分,去浮沫,不拘时服。若阴气不足者,加熟地黄三五钱;若三阳并病者,加柴胡二三钱;若元气大虚,阴邪难解者,当以大温中饮更迭为用。

《景岳全书·新方八阵》

73. 大温中饮

凡患阳虚伤寒,及一切四时劳倦、寒疫、阴暑之气,身虽炽热,时犹畏寒,即在夏月,亦欲衣被覆盖,或喜热汤,或兼呕恶泄泻,但六脉无力,肩背怯寒,邪气不能外达等证,此元阳大虚,正不胜邪之候。若非峻补托散,则寒邪日深,必致不救,温中自可散寒,即此方也。服后畏寒悉除,觉有燥热,乃阳回作汗佳兆,不可疑之畏之。此外,凡以素禀薄弱之辈,或感阴邪时疫,发热困倦,虽未见如前阴证,而热邪未甚者,但于初感时,即速用此饮,连进二三服,无不随药随愈,真神剂也。此方宜与理阴煎、麻桂饮相参用。熟地(三、五、七钱)、冬白术(三五钱)、当归(三五钱,如泄泻者,不宜用,或以山药代之)、人参(二三钱,甚者一两,或不用亦可)、炙甘草(一钱)、柴胡(二、三、四钱)、麻黄(一、二、三钱)、肉桂(一二钱)、干姜(炒熟,一二钱,或用煨生姜三、五、七片亦可)。水二盅,煎七分,去浮沫,温服,或略盖取微汗。如气虚,加黄芪二三钱;如寒甚阳虚者,加制附子一二钱;头痛,加川芎或白芷、细辛;阳虚气陷,加升麻;如肚腹泄泻,宜少减柴胡,加防风、细辛亦可。尝见伤寒之治,惟仲景能知温散,如麻黄、桂枝等汤是也;亦知补气而散,如小柴胡之属是也。至若阳根于阴,汗化于液,从补血而散,而云腾致雨之妙,则仲景犹所未及,故予制此方,乃邪从营解第一义也,其功难悉,所当深察。

《景岳全书·新方八阵》

74. 玉女煎

治水亏火盛,六脉浮洪滑大,少阴不足,阳明有余,烦热干渴,头痛牙疼,失血等证,如神。若大便溏泄者,乃非所宜。生石膏(三五钱)、熟地(三五钱或一两)、麦冬(二钱)、知母、牛膝(各钱半)。水一盅半,煎七分,温服或冷服。如火之盛极者,加栀子、地骨皮之属亦可;如多汗多渴者,加北五味十四粒;如小水不利,或火不能降者,加泽泻一钱五分,或茯苓亦可;如金水俱亏,因精损气者,加人参二三钱尤妙。

《景岳全书·新方八阵》

75. 服蛮煎

此方性味极轻极清,善入心肝二脏,行滞气,开郁结,通神明,养正除邪,大有奇妙。生地、麦门冬、芍药、石菖蒲、石斛、川丹皮(极香者)、茯神(各二钱)、陈皮(一钱)、木通、知母(各一钱半)。水一盅半,煎七分,食远服。如痰胜多郁者,加贝母二钱;痰盛兼火者,加胆星一钱五分;阳明火盛,内热狂叫者,加石膏二三钱;便结胀满多热者,玄明粉二三钱调服,或暂加大黄亦可;气虚神困者,加人参随宜。

《景岳全书·新方八阵》

76. 理阴煎

此理中汤之变方也。凡脾肾中虚等证,宜刚燥者,当用理中、六君之类;宜温润者,当用理阴、大营之类。欲知调补,当先察此。此方通治真阴虚弱,胀满呕哕,痰饮恶心,吐泻腹痛,妇人经迟血滞等证。又凡真阴不足,或素多劳倦之辈,因而忽感寒邪,不能解散,或发热,或头身疼痛,或面赤舌焦,或虽渴而不喜冷饮,或背心肢体畏寒,但脉见无力者,悉是假热之证。若用寒凉攻之必死,宜速用此汤,照后加减以温补阴分,托散表邪,连进数服,使阴气渐充,则汗从阴达,而寒邪不攻自散,此最切于时用者也,神效不可尽述。熟地(三、五、七钱或一二两)、当归(二三钱或五七钱)、炙甘草(一二钱)、干姜(炒黄色,一、二、三钱),或加肉桂(一二钱)。水二盅,煎七八分,热服。此方加附子,即名附子理阴煎;再加人参,即名六味回阳饮。治命门火衰,阴中无阳等证。若风寒外感,邪未入深,但见发热身痛,脉数不洪,凡内无火证,素禀不足者,但用此汤加柴胡一钱半或二钱,连进一二服,其效如神;若寒凝阴盛而邪有难解者,必加麻黄一二钱,放心用之,或不用柴胡亦可,恐其清利也。此寒邪初感温散第一方,惟仲景独知此义。第仲景之温散,首用麻黄、桂枝二汤,余之温散,即以理阴煎及大温中饮为增减,此虽一从阳分,一从阴分,其迹若异,然一逐于外,一托于内,而用温则一也。学人当因所宜,酌而用之。若阴胜之时,外感寒邪,脉细恶寒,或背畏寒者,乃太阳少阴证也,加细辛一二钱,甚者再加附子一二钱,真神剂也。或并加柴胡以助之亦可。若阴虚火盛,其有内热不宜用温,而气血俱虚,邪不能解者,宜去姜、桂,单以三味加减与之,或只加人参亦可。若治脾肾两虚,水泛为痰,或呕或胀者,于前方加茯苓一钱半,或加白芥子五分以行之;若泄泻不止及肾泄者,少用当归,或并去之,加山药、扁豆、吴茱萸、破故纸、肉豆蔻、附子之属;若腰腹有痛,加杜仲、枸杞;若腹有胀滞疼痛,加陈皮、木香、砂仁之属。

《景岳全书·新方八阵》

77. 寿脾煎

一名摄营煎。治脾虚不能摄血等证。凡忧思、郁怒、积劳,及误用攻伐等药,犯损脾阴,以致中气亏陷,神魂不宁,大便脱血不止,或妇人无火崩淋等证,凡兼呕恶,尤为危候,速宜用此。单救脾气,则统摄固而血自归源。此归脾汤之变方,其效如神。若犯此证而再用寒凉,则胃气必脱,无不即毙者。白术(二三钱)、当归(二钱)、山药(二钱)、炙甘草(一钱)、枣仁(钱半)、远志(制,三五分)、干姜(炮,一、二、三钱)、莲肉(去心,炒,二十粒)、人参(随宜一二钱,急者用一两)。水二盅,煎服。如血未止,加乌梅二个,凡畏酸者不可用,或加地榆一钱半亦可;滑脱不禁者,加醋炒文蛤一钱;下焦虚滑不禁,加鹿角霜二钱为末,搅入药中服之;气虚甚者,加炙黄芪二三钱;气陷而坠者,加炒升麻五七分,或白芷亦可;兼溏泄者,加补骨脂一钱炒用;阳虚畏寒者,加制附子一、二、三钱;血去过多,阴虚气馁,心跳不宁者,加熟地七八钱,或一二两。

《景岳全书·新方八阵》

78. 三气饮

治血气亏损,风、寒、湿三气乘虚内侵,筋骨历节痹痛之极,及痢后鹤膝风痛等症。当归、枸杞、杜仲(各二钱)、熟地(三钱,或五钱)、牛膝、茯苓、芍药(酒炒)、肉桂(各一钱)、北细辛(或代以独活)、白芷、炙甘草(各一钱)、附子(随宜一二钱)。水二盅,加生姜三片,煎服。如气虚者,加人参、白术随宜;风寒胜者,加麻黄一二钱。此饮亦可浸酒,大约每药一斤,可用烧酒六七升,浸十余日,徐徐服之。

《景岳全书·新方八阵》

79. 毓麟珠

治妇人气血俱虚,经脉不调,或断续,或带浊,或腹痛,或腰酸,或饮食不甘,瘦弱不孕,服一二斤即可受胎。凡种子诸方,无以加此。人参、白术(土炒)、茯苓、芍药(酒炒,各二两)、川芎、炙甘草(各一两)、当归、熟地(蒸捣,各四两)、菟丝子(制,四两)、杜仲(酒炒)、鹿角霜、川椒(各二两)。上为末,炼蜜丸弹子大。每空心嚼服一二丸,用酒或白汤送下,或为小丸吞服亦可。如男子制服,宜加枸杞、胡桃肉、鹿角胶、山药、山茱萸、巴戟肉各二两;如女人经迟腹痛,宜加酒炒破故、肉桂各一两,甚者再加吴茱萸五钱,汤泡一宿炒用;如带多腹痛,加破故一两,北五味五钱,或加龙骨一两,醋煅用;如子宫寒甚,或泄或痛,加制附子、炮干姜随宜;如多郁怒,气有不顺,而为胀为滞者,宜加酒炒香附二两,或甚者再加沉香五钱;如血热多火,经早内热者,加川续断、地骨皮各二两,或另以汤剂暂清其火,而后服此,或以汤引酌宜送下亦可。

《景岳全书·新方八阵》

80. 连翘金贝煎

治阳分痈毒,或在脏腑肺膈胸乳之间者,此方最佳,甚者连用数服,无有不愈。金银花、贝母(土者更佳)、蒲公英、夏枯草(各三钱)、红藤(七八钱)、连翘(一两或五七钱),用好酒二碗,煎一碗服。服后暖卧片时。火盛烦渴乳肿者,加天花粉;若阳毒内热,或在头项之间者,用水煎亦可。

《景岳全书·新方八阵》

81. 连翘归尾煎

治一切无名痈毒,丹毒流注等毒,有火者最宜用之。连翘(七八钱)、归尾(三钱)、甘草(一钱)、金银花、红藤(各四五钱)。用酒煎服如前。如邪热火盛者,加槐蕊二三钱。

《景岳全书·新方八阵》

82. 桔梗杏仁煎

此桔梗汤之变方也。治咳嗽吐脓,痰中带血,或胸膈隐痛,将成肺痈者,此方为第一。桔梗、杏仁、甘草(各一钱)、阿胶、金银花、麦冬、百合、夏枯草、连翘(各二钱)、贝母(三钱)、枳壳(钱半)、红藤(三钱)。水二盅,煎八分,食远服。如火盛兼渴者,加天花粉二钱。

《景岳全书·新方八阵》

83. 百草煎

治百般痈毒诸疮,损伤疼痛,腐肉肿胀,或风寒湿气留聚,走注疼痛等证,无不奇效。百草(凡田野山间者,无论诸品,皆可取用,然犹以山草为胜,辛香者佳。冬月可用干者,须预为收采之),上不论多寡,取以多,煎浓汤,乘热熏洗患处,仍用布帛蘸熨良久,务令药气蒸透。然后敷贴他药,每日二三次不拘,但以频数为善。盖其性之寒者,可以除热;热者,可以散寒;香者,可以行气;毒者,可以解毒,无所不用,亦无所不利。汤得药性则汤气无害,药得汤气则药力愈行。凡用百草以煎膏者,其义亦此。此诚外科中最要、最佳之法,亦传之方外人者也。若洗水鼓肿胀,每次须用草二三十斤,煎浓汤二三锅,用大盆盛贮,以席簟遮风熏洗良久,每日一次或二次,内服廓清饮分利等剂,妙甚。

《景岳全书·新方八阵》

84. 螵蛸散

治湿热破烂,毒水淋漓等疮,或下部、肾囊、足股肿痛,下疳诸疮,无不神效。又海藏治下疳方,在《外科·下疳门》。海螵蛸(不必浸淡)、人中白(或人中黄,硇砂亦可,等分)。上为细末,先以百草多煎浓汤,乘热熏洗,后以此药掺之。如干者,以麻油或熬熟猪油,或蜜水调敷之;若肿而痛甚者,加冰片少许更妙;若湿疮脓水甚者,加密陀僧等分,或煅过官粉亦可,或煅制炉甘石更佳。

《景岳全书·新方八阵》

85. 肠痈秘方

凡肠痈生于小肚角,微肿而小腹隐痛不止者是。若毒气不散,渐大内攻而溃,则成大患,急宜以此药治之。先用红藤一两许,以好酒二碗,煎一碗。午前一服,醉卧之。午后用紫花地丁一两许,亦如前煎服。服后痛必渐止为效,然后服后末药除根神妙。当归(五钱)、蝉蜕、僵蚕(各二钱)、天龙、大黄(各一钱)、石蛤蚆(五钱,此草药也)、老蜘蛛(二个,捉放新瓦上,以酒盅盖定,外用火干存性)。上共为末,每空心用酒调送一钱许,日逐渐服,自消。

《景岳全书·新方八阵》

86. 冰白散

治口舌糜烂,及走马牙疳等证。人中白(倍用之)、冰片(少许)、铜绿(用醋制者)、杏仁(二味,等分)。上为细末,敷患处。此方按之古法,有以人中白七分,与枯矾三分同用者。又有以蜜炙黄柏,与人中白等分,仍加冰片同用者,是皆可师之法,诸当随宜用之。

《景岳全书·新方八阵》

87. 鹅掌风四方

猪胰(一具,去油,勿经水)、花椒(三钱)。上用好酒温热,将二味同浸二三日,取胰,不时擦手,微火烘之,自愈。

又方:用白矾三钱,打如豆粒,以麻油一两熬矾至黑,去矾用油擦手,微火烘之,不过二三次即愈。

又方:用葱五六根,捶破,再用花椒一把,同入瓷瓦罐中,入醋一碗,后以滚汤冲入,熏洗数次即愈。

又方:用谷树叶煎汤温洗,以火烘干,随用柏白油擦之,再以火烘干,少顷又洗又烘,如此日行三次,不过三五日即愈。

《景岳全书·新方八阵》

88. 补略

补方之制,补其虚也。凡气虚者,宜补其上,人参、黄芪之属是也。精虚者,宜补其下,熟地、枸杞之属是也。阳虚者,宜补而兼暖,桂、附、干姜之属是也。阴虚者,宜补而兼清,门冬、芍药、生地之属是也。此固阴阳之治辨也。其有气因精而虚者,自当补精以化气;精因气而虚者,自当补气以生精。又有阳失阴而离者,不补阴何以收散亡之气?水失火而败者,不补火何以苏垂寂之阴?此又阴阳相济之妙用也。故善补阳者,必于阴中求阳,则阳得阴助,而生化无穷;善补阴者,必于阳中求阴,则阴得阳升,而源泉不竭。余故曰:以精气分阴阳,则阴阳不可离;以寒热分阴阳,则阴阳不可混,此又阴阳邪正之离合也。故凡阳虚多寒者,宜补以甘温,而清润之品非所宜;阴虚多热者,宜补以甘凉,而辛燥之类不可用。知宜知避,则不惟用补,而八方之制,皆可得而贯通矣。

《景岳全书·新方八阵》

89. 和略

和方之制,和其不和者也。凡病兼虚者,补而和之。兼滞者,行而和

上篇 医论

105

之。兼寒者,温而和之。兼热者,凉而和之,和之为义广矣。亦犹土兼四气,其于补泻温凉之用,无所不及,务在调平元气,不失中和之为贵也。故凡阴虚于下而精血亏损者,忌利小水,如四苓、通草汤之属是也。阴虚于上而肺热干咳者,忌用辛燥,如半夏、苍术、细辛、香附、芎、归、白术之属是也。阳虚于上,忌消耗,如陈皮、砂仁、木香、槟榔之属是也。阳虚于下者,忌沉寒,如黄柏、知母、栀子、木通之属是也。大便溏泄者,忌滑利,如二冬、牛膝、苁蓉、当归、柴胡、童便之属是也。表邪未解者,忌收敛,如五味、枣仁、地榆、文蛤之属是也。气滞者,忌闭塞,如黄芪、白术、薯蓣、甘草之属是也。经滞者,忌寒凝,如门冬、生地、石斛、芩、连之属是也。凡邪火在上者不宜升,火得升而愈炽矣。沉寒在下者不宜降,阴被降而愈亡矣。诸动者不宜再动,如火动者忌温暖,血动者忌辛香,汗动者忌苏散,神动者忌耗伤,凡性味之不静者皆所当慎,其于刚暴更甚者,则又在不言可知也。诸静者不宜再静,如沉微细弱者脉之静也,神昏气怯者阳之静也,肌体清寒者表之静也,口腹畏寒者里之静也。凡性味之阴柔者,皆所当慎,其于沉寒更甚者,又在不言可知也。夫阳主动,以动济动,火上添油也,不焦烂乎?阴主静,以静益静,雪上加霜也,不寂灭乎?凡前所论,论其略耳,而书不尽言,言不尽意,能因类而广之,则存夫其人矣。不知此义,又何和剂之足云!

《景岳全书·新方八阵》

90. 攻略

攻方之制,攻其实也。凡攻气者攻其聚,聚可散也。攻血者攻其瘀,瘀可通也。攻积者攻其坚,在脏者可破、可培,在经者可针、可灸也。攻痰者攻其急,真实者暂宜解标,多虚者只宜求本也。但诸病之实有微甚,用攻之法分重轻。大实者,攻之未及,可以再加;微实者,攻之太过,每因致害,所当慎也。凡病在阳者,不可攻阴,病在胸者,不可攻脏。若此者,邪必乘虚内陷,所谓引贼入寇也。病在阴者,勿攻其阳。病在里者,勿攻其表,若此者,病必因误而甚,所谓自撤藩蔽也。大都治宜用攻,必其邪之甚者也。其若实邪果甚,自与攻药相宜,不必杂之补剂。盖实不嫌攻,若但略加甘滞,便相牵制;虚不嫌补,若但略加消耗,偏觉相仿。所以寒实者最不喜清,热实者最不喜暖。然实而误补,不过增病,病增者可解;虚而误攻,必先脱元,元脱者无治矣。是皆攻法之要也。其或虚中有实,实中有虚,此又当酌其权宜,不在急宜攻、急宜补者之例。虽然,凡用攻之法,所以除凶剪暴也,亦犹乱世之兵,必不可无,然惟必不得已乃可用之。若或有疑,宁加详慎。盖攻虽去邪,无弗伤气,受益者四,受损者六。故攻之一法,实自古仁人所深忌者,正恐其成之难,败之易耳。倘任意不思,此其人可知矣。

《景岳全书·新方八略引》

91. 散略

用散者,散表证也。观仲景太阳证用麻黄汤,阳明证用升麻葛根汤,少阳证用小柴胡汤,此散表之准绳也。后世宗之,而复不能用之,在不得其意耳。盖麻黄之气,峻利而勇。凡太阳经阴邪在表者,寒毒既深,非此不达,故制用此方,非谓太阳经药必须麻黄也。设以麻黄治阳明、少阳之证,亦寒无不散,第恐性力太过,必反伤其气,岂谓某经某药必不可移易,亦不过分其轻重耳。故如阳明之升麻、干葛,未有不走太阳、少阳者。少阳之柴胡,亦未有不入太阳、阳明者。但用散之法,当知性力缓急,及气味寒温之辨,用得其宜,诸经无不妙也。如麻黄、桂枝,峻散者也;防风、荆芥、紫苏,平散者也;细辛、白芷、生姜,温散者也;柴胡、干葛、薄荷,凉散者也;羌活、苍术,能走经去湿而散者也;升麻、川芎,能举陷上行而散者也。第邪浅者,忌峻利之属;气弱者,忌雄悍之属;热多者,忌温燥之属;寒多者,忌清凉之属。凡热渴烦躁者喜干葛,而呕恶者忌之;寒热往来者宜柴胡,而泄泻者忌之;寒邪在上者,宜升麻、川芎,而内热炎升者忌之。此性用之宜忌,所当辨也。至于相配之法,则尤当知要,凡以平兼清,自成凉散;以平兼暖,亦可温经;宜大温者,以热济热;宜大凉者,以寒济寒。此其运用之权,则毫厘进退,自有伸缩之妙,又何必胶柱刻舟,以限无穷之病变哉!此无他,在不知仲景之意耳。

《景岳全书·新方八略引》

92. 寒 略

寒方之制,为清火也,为除热也。夫火有阴阳,热分上下。据古方书,咸谓黄连清心,黄芩清肺,石斛、芍药清脾,龙胆清肝,黄柏清肾。今之用者,多守此法,是亦胶柱法也。大凡寒凉之物,皆能泻火,岂有凉此而不凉彼者,但当分其轻清重浊,性力微甚,用得其宜则善矣。夫轻清者,宜以清上,如黄芩、石斛、连翘、天花之属是也。重浊者,宜于清下,如栀子、黄柏、龙胆、滑石之属也。性力之厚者,能清大热,如石膏、黄连、芦荟、苦参、山豆根之属也。性力之缓者,能清微热,如地骨皮、玄参、贝母、石斛、童便之属也。以攻而用者,去实郁之热,如大黄、芒硝之属也。以利而用者,去癃闭之热,如木通、茵陈、猪苓、泽泻之属也。以补而用者,去阴虚枯燥之热,如生地、二冬、芍药、梨浆、细甘草之属也。方书之分经用药者,意正在此,但不能明言其意耳。然火之甚者,在上亦宜重浊;火之微者,在下亦可轻清。夫宜凉之热,皆实热也。实热在下,自宜清利;实热在上,不可升提。盖火本属阳,宜从阴治,从阴者宜降,升则反从其阳矣。《经》曰高者抑之,义可知也。外如东垣有升阳散火之法,此以表邪生热者设,不得与伏火内炎者并论。

《景岳全书·新方八略引》

93. 热 略

热方之制,为除寒也。夫寒之为病,有寒邪犯于肌表者,有生冷伤于脾胃者,有阴寒中于脏腑者,此皆外来之寒,去所从来,则其治也,是皆人所易知者。至于本来之寒,生于无形无响之间,初无所感,莫测其因,人之病此者最多,人之知此者最少,果何谓哉?观丹溪曰:气有余便是火。余续之曰:气不足便是寒。夫今人之气有余者,能十中之几?其有或因禀受,或因丧败,以致阳气不足者,多见寒从中生,而阳衰之病,无所不至。第其由来者渐,形见者微,当其未觉也,孰为之意?及其既甚也,始知治难。矧庸医多有不识,每以假热为真火,因复毙于无形无响者,又不知其几许也。故惟高明见道之士,常以阳衰根本为忧,此热方之不可不预也。凡用热之法,如干姜能温中，亦能散表，呕恶无汗者宜之。肉桂能行血，善达四肢，血滞多痛者宜之。吴茱萸善暖下焦，腹痛泄泻者极妙。肉豆蔻可温脾肾，飧泄滑利者最奇。胡椒温胃和中，其类近于荜拨。丁香止呕行气，其暖过于豆仁。补骨脂性降而散闭，故能纳气定喘，止带浊泄泻。制附子性行如酒，故无处不到，能救急回阳。至若半夏、南星、细辛、乌药、良姜、香附、木香、茴香、仙茅、巴戟之属，皆性温之当辨者。然用热之法，尚有其要：以散兼温者，散寒邪也；以行兼温者，行寒滞也；以补兼温者，补虚寒也。第多汗者忌姜，姜能散也。失血者忌桂，桂动血也。气短气怯者忌故纸，故纸降气也。大凡气香者，皆不利于气虚证。味辛者，多不利于见血证，所当慎也。是用热之概也。至于附子之辨，凡今之用者，必待势不可为，不得已然后用之，不知回阳之功，当用于阳气将去之际，便当渐用，以望挽回。若用于既去之后，死灰不可复燃矣，尚何益于事哉！但附子性悍，独任为难，必得大甘之品如人参、熟地、炙甘草之类，皆足以制其刚而济其勇，以补倍之，无往不利矣。此壶天中大将军也，可置之无用之地乎？但知之真而用之善，斯足称将军之手矣。

《景岳全书·新方八略引》

94. 固略

固方之制，固其泄也。如久嗽为喘，而气泄于上者，宜固其肺。久遗成淋，而精脱于下者，宜固其肾。小水不禁者，宜固其膀胱。大便不禁者，宜固其肠脏。汗泄不止者，宜固其皮毛。血泄不止者，宜固其营卫。凡因寒而泄者，当固之以热；因热而泄者，当固之以寒。总之，在上者在表者，皆宜固气，气主在肺也；在下者在里者，皆宜固精，精主在肾也。然虚者可固，实者不可固；久者可固，暴者不可固。当固不固，则沧海亦将竭；不当固而固，则闭门延寇也。二者俱当详酌之。

《景岳全书·新方八略引》

95. 因略

因方之制，因其可因者也。凡病有相同者，皆可按证而用之，是谓因方。如痈毒之起,肿可敷也;蛇虫之患,毒可解也;汤火伤其肌肤,热可散也;跌打伤其筋骨,断可续也,凡此之类,皆因证而可药者也。然因中有不可因者,又在乎证同而因不同耳。盖人之虚实寒热,各有不齐,表里阴阳,治当分类。故有宜于此而不宜于彼者,有同于表而不同于里者。所以病虽相类,而但涉内伤者,便当于血气中酌其可否之因,不可谓因方之类,尽可因之而用也。因之为用,有因标者,有因本者,勿因此因字而误认因方之义。

《景岳全书·新方八略引》

六、论　　治

1. 万事万变既皆本于阴阳

万事万变既皆本于阴阳,而病机、药性、脉息、论治则最切于此,故凡治病者在必求于本,或本于阴,或本于阳,求得其本,然后可以施治。

《类经·论治类》

2. 世未有无源之流

世未有无源之流,无根之木,澄其源而流自清,灌其根而枝乃茂,无非求本之道。

《类经·论治类》

3. 邪以正为本

邪以正为本,欲攻其邪,必顾其正。阴以阳为本,阳存则生,阳尽则死。静以动为本,有动则活,无动则止。血以气为本,气来则行,气去则凝。证以脉为本,脉吉则吉,脉凶则凶。

《类经·论治类》

4. 医家之本在学力,病家之本在知医

至若医家之本在学力,学力不到,安能格物致知,而尤忌者,不畏难而自足。病家之本在知医,遇士无礼,不可以得贤,而尤忌者,好杂

用而自专。

《类经·论治类》

5. 顺之为用,最是医家肯綮

顺之为用,最是医家肯綮,言不顺则道不行,志不顺则功不成,其有必不可顺者,亦未有不因顺以相成也。

《类经·论治类》

6. 治有逆从者,以病有微甚

治有逆从者,以病有微甚;病有微甚者,以证有真假也。

《类经·论治类》

7. 阳不足则阴有余而为寒

阳不足则阴有余而为寒,故当取之于阳,谓不宜攻寒也。但补水中之火,则阳气复而寒自消也。

《类经·论治类》

8. 邪愈深则治愈难

邪愈深则治愈难,邪及五脏而后治之,必难为力,故曰上工救其萌芽,下工救其已成。

《类经·论治类》

9. 故形不足者,阳之衰也

故形不足者,阳之衰也,非气不足以达表而温之。精不足者,阴之衰也,非味不足以实中而补之。

《类经·论治类》

10. 药不及病,无济于事

盖以治病之法,药不及病,则无济于事;药过于病,则反伤其正而生他患矣。

《类经·论治类》

11. 毒药虽有约制,饮食亦贵得宜

然毒药虽有约制,而饮食亦贵得宜,皆不可使之太过,过则反伤其正也。

《类经·论治类》

12. 邪气实者复助之

邪气实者复助之,盛其盛矣;正气夺者复攻之,虚其虚矣。不知虚实,妄施攻补,以致盛者愈盛,虚者愈虚,真气日消,则病气日甚,遗人夭殃,医之咎也。

《类经·论治类》

13. 养者,养以气味

养者,养以气味。和者,和以性情。

《类经·论治类》

14. 病必得医而后愈

病必得医而后愈,故病为本,工为标,然必病与医相得,则情能相洽,才能胜任,庶乎得济而病无不愈。惟是用者未必良,良者未必用,是为标本不相得,不相得则邪气不能平服,而病之不愈者以此也。又如《五脏别论》曰:

拘于鬼神者,不可与言至德。恶于针石者,不可与言至巧。病不许治者,病不必治,治之无功矣。又如《脉色类》《不失人情》详按,皆标本不得之谓。

《类经·论治类》

15. 病原为本,病变为标

病原为本,病变为标,得其标本,邪无不服。

《类经·论治类》

16. 色脉之与疾病,犹形之与影

色脉之与疾病,犹形之与影,声之与应也。故察病之要道,在深明色脉之精微而不至惑乱,即明如日月之大法也。

《类经·论治类》

17. 气有外气,天地之六气也

气有外气,天地之六气也;有内气,人身之元气也。气失其和则为邪气,气得其和则为正气,亦曰真气。但真气所在,其义有三,曰上、中、下也。上者所受于天,以通呼吸者也;中者生于水谷,以养荣卫者也;下者气化于精,藏于命门,以为三焦之根本者也。故上有气海,曰膻中也,其治在肺;中有水谷气血之海,曰中气也,其治在脾胃;下有气海,曰丹田也,其治在肾。

《类经·论治类》

18. 察邪气之有无

无虚者急在邪气,去之不速,留则生变也;多虚者急在正气,培之不早,临期无济也。微虚微实者,亦治其实,可一扫而除也;甚虚甚实者,所畏在虚,但固守根本,以先为己之不可胜,则邪无不退也。二虚一实者兼其实,开其一面也;二实一虚者兼其虚,防生不测也。总之实而误补,固必增邪,犹可解救,其祸小;虚而误攻,真气忽去,莫可挽回,其祸大。

《类经·疾病类》

19. 所谓有无者,察邪气之有无也

所谓有无者,察邪气之有无也。凡风、寒、暑、湿、火、燥皆能为邪,邪之在表在里、在腑在脏,必有所居,求得其本则直取之。此所谓有,有则邪之实也。若无六气之邪而病出三阴,则惟情欲以伤内,劳倦以伤外,非邪似邪,非实似实,此所谓无,无则病在元气也。

《类经·疾病类》

20. 夫精为阴,人之水也

夫精为阴,人之水也;气为阳,人之火也。水火得其正,则为精为气;水火失其和,则为热为寒。此因偏损,所以致有偏胜。故水中不可无火,无火则阴胜而寒病生;火中不可无水,无水则阳胜而热病起。

《类经·疾病类》

21. 是以气虚者宜补其上

是以气虚者宜补其上,精虚者宜补其下,阳虚者宜补而兼暖,阴虚者宜补而兼清,此固阴阳之治辨也。

《类经·疾病类》

22. 故善补阳者,必于阴中求阳

故善补阳者,必于阴中求阳,则阳得阴助而生化无穷;善补阴者,必于阳中求阴,则阴得阳升而泉源不竭。故以精气分阴阳,则阴阳不可离;以寒热分阴阳,则阴阳不可混。

《类经·疾病类》

23. 药以治病,因毒为能

药以治病,因毒为能,所谓毒者,以气味之有偏也。盖气味之正者,谷食之属是也,所以养人之正气。气味之偏者,药饵之属是也,所以去人之邪气。

《类经·疾病类》

24. 故凡治类风者

故凡治类风者,专宜培补真阴,以救根本,使阴气复则风燥自除矣。

《类经·疾病类》

25. 治虚者当察其在阴在阳而直补之

治虚者,当察其在阴在阳而直补之;治实者,但察其因痰因气而暂开之。此于内伤外感及虚实攻补之间,最当察其有无微甚,而酌其治也。

《类经·疾病类》

26. 夫中风者,病多经络之受伤

夫中风者,病多经络之受伤;厥逆者,直因精气之内夺。

《类经·疾病类》

27. 用补之法

惟是用补之法,则脏有阴阳,药有宜否,宜阳者必先于气,宜阴者必先乎精。阳以人参为主,而芪、术、升、柴之类可佐之;阴以熟地为主,而茱萸、山药、归杞之类可佐之。然阴中非无阳气,佐以桂、附,则真阳复于命门;佐以姜、草,则元气达于脾胃。

《类经·疾病类》

28. 阳证阴脉，逆候也

或曰：古人之治伤寒，皆重在汗、吐、下三法而后于补；今子所言，则似谆谆在补而后于攻者何也？曰：三法已悉，无待再言，独于用补，殊未尽善，故不得不详明其义，以补古人之未备。愚谓阳证阳脉、阴证阳脉者，本为顺证，可以无虑；惟阳证阴脉，则逆候也，为伤寒之最难，故古人直谓之死，则其无及于此也可知矣。余所谓切于补者，正在此也。今以余所经验，凡正气虚而感邪者多见阴脉。盖证之阳者，假实也；脉之阴者，真虚也。阳证阴脉，即阴证也。

《类经·疾病类》

29. 夫伤寒之千态万状，只虚实二字足以尽之

夫伤寒之千态万状，只虚实二字足以尽之。一实一虚，则邪正相为胜负，正胜则愈，邪胜则死，死生之要，在虚实间耳。若正气实者，即感大邪，其病亦轻；正气虚者，即感微邪，其病亦甚。凡气实而病者，但去其邪则愈矣，放胆攻之，何难之有？

《类经·疾病类》

30. 故治疟者，但当察其邪之浅深

故治疟者，但当察其邪之浅深，证之阴阳，必令其自脏而腑，自里而表，引而散之，升而举之，使邪气得出，自然和矣。

《类经·疾病类》

31. 夫气即火也

夫气即火也，精即水也，气之与水，本为同类，但在于化与不化耳。故阳旺则化，而精能为气；阳衰则不化，而水即为邪。凡火盛水亏则病燥，水盛火亏则病湿。故火不能化，则阴不从阳，而精气皆化为水，所以水肿之证

多属阳虚,故曰寒胀多,热胀少也。

《类经·疾病类》

32. 夫消者消耗之谓

夫消者,消耗之谓,阳胜固能消阴,阴胜独不能消阳乎? 故凡于精神血气、肌肉筋骨之消,无非消也。

《类经·疾病类》

33. 凡治表虚而痛者,阳不足也

故凡治表虚而痛者,阳不足也,非温经不可;虚而痛者,阴不足也,非养营不可。上虚而痛者,心脾受伤也,非补中不可;下虚而痛者,脱泄亡阴也,非速救脾肾,温补命门不可。

《类经·疾病类》

34. 凡阳邪盛则阴虚者病

凡阳邪盛则阴虚者病,非纯美甘凉之剂,不足以养脏气。阴邪胜则阳虚者病,非辛甘温厚之剂,不足以回元阳。

《类经·疾病类》

35. 心帅乎神而梦者,因情有所着,心之障也

第心帅乎神而梦者,因情有所着,心之障也。神帅乎心而梦者,能先兆于无形,神之灵也。

《类经·疾病类》

36. 邪在人身则为病

邪在天下则为乱,邪在人身则为病,及其已成,则虽圣人不能使之化,

是以邪不可留也。譬之用兵者，必有凤教，必有定谋，而后可保其无危。人之治身，可素无调养之道？故惟圣人乃能自治于未形，愚者每遭其患矣。

《类经·疾病类》

37. 救其萌芽，治之早也

救其萌芽，治之早也；救其已成，治之迟也。早者易，功收万全；迟者难，反因病以败其形，在知与不知之间耳，所以有上工、下工之异。

《类经·针刺类》

38. 邪之新客于人者，其浅在络

邪之新客于人者，其浅在络，未有定处，故椎之则可前，引之则可止，言取之甚易也。

《类经·针刺类》

39. 病在骨之属者

病在骨之属者，当治骨空以益其髓。髓者骨之充也，故益髓即所以治骨。

《类经·针刺类》

40. 自虚而实者

自虚而实者，先顾其虚，无实则已；自实而虚者，先去其实，无虚则已。

《类经·针刺类》

41. 发者，逐之于外也

发者，逐之于外也；攻者，遂之于内也。寒邪在表，非温热之气不能散，故发表者不远热;热郁在内,非沉寒之物不能除,故攻里者不远寒,此必然之理也。

《类经·运气类》

42. 所谓发者,开其外之固也

所谓发者,开其外之固也;攻者,伐其内之实也。

《类经·运气类》

43. 论痰之本

凡非风之多痰者,悉由中虚而然。夫痰即水也,其本在肾,其标在脾。在肾者,以水不归源,水泛为痰也;在脾者,以食饮不化,土不制水也。不观之强壮之人,任其多饮多食,则随食随化,未见其为痰也。惟是不能食者,反能生痰,此以脾虚不能化食,而食即为痰也。故凡病虚劳者,其痰必多,而病至垂危,其痰益甚,正以脾气愈虚,则全不能化,而水液尽为痰也。然则,痰之与病,病由痰乎? 痰由病乎? 岂非痰必由于虚乎? 可见天下之实痰无几,而痰之宜伐者亦无几。故治痰者,必当温脾强肾以治痰之本,使根本渐充,则痰将不治而自去矣。

《景岳全书·杂证谟》

44. 屈而不伸者,筋之拘挛也

屈而不伸者,筋之拘挛也,故治当守筋,不可误求于骨;伸而不屈者,骨之废弛也,故治当守骨,不可误求于筋也。

《类经·针刺类》

45. 论经络痰邪

余尝闻之俗传云:痰在周身,为病莫测。凡瘫痪瘈疭,半身不遂等证,皆伏痰留滞而然。若此痰饮，岂非邪类？不去痰邪，病何由愈？余曰：汝知痰之所自乎？凡经络之痰，盖即津血之所化也。使果营卫和调，则津自津，血自血，何痰之有？惟是元阳亏损，神机耗败，则水中无气，而津凝血败，皆化为痰耳。此果痰也，果精血也？岂以精血之外，而别有所谓痰者耶？若谓痰在经络，非攻不去，则必并精血而尽去之，庶乎可也。否则，安有独攻其痰，而津血自可无动乎？津血复伤，元气愈竭，随去随化，痰必愈甚。此所以治痰者不能尽，而所尽者惟元气也。矧复有本无痰气，而妄指为痰以误攻之者，又何其昧之甚也。故凡用治痰之药，如滚痰丸、清气化痰丸、搜风顺气丸之类，必其元气无伤，偶有壅滞，而或见微痰之不清者，乃可暂用分消，岂云无效？若病及元气，而但知治标，则未有不日用而日败者矣。

《景岳全书·杂证谟》

46. 论诈病

夫病非人之所好，而何以有诈病？盖或以争讼，或以斗殴，或以妻外家相妒，或以名利相关，则人情诈伪出乎其间，使不有以烛之，则未有不为其欺者。其治之之法，亦惟借其欺而反欺之，则真情自露而假病自瘳矣。此亦医家所必不可少者。仲景曰：病者向壁卧，闻师到不惊起而视，若三言三止，脉之咽唾者，此诈病也。设见脉自和处，或师持其脉病患欠者，皆无病也。但言此病大重，当须服吐下药，针灸数十百处乃愈。

《景岳全书·杂证谟》

【按语】诈病，古亦有之，非今人之所专。治之之法，惟借其欺而反欺之，则真情自露而假病自瘳。

47. 论肝无补法

足厥阴肝为风木之脏，喜条达而恶抑郁，故《经》云木郁则达之是也。然肝藏血，人夜卧则血归于肝，是肝之所赖以养者，血也。肝血虚，则肝火旺；肝火旺者，肝气逆也。肝气逆，则气实，为有余。有余则泻，举世尽曰伐肝，故谓肝无补法。不知肝气有余不可补，补则气滞而不舒，非云血之不可补也。肝血不足,则为筋挛,为角弓,为抽搐,为爪枯,为目眩,为头痛,为胁肋痛,为少腹痛,为疝痛诸症。凡此皆肝血不荣也,而可以不补乎?然补肝血,又莫如滋肾水。水者,木之母也,母旺则子强,是以当滋化源。若谓肝无补法,见肝之病者,尽伐肝为事,愈疏而愈虚,病有不可胜言矣。故谓肝无补法者,以肝气之不可补,而非谓肝血之不可补也。

《质疑录·论肝无补法》

48. 论见血无寒

世人患吐衄者多,而洁古则曰:见血无寒。东垣亦云:诸见血皆责之于热。丹溪亦曰:血无火不升。三家之论出,而世之治吐衄者,皆以滋阴降火为法矣。岂知《内经》论血溢、血泄,六淫皆有,故《纲目》序失血症,独裁运气六淫之邪。王海藏云:六气能使人失血,不独一火。此语大发千古聋聩。夫六气使人失血,此为外感之邪言也。然外邪之来,未有不由于内伤者。如忧愁思虑则伤心,饮食劳倦则伤脾,持重远行则伤肝,形寒冷饮则伤肺,入房过度则伤肾。五脏有伤,而后外邪乘虚袭入。故凡治失血,必先审其为风、为寒、为暑、为湿、为燥、为火,先清外感,次理内伤,则邪易伏而易疗。若不先治标,而即救本,凡一切失血专主一火,日事芩、连、知、柏、山栀、生地、丹皮为治,未见其能愈人也。血得热则行,得寒则凝。寒冷之剂日进,而血之屡止屡发者,往往而剧。此吐血之病之死,不死于病而死于医也,悲哉!

《质疑录·论见血无寒》

49. 论无痰不作眩

眩者,头晕也,眼有黑花,如立舟车之上,而旋转者是也。刘河间专主于火,谓木自病。《经》云:诸风掉眩,皆属于肝。肝风动而火上炎也。故丹溪尝言无火不生痰,痰随火上,故曰无痰不作眩。夫眩,病也。痰,非病也。痰非人身素有之物。痰者,身之津液也。气滞、血凝,则津液化而为痰,是痰因病而生者也。若云无痰不作眩,似以痰为眩病之本矣。岂知眩晕之来也，有气虚而眩，有血虚而眩，有肾虚而眩。气虚者，阳气衰乏，则清阳不上升。《经》云：上气不足，头为之苦倾是也。血虚者，吐衄、崩漏、产后血脱，则虚火上炎，眼生黑花。《经》云：肝血虚则目茫茫无所见是也。肾虚者，房欲过度，则肾气不归元而逆奔于上。《经》云：徇蒙招尤①，目瞑，上实下虚，过在足少阴、巨阳。又云：髓海不足，目为之眩是也。风火之眩晕属外感，三虚之眩晕本内伤，非云痰而作眩为眩也。若一纯攻痰，而不大补气血、壮水滋阴，以救其本，病未有不毙者也。

《质疑录·论无痰不作眩》

50. 论诸痛不宜补气

《灵枢》云：病痛者，阴也。又云：无形而痛者，阴之类也。其阳完而阴伤之也，急治其阳，无攻其阴。夫阳者，气也，是痛病当先治气。顾气有虚有实。实者，邪气实；虚者，正气虚。邪实者，以手按之而痛，痛则宜通。正虚者，以手按之则止，止则宜补，岂有虚者而不宜补乎？故凡痛而胀闭者多实，不胀不闭者多虚；痛而喜寒者多实热，喜热者多虚寒；饱而甚者多实，饥则甚者多虚；脉实气粗多实，脉虚气少者多虚；新病壮年者多实，愈攻愈剧者多虚。痛在经者脉弦大，痛在脏者脉沉微，兼脉症以参之，而虚实自辨。是以治表虚痛者，阳不足也，非温经不可；里虚痛者，阴不足也，非养荣不可；上虚而痛者，心脾受伤也，非补中不可；下虚而痛者，脱泻亡阴也，非速救脾肾温补命门不可。凡属诸痛之虚者，不可以不补也。有曰"通则不痛"，又曰"痛随利减"。人皆以为不易之法，不知此为治实痛者言也。故王海藏解"痛利"二字，不可以"利"为"下"，宜作"通"字训。此说甚善。明哲如丹溪，徒曰"诸痛不可补气"，则失矣。

《质疑录·论诸痛不宜补气》

51. 论《原病式》病机十九条

《内经》一十九条，实察病机之要旨，末言"有者求之，无者求之，盛者责

---

① 徇蒙招尤：眩晕病证。徇蒙：突然目眩而视物不清；招尤：头部掉摇不定。

之,虚者则之",以答篇首"盛者泻之,虚者补之"之旨,总结一篇十九条之要法,此正先圣心传妙旨。刘河间略其颠末,遗此一十六字,独取其中十九条病机,著为《原病式》,偏言盛气实邪,俱归重于火者十之七八,至于不及虚邪,全不相顾。又云:其为治,但当泻其过甚之气,不可反误其兼化。立言若此,虚者何堪?如病机大要,各司其属。其在太过所化之病为盛。盛者,真气也。其在受邪所化之病为虚。虚者,假气也。故有其病化者,恐其气之假,故有者亦必求之。无其病化者,恐其邪隐于中,凡寒胜化火,燥胜化风,及寒伏反燥,热伏反厥之类,故无者亦必责之。此一十六字,为病机之要,今全去之,犹有舟无操之工,有兵无将兵之帅矣。实智士之一失也!

《质疑录·论〈原病式〉病机十九条》

52. 论怪病多属痰

孙真人言人身之病,四百有四。其载之《素问》《灵枢》者,病能已详八九。而病邪之来,外不过风、寒、暑、湿、火、燥六淫之气,内不过喜、怒、忧、思、惊、恐、悲七情之伤,变现于十二脏腑、经络、皮毛之间而为病。病亦安有所谓怪哉?即有云怪病者,如人入庙登冢,飞尸、鬼击、客忤,亦由本人气血虚弱,邪乘虚入,见为谵妄邪祟,若有神灵所凭,而为怪耳!故《灵枢》亦有黄尸鬼、青尸鬼、白尸鬼、赤尸鬼、黑尸鬼之症,何一非五脏素虚,而为之见形也?庸工不晓病机,一遇不识之症,辄谓怪病,即以痰为推测,而曰"怪病多属痰"。夫痰,非病也。人身无痰,痰本身之津液,岂得指痰为怪以藉口?虽王隐君著痰病见症种种,亦不过推原痰之变化不测,而未尝以为怪也。其以怪病而多属之痰者,实庸工不识病能,以藏拙也。悲夫!

《质疑录·论怪病多属痰》

53. 论相火为元气之贼

东垣一部《脾胃论》,俱以补中益气汤为主,无非培人后天元气之本。顾元气为生身之精气,而实祖于胃。故胃气有谷气、荣气、卫气、宗气、阳气之别名,要皆此元气之异称,而此气即《内经》所谓"少火生气"之气也。"少火生气"，即为真阳之气，乃生人立命之根。此火寄于肾、肝，名为相火。相火者，因君火不主令，而代君以行，故曰"相火以位"。则此火本非邪火，而何得云元气之贼？元气在两肾命门之中，随三焦相火以温分肉而充皮肤，蒸糟粕而化精微。是元气即相火之所化，而非贼元气之物。其元气者，乃壮火而非相火也。若谓相火为下焦包络之火，即指为元气之贼，而曰火与元气不两立，一胜则一负，则生元气者，更有何火耶？

《质疑录·论相火为元气之贼》

54. 论苦寒补阴之误

凡物之死生，本由乎阳气。顾今人病阴虚者，十尝八九，不知此"阴"字，正阳气之根也。阴不可无阳，阳不可无阴。故物之生也，生于阳，而物之成也，成于阴，则补阴者，当先补阳。自河间主火之说行，而丹溪以苦寒为补阴之神丹，举世宗之，尽以热证明显，人多易见；寒证隐微，人或不知；且虚火、实火之间，尤为难辨。孰知实热为病者，十不过三四，而虚火为患者，十尝有六也。实热者，邪火也。邪火之盛，元气本无所伤，故可以苦寒折之，亦不可过剂，过则必伤元气。虚火者，真阴之亏也。真阴不足，岂苦寒可以填补？人徒知滋阴之可以降火，而不知补阳之可以生水。吾故曰使刘、朱之言不息，则轩岐之道不著。

《质疑录·论苦寒补阴之误》

55. 里证治法

七情内伤，过于喜者，伤心而气散。心气散者，收之养之。过于怒者，伤肝而气逆，肝气逆者，平之抑之。过于思者，伤脾而气结，脾气结者，温之豁之。过于忧者，伤肺而气沉，肺气沉者，舒之举之。过于恐者，伤肾而气怯，肾气怯者，安之壮之。

饮食内伤，气滞而积者，脾之实也，宜消之逐之；不能运化者，脾之虚也，宜暖之助之。

酒湿伤阴，热而烦满者，湿热为病也，清之泄之；酒湿伤阳，腹痛泻利呕恶者,寒湿之病也,温之补之。

劳倦伤脾者,脾主四肢也,须补其中气。

色欲伤肾而阳虚无火者,兼培其气血;阴虚有火者,纯补其真阴。

痰饮为患者,必有所本,求所从来,方为至治。若但治标,非良法也。

《景岳全书·传忠录》

56. 真假寒热之治

凡见此内馈内困等证,而但知攻邪,则无有不死。急当以四逆、八味、理阴煎、回阳饮之类,倍加附子填补真阳,以引火归源,但使元气渐复,则热必退藏,而病自愈。所谓火就燥者,即此义也。

故凡见身热脉数,按之不鼓击者,此皆阴盛格阳,即非热也。仲景治少阴证面赤者,以四逆汤加葱白主之。

凡内实者,宜三承气汤择而用之。潮热者,以大柴胡汤解而下之。内不实者,以白虎汤之类清之。

若杂证之假寒者,亦或为畏寒,或为战栗,此以热极于内而寒侵于外,则寒热之气两不相投,因而寒慄,此皆寒在皮肤,热在骨髓,所谓恶寒非寒,明是热证。但察其内证,则或为喜冷,或为便结,或小水之热涩,或口臭而躁烦,察其脉必滑实有力。凡见此证,即当以凉膈、芩连之属,助其阴而清其火,使内热既除,则外寒自伏。所谓水流湿者,亦此义也。

假寒误服热药,假热误服寒药等证,但以冷水少试之。假热者,必不喜水,即有喜者,或服后见呕,便当以温热药解之。假寒者,必多喜水,或服后反快而无所逆者,便当以寒凉药解之。

《景岳全书·传忠录》

57. 治病必求其本

凡看病施治,贵乎精一。盖天下之病,变态虽多,其本则一。天下之方,活法虽多,对证则一。故凡治病之道,必确知为寒,则竟散其寒,确知为热,则竟清其热,一拔其本,诸证尽除矣。

是以凡诊病者,必须先探病本,然后用药。若见有未的,宁为少待,再加详察,既得其要,但用一味二味便可拔之,即或深固,则五六味、七八味亦已多矣。然虽用至七八味,亦不过帮助之,导引之,而其意则一也,方为高手。

《景岳全书·传忠录》

58. 峻补之剂浸冷而服

余尝治垂危最重伤寒有如此者,每以峻补之剂浸冷而服,或以冰水、参、熟等剂相间迭进,活人多矣。常人见之,咸以为奇,不知理当如是,何奇之有?然必其干渴燥结之甚者,乃可以参、附、凉水并进。若无实结,不可与水。

《景岳全书·传忠录》

59. 补法宜先轻后重,攻法须先缓后峻

故用补之法,贵乎先轻后重,务在成功;用攻之法,必须先缓后峻,及病则已。若用制不精,则补不可以治虚,攻不可以去实,鲜有不误人者矣。

《景岳全书·传忠录》

60. 治病用药,本贵精专,尤宜勇敢

治病用药,本贵精专,尤宜勇敢。凡久远之病,则当要其终始,治从乎缓,此宜然也。若新暴之病,虚实既得其真,即当以峻剂直攻其本,拔之甚易。若逗留畏缩,养成深固之势,则死生系之,谁其罪也!

《景岳全书·传忠录》

61. 真见之证,放胆用药

故凡真见里实,则以凉膈、承气;真见里虚,则以理中、十全。表虚则芪、术、建中,表实则麻黄、柴、桂之类。但用一味为君,二三味为佐使,大剂进之,多多益善。夫用多之道何在?在乎必赖其力而料无害者,即放胆用

之。性缓者可用数两,性急者亦可数钱。若三五七分之说,亦不过点名具数,儿戏而已,解纷治剧之才,举动固如是乎?

《景岳全书·传忠录》

62. 治病之则,当知邪正,当权重轻

治病之则,当知邪正,当权重轻。凡治实者,譬如耘禾,禾中生稗,禾之贼也。有一去一,有二去二,耘之善者也。若有一去二,伤一禾矣,有二去四,伤二禾矣。若识禾不的,俱认为稗,而计图尽之,则无禾矣。此用攻之法,贵乎察得其真,不可过也。凡治虚者,譬之给饷,一人一升,十人一斗,日饷足矣。若百人一斗,千人一斛,而三军之众,又岂担石之粮所能活哉?一饷不继,将并前饷而弃之。而况于从中克减乎?此用补之法,贵乎轻重有度,难从简也。

《景岳全书·传忠录》

63. 补必兼温,泻必兼凉

虚实之治,大抵实能受寒,虚能受热,所以补必兼温。泻必兼凉者,盖凉为秋气,阴主杀也。万物逢之,便无生长,欲补元气,故非所宜。凉且不利于补,寒者益可知矣。即有火盛气虚,宜补以凉者,亦不过因火暂用,火去即止,终非治虚之法也。

《景岳全书·传忠录》

64. 攻不可以收缓功,补不可以求速效

补泻之法,补亦治病,泻亦治病,但当知其要也。如以新暴之病而少壮者,乃可攻之泻之。攻但可用于暂,未有衰久之病,而屡攻可以无害者,故攻不可以收缓功。延久之病而虚弱者,理宜温之补之。补乃可用于常,未有根本既伤,而舍补可以复元者,故补不可以求速效。

《景岳全书·传忠录》

65. 逆者正治，从者反治

治法有逆从，以寒热有假真也，此《内经》之旨也。《经》曰：逆者正治，从者反治。夫以寒治热，以热治寒，此正治也，正即逆也。以热治热，以寒治寒，此反治也，反即从也。

《景岳全书·传忠录》

66. 探病之法，不可不知

探病之法，不可不知。如当局临证，或虚实有难明，寒热有难辨，病在疑似之间，补泻之意未定者，即当先用此法。若疑其为虚，意欲用补而未决，则以轻浅消导之剂，纯用数味，先以探之，消而不投，即知为真虚矣。疑其为实，意欲用攻而未决，则以甘温纯补之剂，轻用数味，先以探之，补而觉滞，即知有实邪也。假寒者，略温之必见躁烦；假热者，略寒之必加呕恶，探得其情，意自定矣。

《景岳全书·传忠录》

【按语】医者临证，贵在识病。探病法实则相当于一个调节反馈机制，探病所用之法即是给予的一个刺激，医者根据患者对刺激做出的反应施以针药等治疗作为反馈调节，使人体达到"阴平阳秘"的状态。探病法是无症可辨或症不足信这两种临床疑症诊断的有效方法，其当成为弥补四诊不足的一个不可或缺的特殊诊断方法。

67. 有余之病，由气之实，不足之病，因气之虚

故凡上下之升降，寒热之往来，晦明之变易，风水之留行，无不因气以为动静，而人之于气，亦由是也。凡有余之病，由气之实；不足之病，因气之虚。如风寒积滞，痰饮瘀血之属，气不行则邪不除，此气之实也。虚劳遗漏，亡阳失血之属，气不固则元不复，此气之虚也。虽曰泻火，实所以降气也。虽曰补阴，实所以生气也。气聚则生，气散则死，此之谓也。所以病之生也，不离乎气，而医之治病也，亦不离乎气，但所贵者，在知气之虚实，及

气所从生耳。

《景岳全书·传忠录》

68. 大凡治疗,要合其宜

且汤可以涤荡脏腑,开通经络,调品阴阳,祛分邪恶,润泽枯朽,悦养皮肤。养气力,助困竭,莫离于汤也。丸可以逐风冷,破坚癥,消积聚,进饮食,舒营卫,定关窍。从缓以参合,无出于丸也。散者,能驱散风邪暑湿之气。摅阴寒湿浊之毒,发散四肢之壅滞,除剪五脏结伏,开肠和胃,行脉通经,莫过于散也。下则疏豁闭塞,补则益助虚乏,灸则起阴通阳,针则行营引卫,导引可逐客邪于关节,按摩可驱浮淫于肌肉。蒸熨辟冷,暖洗生阳,悦愉爽神,和缓安气。

大凡治疗,要合其宜,脉状病候,少陈于后。凡脉不紧数,则勿发其汗。脉不实数,不可以下。心胸不闭,尺脉微弱,不可以吐。关节不急,营卫不壅,不可以针。阴气不盛,阳气不衰,勿灸。内无客邪,勿导引。外无淫气,勿按摩。皮肤不痹,勿蒸熨。肌肉不寒,勿暖洗。神不凝迷,勿愉悦。气不奔急,勿和缓。顺此者生,逆此者死耳。

《景岳全书·传忠录》

69. 病有标本

病有标本者,本为病之源,标为病之变。病本唯一,隐而难明,病变甚多,显而易见。

且近闻时医有云:急则治其标,缓则治其本。互相传诵,奉为格言,以为得其要矣。予闻此说而详察之,则本属不经而亦有可取。

然亦谓其可取者,则在缓急二字,诚所当辨。然即中满及小大不利二证,亦各有缓急。盖急者不可从缓,缓者不可从急。此中亦自有标本之辨,万不可以误认而一概论也。

今见时情,非但不知标本,而且不知缓急。不知标本,则但见其形,不见其情。不知缓急,则所急在病,而不知所急在命。故每致认标作本,认缓作急,而颠倒错乱,全失四者之大义,重命君子,不可不慎察于此。

《景岳全书·传忠录》

70. 起病之因便是病本

万事皆有本,而所谓本者,唯一而无两也。盖或因外感者,本于表也。或因内伤者,本于里也。或病热者,本于火也。或病冷者,本于寒也。邪有余者,本于实也。正不足者,本于虚也。但察其因何而起,起病之因,便是病本,万病之本,只此表里、寒热、虚实六者而已。

《景岳全书·传忠录》

71. 虚实二字,紧要当辨

然惟于虚实二字总贯乎前之四者,尤为紧要当辨也。盖虚者本乎元气,实者由乎邪气。元气若虚,则虽有邪气不可攻,而邪不能解,则又有不得不攻者,此处最难下手。但当察其能胜攻与不能胜攻,或宜以攻为补,或宜以补为攻,而得其补泻于微甚可否之间,斯尽善矣。

《景岳全书·传忠录》

72. 善养生者先养形,善治病者先治形

然则善养生者,可不先养此形,以为神明之宅;善治病者,可不先治此形,以为兴复之基乎?

《景岳全书·传忠录》

73. 治形之法,实惟精血二字

虽治形之法,非止一端,而形以阴言,实惟精血二字足以尽之。所以欲祛外邪,非从精血不能利而达;欲固中气,非从精血不能蓄而强。

故凡欲治病者,必以形体为主;欲治形者,必以精血为先,此实医家之

上篇　医论

大门路也。

《景岳全书·传忠录》

【按语】陶弘景指出："精竭则身惫，故欲不节则精耗。精耗则气衰，气衰则病至，病至则身危。"可见保精血之重要。

74. 医之病治有常变

人之气质有常变，医之病治有常变，欲知常变，非明四诊之全者不可也。设欲以一隙之偏见，而应无穷之变机，吾知其遗害于人者多矣。

《景岳全书·传忠录》

75. 反佐之法，病治之权

观《内经》之论治曰：奇之不去则偶之，偶之不去则反佐以取之，所谓寒热温凉，反从其病也。此其义，盖言病有微甚，亦有真假，先从奇偶以正治，正治不愈，然后用反佐以取之，此不得不然而然也。

夫反佐之法，即病治之权也。儒者有经权，医者亦有经权。经者，日用之常经，用经者，理之正也；权者，制宜之权变，用权者，事之暂也。

药中反佐之法，其亦用权之道，必于正经之外，方有权宜，亦因不得不然，而但宜于暂耳，岂果随病处方，即宜用乎？然则何者宜反？何者不宜反？盖正治不效者，宜反也。病能格药者，宜反也。火极似水者，宜反也。寒极反热者，宜反也。

《景岳全书·传忠录》

【按语】中医学在研究生理、病理以及对疾病的诊断治疗过程中，始终体现着阴阳平衡的理论。反佐法以阴阳平衡为立法依据，亦是应用阴阳平衡法的典范。

76. 治火之法

凡治火之法，有曰升阳散火者，有曰滋阴降火者。夫火一也，而曰升曰降,皆堪治火。然升则从阳,降则从阴,而升降混用,能无悖乎?抑何者宜升,何者宜降,而用有辨乎?此千古之疑窦,亦千古之两端,而未闻有达之者。

夫火之为病,有发于阴者,有发于阳者。发于阴者,火自内生者也;发于阳者,火自外致者也。自内生者,为五内之火,宜清宜降者也;自外致者,为风热之火,宜散宜升者也。

夫风热之义,其说有二:有因风而生热者,有因热而生风者。因风生热者,以风寒外闭而火郁于中,此外感阳分之火,风为本而火为标也。因热生风者,以热极伤阴而火达于外,此内伤阴分之火,火为本而风为标也。《经》曰:治病必求其本。可见外感之火,当先治风,风散而火自息,宜升散不宜清降。内生之火,当先治火,火灭而风自清,宜清降不宜升散。若反而为之,则外感之邪得清降而闭固愈甚,内生之火得升散而燔燎何当。

故余之立方处治,宜抑者则直从乎降,宜举者则直从乎升。所以见效速而绝无耽延之患,亦不过见之真而取之捷耳。

《景岳全书·传忠录》

77. 治精即治形,治形即治精

夫二五之精,妙合而凝,精合而形始成,此形即精也,精即形也,治精即所以治形,治形即所以治精也。

《景岳全书·传忠录》

78. 理无二致,万变归一

是岂知道本一源,理无二致。自一源而万变,则万变仍归于一,自二致而错乱,则错乱遂其为两。故言外有理,理外亦有言。如理有在而言不能达者,此言外之理也;有可以言而不可以行者,此理外之言也。

《景岳全书·传忠录》

79. 虚火之病犹为可畏

夫实火为病故为可畏,而虚火之病犹为可畏。实火固宜寒凉,去之本不难也;虚火最忌寒凉,若妄用之,无不致死。矧今人之虚火者多,实火者少,岂皆属有余之病,顾可概言为火乎?

《景岳全书·传忠录》

80. 闻气尝味,可觉宜否之优劣

病患善服药者,闻其气,尝其味,便可觉宜否之优劣,固无待入腹而始知也。独悯乎无识无知者,但知见药服药,而不知药之为药;但知见医求医,而不知医之为医,亦可悲矣。

《景岳全书·传忠录》

81. 医道大矣

医道难矣!医道大矣!是诚神圣之首传,民命之先务矣。吾子其毋以草木相渺,必期进于精神相贯之区,玄冥相通之际,照终始之后先,会结果之根蒂,斯于斯道也。其庶乎为有得矣。子其勉之!

《景岳全书·传忠录》

82. 外内俱伤,便是两感

门人钱祯曰:两感者,本表里之同病,似若皆以外感为言也,而实有未必尽然者,正以外内俱伤,便是两感。今见有少阴先溃于内,而太阳继之于外者,即纵情肆欲之两感也。太阴受伤于里,而阳明重感于表者,即劳倦竭力,饮食不调之两感也。厥阴气逆于脏,少阳复病于腑者,即七情不慎,疲筋败血之两感也。人知两感为伤寒,而不知伤寒之两感,内外俱困,病斯剧矣。但伤有重轻,医有知不知,则死生系之。或谓两感证之不多见者,盖亦

见之不广，而义有未达耳。其于治法，亦在乎知其由而救其本也。此言最切此病，诚发人之未发，深足指迷，不可不录。

《景岳全书·伤寒典（上）》

83. 阴阳论治

阴阳之治，又当辨其虚实如下：一、治伤寒，凡阳证宜凉宜泻，阴证宜补宜温，此大法也。第以经脏言阴阳，则阴中本有阳证，此传经之热邪也。以脉证言阴阳，则阳中最多阴证，此似阳之虚邪也。惟阴中之阳者易辨，而阳中之阴者为难知耳。如发热狂躁，口渴心烦，喜冷，饮水无度，大便硬，小便赤，喉痛口疮，声粗气急，脉来滑实有力者，此真阳证也。其有身虽热，而脉来微弱无力者，此虽外证似阳，实非阳证。观陶节庵曰：凡发热面赤烦躁，揭去衣被，唇口赤裂，言语善恶不避亲疏，虚狂假斑，脉大者，人皆不识，认作阳证。殊不知阴证不分热与不热，须凭脉下药，至为切当。不问脉之浮沉、大小，但指下无力，重按全无，便是阴脉，不可与凉药，服之必死。急与五积散，通解表里之寒，甚者必须加姜附以温之。又曰：病自阳分传入三阴者，俱是脉沉，妙在指下有力无力中分，有力者为阳，为实为热，无力者为阴，为虚为寒，此节庵出人之见也。然以余观之，大都似阳非阳之证，不必谓其外热、烦躁、微渴、戴阳之类，即皆为阴证也，但见其元阳不足，而气虚于中，虽有外热，即假热耳。设用清凉消耗，则中气愈败，中气既败，则邪气愈强，其能生乎？故凡遇此等证候，必当先其所急。人知所急在病，而不知所急在命，元气忽去，疾如绝弦，呼吸变生，挽无及矣。

《景岳全书·伤寒典（上）》

《论》曰：夫阳盛阴虚，汗之则死，下之则愈；阳虚阴盛，汗之则愈，下之则死。又曰：桂枝下咽，阳盛则毙，承气入胃，阴盛以亡。按此阴阳二字，乃以寒热为言也。阳盛阴虚，言内热有余，而外寒不甚也。夫邪必入腑，然后作热，热实于内，即阳盛也，故再用温热以汗之，则死矣。阳虚阴盛，言寒邪有余，而蓄热未深也。夫邪中于表，必因风寒，寒束于外，即阴盛也，故妄用沉寒以下之，则死矣。所以阳盛者用桂枝则毙，阴盛者用承气则亡。

《景岳全书·伤寒典（上）》

84. 表里论治

阳邪在表则表热，阴邪在表则表寒。阳邪在里则里热，阴邪在里则里寒。邪在半表半里之间而无定处，则往来寒热。邪在表则心腹不满，邪在里则心腹胀痛。邪在表则呻吟不安，邪在里则躁烦闷乱。邪在表则能食，邪在里则不能食。不欲食者，邪在于表里之间，未至于不能食也。邪在表则不烦不呕，邪在里则烦满而呕。凡初见心烦喜呕，及胸膈渐生痞闷者，邪在表方传里也，不可攻下。凡病本在表，外证悉具，而脉反沉微者，以元阳不足，不能外达也，但当救里，以助阳散寒为上策。前卷《传忠录》中有辨，当互阅之。

《景岳全书·伤寒典（上）》

伤寒者，危病也。治伤寒者，难事也。所以难者，亦惟其理有不明，而不得其要耳。所谓要者，亦惟正气、邪气二者之辨而已，使能知正气之虚实，邪气之浅深，则尽之矣。夫寒邪外感，无非由表而入里，由表而入者，亦必由表而出之，故凡患伤寒者，必须得汗而后解。但正胜邪者，邪入必浅，此元气之强者也。邪胜正者，其入必深，此元气之弱者也。邪有浅深，则表散有异，正有虚实，则攻补有异，此三表之法所不容不道也。何为三表？盖邪浅者，逐之于藩篱，散在皮毛也；渐深者，逐之于户牖，散在筋骨也；深入者，逐之于堂室，散在脏腑也。故浅而实者宜直散，直散者，直逐之无难也。虚而深者宜托散，托散者，但强其主，而邪无不散也，今姑举其略：如麻黄汤、桂枝汤、参苏饮、羌活汤、麻桂饮之类，皆单逐外邪，肌表之散剂也。又如小柴胡汤、补中益气汤、三柴胡饮、四柴胡饮之类，皆兼顾邪正，经络之散剂也。再如理阴煎、大温中饮、六味回阳饮、十全大补汤之类，皆建中逐邪，脏腑之散剂也。呜呼！以散药而散于肌表经络者，谁不知之，惟散于脏腑则知者少矣。以散为散者，谁不知之，惟不散之散，则玄之又玄矣。余因古人之未及，故特吐其散邪之精义有如此。

《景岳全书·伤寒典（上）》

85. 寒 热 论 治

邪气在表发热者,表热里不热也,宜温散之。邪气在里发热者,里热甚而达于外也,宜清之。阳不足,则阴气上入阳中而为恶寒,阴胜则寒也,宜温之。阴不足,则阳气陷入阴中而为发热,阳胜则热也,宜清之。寒热往来者,阴阳相争,阴胜则寒,阳胜则热也。盖热为阳,寒为阴,表为阳,里为阴,邪之客于表者为寒,邪与阳相争则为寒慄;邪之传于里者为热,邪与阴相争则为热燥;其邪在半表半里之间者,外与阳争则为寒,内与阴争则为热,或表或里,或出或入,是以寒热往来,此半表里之证也。故凡寒胜者必多寒,热胜者必多热,但审其寒热之势,则可知邪气之浅深也。《经》曰:阳微则恶寒,阴弱则发热。仲景曰:发热恶寒者,发于阳也。无热恶寒者,发于阴也。

《景岳全书·伤寒典(上)》

86. 论 汗

凡汗之不彻者,其故有三:如邪在经络筋骨,而汗出皮毛者,此邪深汗浅,卫解而营不解,一不彻也;或以十分之邪,而去五分之汗,此邪重汗轻,二不彻也;或寒邪方去,犹未清楚,遽起露风,而因虚复感,此新旧相踵,三不彻也。凡遇此者,当辨其详,而因微甚以再汗之。

《景岳全书·伤寒典(上)》

凡既愈复热者,其故有四:或以邪气方散,胃气未清,因而过食者,是为食复,此其一也;或以表邪方解,原不甚虚,有过慎者,辄加温补,是误补而复,此其二也。若此二者,所谓食入于阴,长气于阳,以致胃气复闭,阳邪复聚而然,表邪既复,仍宜汗也。又或有以新病方瘳,不能调摄,或劳伤脾阴,因而复热者,是名劳复,此其三也;或不慎房室,因而再感者,是名女劳复,此其四也。若此二者,所谓阴虚者阳必凑之而然,此则或从补,或从汗,当因变制宜,权其缓急,而治分虚实也。

《景岳全书·伤寒典(上)》

87. 论发汗

取汗之法,当取于自然,不宜急暴,但服以汤剂,盖令温暖,使得津津微汗,稍令久之,则手足俱周,遍身通达,邪无不散矣。若一时逼之,致使如淋如洗,则急遽间卫气已达,而营气未周,反有不到之处,且恐大伤元气,非善法也。余尝见有子病者,其父母爱惜之甚,欲其速愈,且当温暖之令,覆以重被,犹恐不足,而以身压其上。子因热极呼叫,其父母曰:犹未也,须再出些方好。及许久放起,竟致亡阳而毙之。是但知汗出何妨,而不知汗之杀人,此强发之鉴也。又有邪本不甚,或挟虚、年衰感邪等证,医不能察,但知表证宜解,而发散太过;或误散无效,而屡散不已,因而即被其害者有之;或邪气虽去,遂致胃气大伤,不能饮食,而羸惫不振者有之,此过汗之戒也。凡发汗太过,一时将致亡阳,或身寒而慄,或气脱昏沉等候,速宜煎独参汤一两许饮之。或甚者,以四味回阳饮速为挽回,庶可保全,否则恐致不救。

《景岳全书·伤寒典(上)》

证有忌汗者,如《伤寒论》曰:当汗者,下之为逆;当下者,汗之为逆。下痢清谷,不可攻表,汗出必胀满,以重亡津液故也。汗家不可发汗,阳虚不得重发汗,衄家不可发汗,亡血家不可发汗,淋家不可发汗,发汗必便血。咽喉干燥者,不可发汗。咽中闭塞,不可发汗,发汗则吐血,气欲绝。身重心悸者,不可发汗。疮家虽身疼痛,不可发汗,发汗则痉。咳而小便利,若失小便者,不可发汗,汗出则四肢厥逆冷。诸动气不可发汗。

《景岳全书·伤寒典(上)》

88. 论下

曰:若表已解而内不消,非大满,犹生寒热,则病不除也。按此一条言若非大满,而犹生寒热者,是表病犹不除也,尚不可下。

曰:若表已解而内不消,大满大实坚,有燥屎,自可徐下之,虽四五日不能为祸也。若不宜下而便攻之，内虚热入，协热遂利，烦躁诸变，不可胜数，轻者困笃，重者必死矣。按：此一条言外无表证，内有坚满，然后可下，正以见下不宜轻。轻下者，为祸不小也。

《景岳全书·伤寒典(上)》

89. 论伤寒无补

夫伤寒之邪，本皆自外而入，而病有浅深轻重之不同者，亦总由主气之有强弱耳。故凡主强者，虽感亦轻，以邪气不能深入也。主弱者，虽轻必重，以中虚不能自固也。此其一表一里，邪正相为胜负，正胜则生，邪胜则死。倘以邪实正虚而不知固本，将何以望其不败乎？矧治虚治实，本自不同，补以治虚，非以治实，何为补住寒邪？补以补中，非以补外，何谓关门赶贼？即曰强寇登堂矣，凡主弱者，避之且不暇，尚敢关门乎？既能关门，主尚强也，贼闻主强，必然退遁，不遁即成禽矣，谓之捉贼，又何不可？夫病情人事，理则相同，未有正胜而邪不却者。故主进一分，则贼退一步，谓之内托，谓之逐邪，又何不可，而顾谓之关门耶？矧如仲景之用小柴胡汤，以人参、柴胡并用，东垣之用补中益气汤，以参、术、升、柴并用，盖一以散邪，一以固本，此自逐中有固，固中有逐，又岂皆补住、关门之谓乎？甚矣，一言之害，杀命无穷，庸医之庸，莫此为甚！余不能以口遍传，故特为此辩，使有能广余之说，以活人一命者，必胜念弥陀经多多矣。徐东皋曰：汉张仲景著《伤寒论》，专以外伤为法，其中顾盼脾胃元气之秘，世医鲜有知之者。观其少阳证，小柴胡汤用人参，则防邪气之入三阴，或恐脾胃稍虚，邪乘而入，必用人参、甘草，固脾胃以充中气，是外伤未尝不内因也。即如理中汤、附子汤、黄连汤、炙甘草汤、吴茱萸汤、茯苓四逆汤、桂枝人参汤、人参败毒散、人参白虎汤、阳毒升麻汤、大建中汤等，未尝不用参术以治外感，可见仲景公之立方，神化莫测。或者谓外伤是其所长，而内伤非所知也，此诚不知公者也。何今世之医，不识元气之旨，惟见王纶《杂著》戒用人参之谬说，执泥不移，乐用苦寒，攻病之标，致误苍生，死于非命，抑何限耶？间有病家疑信相半，两弗之从，但不速其死耳。直以因循，俟其元气自尽，终莫之救而毙者，可谓知乎？况斯世斯时，人物剧繁，禀气益薄，兼之劳役名利之场,甚至蹈水火而不知恤,就酒色以竭其真,不谓内伤元气,吾弗信也。观其杂病,稍用攻击而脾胃遂伤,甚则绝谷而死者,可以类推矣。

《景岳全书·伤寒典(上)》

90. 病宜速治

凡人有感冒外邪者,当不时即治,速为调理,若犹豫隐忍,数日乃说,致使邪气入深,则难为力矣。惟小儿女子,则为尤甚。凡伤寒之病,皆自风寒得之,邪气在表,未有温覆而不消散者,若待入里,必致延久。一人不愈,而亲属之切近者,日就其气,气从鼻入,必将传染,此其病之微甚,亦在乎治之迟早耳。故凡作汤液,不可避晨夜,觉病须臾,即宜速治,则易愈矣。仲景曰:凡发汗温服汤药,其方虽言日三服,若病剧不解,当促之,可半日中尽三服,即速治之意也。其或药病稍见不投,但有所觉,便可改易。若其势重,当一日一夜,时观之,一剂未退,即当复进一剂。最难者不过三剂,必当汗解。其有汗不得出者,即凶候也。

《景岳全书·伤寒典(上)》

91. 论风痹

风痹一证,即今人所谓痛风也。盖痹者,闭也。以血气为邪所闭,不得通行而病也。如《痹论》曰:风气胜者为行痹。盖风者善行数变,故其为痹,则走注历节,无有定所,是为行痹,此阳邪也。曰:寒气胜者为痛痹。以血气受寒则凝而留聚,聚则为痛,是为痛痹,此阴邪也。曰:湿气胜者为着痹。以血气受湿则濡滞,濡滞则肢体沉重而疼痛顽木,留着不移,是为着痹,亦阴邪也。凡此三者,即痹之大则也。此外如五脏六腑之痹,则虽以饮食居处皆能致之,然必重感于邪而内连脏气,则合而为痹矣。若欲辨其轻重,则在皮肤者轻,在筋骨者甚,在脏腑者更甚。若欲辨其寒热,则多热者方是阳证,无热者便是阴证。然痹本阴邪,故惟寒者多而热者少,此则不可不察。

《景岳全书·杂证谟》

92. 论湿证汗出

湿气乘脾者,亦能作汗。凡证有身重困倦,而脉见缓大,声音如从瓮中出者,多属湿证。若热湿胜者,但去其火而湿自清,宜用前阴证之法;寒湿胜者,但助其火而湿自退,宜用前阳证之法;或用玉屏风散、四君子汤、五君子煎之类,以健脾土之气,则湿去而汗自收。

《景岳全书·杂证谟》

93. 论痉病

愚谓痉之为病,强直反张病也。其病在筋脉,筋脉拘急,所以反张。其病在血液,血液枯燥,所以筋挛。观仲景曰:太阳病,发汗太多,因致痉。风病下之则成痉。疮家不可发汗,汗之亦成痉。只此数言,可见病者多由误治之坏证,其虚其实可了然矣。自仲景之后,惟陈无择能知所因,曰:多由亡血,筋无所营,因而成痉,则尽之矣。

《景岳全书·杂证谟》

94. 痉病治要

盖精血不亏,则虽有邪干,亦断无筋脉拘急之病,而病至坚强,其枯可知。故治此者,必当先以气血为主,而邪甚者,或兼治邪。若微邪者,通不必治邪。盖此证之所急者在元气,元气复而血脉行,则微邪自不能留,何足虑哉! 奈何今人但见此证,必各分门类而悉从风治。不知外感之风,寒邪证也,治宜解散。内生之风,血燥证也,止宜滋补。矧此数者,总由内证,本无外邪,既以伤精败血枯燥而成,而再治风痰,难乎免矣。故余笔于此,以明痉证之要。

《景岳全书·杂证谟》

95. 汗病六要五忌

　　盖汗由液化,其出自阳,其源自阴。若肌肤闭密,营卫不行,非用辛散,则玄府不开而汗不出,此其一也。又若火邪内燔,血干液涸,非用清凉,则阴气不滋而汗不出,此其二也。又若阴邪固闭,阳气不达,非用辛温,则凝结不开而汗不出,此其三也。又若营卫不足,根本内亏,非用峻补,则血气不充而汗不出,此其四也。又若邪在上焦,隔遮阳道,不施吐涌,则清气不升而汗不出,此其五也。又若邪入阳明,胃气壅滞,不以通下,则浊气不解而汗不出,此其六也。凡此者皆取汗之道,是即所谓六要也。何谓五忌?盖一曰热在表者,内非实火,大忌寒凉,寒则阴邪凝滞不散,邪必日深,阳必日败,而汗不得出者死。二曰元气本弱,正不胜邪者,大忌消耗,尤忌畏补,消耗则正气日消,不补则邪气日强,消者日清,甚者日甚,而必不能汗者死。三曰实邪内结,伏火内炎者,大忌温补,温则愈燥,补则愈坚,而汗不得出者死。四曰中虚气弱,并忌汗诸条者,大忌发散,散则气脱,气脱而汗不能出,气脱而汗不能收者死。五曰病非阳明实邪,并忌下诸条者,大忌通泻,泻则亡阴,阴虚则阳邪深陷,而汗不得出者,死。是即所谓五忌也。能知六要而避五忌,伤寒治法尽于是矣。第假热者多,真实者少,能察秋毫于疑似,非有过人之见者不能也。

《景岳全书·杂证谟》

96. 论酒

　　少年纵酒者,多成劳损。夫酒本狂药,大损真阴,惟少饮之未必无益,多饮之难免无伤,而耽饮之,则受其害者十之八九矣。且凡人之禀赋,脏有阴阳,而酒之性质,亦有阴阳。盖酒成于酿,其性则热,汁化于水,其质则寒。若以阴虚者纵饮之,则质不足以滋阴,而性偏动火,故热者愈热,而病为吐血、衄血、便血、尿血、喘嗽、躁烦、狂悖等证,此酒性伤阴而然也。若阳虚者纵饮之,则性不足以扶阳,而质留为水,故寒者愈寒,而病为臌胀、泄泻、腹痛、吞酸、少食、亡阳、暴脱等证,此酒质伤阳而然也。故纵酒者,既能伤阴,尤能伤阳,害有如此,人果知否?

《景岳全书·杂证谟》

97. 论虚损咳嗽

虚损咳嗽,虽五脏皆有所病,然专主则在肺肾。盖肺为金脏,金之所畏者,火也,金之化邪者,燥也,燥则必痒,痒则必嗽。正以肾水不能制火,所以克金,阴精不能化气,所以病燥,故为咳嗽、喘促、咽痛、喉疮、声哑等证。凡治此者,只宜甘凉至静之剂,滋养金水,使肺肾相生,不受火制,则真阴渐复,而嗽可渐愈。火盛者,宜四阴煎加减主之。火微者,宜一阴煎、六味地黄汤,或左归饮。兼受风寒而嗽者,宜金水六君煎、贝母丸治嗽最佳。

《景岳全书·杂证谟》

98. 论善食而瘦者

善食而瘦者,多因有火,然当察火之微甚。微火者,微清之,如生地、芍药、丹皮、沙参、麦冬、石斛、竹叶、地骨皮、黄芩、知母、细甘草之属是也。若火甚者,或随食随饥,随饮随渴,或肌肤燥热,二便涩结,则石膏、黄连、栀子、黄柏、龙胆草、苦参之属所不可免。此当查其三焦五脏,随所在而治之。然阳盛者阴必虚,如一阴煎、二阴煎、四阴煎之属,皆当择而用也。

《景岳全书·杂证谟》

99. 论养脾胃

是以养生家必当以脾胃为先,而凡脾胃受伤之处,所不可不察也。盖脾胃之伤于外者,惟劳倦最能伤脾,脾伤则表里相通,而胃受其困者为甚。脾胃之伤于内者,惟思忧忿怒最为伤心,心伤则母子相关,而化源隔绝者为甚,此脾胃之伤于劳倦情志者,较之饮食寒暑为更多也。故《经》曰:二阳之病发于脾,有不得隐曲,女子不月,其传为风消,其传为息贲者,死不治。再此之外,则脾胃属土,惟火能生,故其本性则常恶寒喜暖,使非真有邪火,则寒凉之物最宜慎用,实所以防其微也。若待受伤,救之能无晚乎?此脾胃之伤于寒凉生冷者,又饮食嗜好之最易最多者也。

《景岳全书·杂证谟》

100. 论眩运

眩运一证,虚者居其八九,而兼火兼痰者,不过十中一二耳。原其所由,则有劳倦过度而运者,有饥饱失时而运者,有呕吐伤上而运者,有泄泻伤下而运者,有大汗亡阳而运者,有眴目惊心而运者,有焦思不释而运者,有被殴被辱,气夺而运者,有悲哀痛楚,大叫大呼而运者,此皆伤其阳中之阳也。又有吐血、衄血、便血而运者,有痈脓大溃而运者。有金石破伤,失血痛极而运者。有男子纵欲,气随精去而运者。有妇女崩淋,产后去血而运者。此皆伤其阴中之阳也。再若大醉之后,湿热相乘而运者,伤其阴也;有大怒之后,木肆其强而运者,伤其气也;有痰饮留中,治节不行而运者,脾之弱也。此亦有余中之不足也。至若年老精衰,劳倦日积,而忽患不眠,忽苦眩运者,此营卫两虚之致然也。由此察之,虚实可辨矣。

《景岳全书·杂证谟》

101. 论不寐

不寐证虽病有不一,然惟知邪正二字,则尽之矣。盖寐本乎阴,神其主也,神安则寐,神不安则不寐,其所以不安者,一由邪气之扰,一由营气之不足耳。有邪者多实证,无邪者皆虚证。凡如伤寒、伤风、疟疾之不寐者,此皆外邪深入之扰也;如痰,如火,如寒气、水气,如饮食忿怒之不寐者,此皆内邪滞逆之扰也。舍此之外,则凡思虑劳倦,惊恐忧疑,及别无所累而常多不寐者,总属其阴精血之不足,阴阳不交,而神有不安其室耳。知此二者,则知所以治此矣。

《景岳全书·杂证谟》

102. 论三消

三消证,古人以上焦属肺,中焦属胃,下焦属肾,而多从火治,是固然矣。然以余论之,则三焦之火多有病本于肾,而无不由乎命门者。夫命门为水火之腑,凡水亏证固能为消为渴,而火亏证亦能为消为渴者,何也?盖水不济火,则火不归源,故有火游于肺而为上消者,有火游于胃而为中消者,有火烁阴精而为下消者,是皆真阴不足,水亏于下之消证也。又有阳不化气则水精不布,水不得火则有降无升,所以直入膀胱而饮一溲二,以致泉源不滋,天壤枯涸者,是皆真阳不足,火亏于下之消证也。

《景岳全书·杂证谟》

103. 论咳嗽

以余观之,则咳嗽之要,止惟二证。何为二证,一曰外感,一曰内伤而尽之矣。夫外感之咳,必由皮毛而入,盖皮毛为肺之合,而凡外邪袭之,则必先入于肺,久而不愈,则必自肺而传于五脏也。内伤之嗽,必起于阴分,盖肺属燥金,为水之母,阴损于下,则阳孤于上,水涸金枯,肺苦于燥,肺燥则痒,痒则咳不能已也。总之,咳证虽多,无非肺病,而肺之为病,亦无非此二者而已。但于二者之中,当辨阴阳,当分虚实耳。

《景岳全书·杂证谟》

104. 论气喘

气喘之病,最为危候,治失其要,鲜不误人,欲辨之者,亦惟二证而已。所谓二证者,一曰实喘,一曰虚喘也。此二证相反,不可混也。然则何以辨之?盖实喘者有邪,邪气实也;虚喘者无邪,元气虚也。实喘者气长而有余,虚喘者气短而不续。实喘者胸胀气粗,声高息涌,膨膨然若不能容,惟呼出为快也;虚喘者慌张气怯,声低息短,惶惶然若气欲断,提之若不能升,吞之若不相及,劳动则甚,而惟急促似喘,但得引长一息为快也。此其一为真喘,一为似喘,真喘者其责在肺,似喘者其责在肾。何也?盖肺为气之主,肾为气之根。

《景岳全书·杂证谟》

105. 论虚喘

凡虚喘之证,无非由气虚耳。气虚之喘,十居七八,但察其外无风邪,内无实热而喘者,即皆虚喘之证。若脾肺气虚者,不过在中上二焦,化源未亏,其病犹浅。若肝肾气虚,则病出下焦而本末俱病,其病则深,此当速救其根以接助真气,庶可回生也。

《景岳全书·杂证谟》

106. 论呕吐

呕吐一证,最当详辨虚实,实者有邪,去其邪则愈;虚者无邪,则全由胃气之虚也。所谓邪者,或暴伤寒凉,或暴伤饮食,或因胃火上冲,或因肝气内逆,或以痰饮水气聚于胸中,或以表邪传里,聚于少阳阳明之间,皆有呕证,此皆呕之实邪也。所谓虚者,或其本无内伤,又无外感,而常为呕吐者,此既无邪,必胃虚也。或遇微寒,或遇微劳,或遇饮食少有不调,或肝气微逆即为呕吐者,总胃虚也。凡呕家虚实,皆以胃气为言,使果胃强脾健,则凡遇食饮必皆运化,何至呕吐,故虽以寒热饥饱大有所伤,亦不能动,而兹略有所触,便不能胜,使非胃气虚弱,何以若此?此虚实之源所当先察,庶不致误治之害。

《景岳全书·杂证谟》

107. 治呕气味论

凡治胃虚呕吐,最须详审气味。盖邪实胃强者,能胜毒药,故无论气味优劣,皆可容受;惟胃虚气弱者,则有宜否之辨,而胃虚之甚者,则于气味之间,关系尤重。盖气虚者,最畏不堪之气,此不但腥臊耗散之气不能受,即微香微郁,并饮食之气亦不能受,而其他可知矣。胃弱者,最畏不堪之味,此非惟至苦极劣之味不能受,即微咸微苦并五谷正味亦不能受,而其他可知矣。此胃虚之呕,所以最重气味,使或略有不投,则入口便吐,终无益也。故凡治阳虚呕吐等证,则一切香散、咸酸、辛味不堪等物,悉当以己意相测,测有不妥,切不可用,但补其阳,阳回则呕必自止,此最确之法,不可忽也。

《景岳全书·杂证谟》

108. 论嗳气

嗳气者,即《内经》之所谓噫也,此实脾胃之气滞,起自中焦而出于上焦,故《经》曰:上走心为噫。据丹溪曰:嗳气,以胃中有痰有火。愚谓此说未必皆然。盖嗳气多由滞逆,滞逆多由气不行,气逆不行者,多寒少热,可皆谓之火耶? 故凡人之饮食太饱者,多有此证;及饮食不易消化者,亦有此证。但太饱作嗳者,此系实滞,治宜行气化食;食不消化,时多虚闷作嗳者,此系胃气虚寒,治宜温补。若痰火作嗳者,亦或有之,但停痰必以胃弱,胃弱多因无火,此当详辨脉证而酌治之也。

《景岳全书·杂证谟》

109. 吞酸辨

吞酸之与吐酸,证有三种:凡喉间嗳噫,即有酸水如醋浸心,嘈杂不堪者,是名吞酸,即俗所谓作酸也。此病在上脘最高之处,不时见酸,而泛泛不宁者是也。其次则非如吞酸之近,不在上脘,而在中焦胃脘之间,时多呕恶,所吐皆酸,即名吐酸,而渥渥不行者是也。又其次者,则本无吞酸吐酸等证,惟或偶因呕吐所出,或酸或苦,及诸不堪之味,此皆肠胃中痰饮积聚所化,气味每有浊恶如此,此又在中脘之下者也。但其顺而下行,则人所不觉,逆而上出,则喉口难堪耳。凡此三者,其在上中二脘者,则无非脾胃虚寒,不能运化之病,治此者非温不可。其在下脘偶出者,则寒热俱有,但当因证以治其呕吐,呕吐止则酸苦无从见矣。

《景岳全书·杂证谟》

110. 论嘈杂

大抵食已即饥,或虽食不饱者,火嘈也,宜兼清火。痰多气滞,似饥非饥,不喜食者,痰嘈也,宜兼化痰。酸水浸心而嘈者,戚戚膨膨,食少无味,此以脾气虚寒,水谷不化也,宜温胃健脾。又有误用消伐等药,以致脾胃亏损,血少嘈杂,中虚则烦杂不饥,脾弱则食不运化,此宜专养脾胃。

《景岳全书·杂证谟》

111. 论水肿

水肿证,以精血皆化为水,多属虚败,治宜温脾补肾,此正法也。然有一等不能受补者,则不得不从半补,有并半补亦不能受者,则不得不全用分消。然以消治肿,惟少年之暂病则可,若气血既衰,而复不能受补,则大危之候也。故凡遇此辈,必须千方百计,务救根本,庶可保全。尝见有专用消伐而退肿定喘者,于肿消之后,必尪羸骨立,略似人形,多则半年,少则旬日,终无免者。故余之治此,凡属中年积损者,必以温补而愈,皆终身绝无后患。盖气虚者不可复行气,肾虚者不可复利水;且温补即所以化气,气化而全愈者,愈出自然;消伐所以逐邪,逐邪而暂愈者,愈由勉强。此其一为真愈,一为假愈,亦岂有假愈而果愈者哉?

《景岳全书·杂证谟》

【按语】治水肿,多属虚败,治宜温脾补肾,不可专用消伐。

112. 论积聚

凡积聚之治,如《经》之云者,亦既尽矣。然欲总其要,不过四法:曰攻,曰消,曰散,曰补,四者而已。

治积之要,在知攻补之宜,而攻补之宜,当于孰缓孰急中辨之。凡积聚未久而元气未损者,治不宜缓,盖缓之则养成其势,反以难制,此其所急在积,速攻可也。若积聚渐久,元气日虚,此而攻之,则积气本远,攻不易及,胃气切近,先受其伤,愈攻愈虚,则不死于积而死于攻矣。此其所重在命,不在乎病,所当察也。故凡治虚邪者,当从缓治,只宜专培脾胃以固其本,或灸或膏,以疏其经,但使主气日强,经气日通,则积痞自消。斯缓急之机,即万全之策也,不独治积,诸病亦然。

《景岳全书·杂证谟》

【按语】治积之要,在知攻补之宜,当于孰缓孰急中辨之。

113. 论痞满

实痞实满者,可散可消;虚痞虚满者,非大加温补不可,此而错用,多致误人。

《景岳全书·杂证谟》

114. 论泄泻

泄泻之本,无不由于脾胃。盖胃为水谷之海,而脾主运化,使脾健胃和,则水谷腐熟,而化气化血以行营卫。若饮食失节,起居不时,以致脾胃受伤,则水反为湿,谷反为滞,精华之气不能输化,乃致合污下降,而泻痢作矣。脾强者,滞去即愈,此强者之宜清宜利,可逐可攻也。脾弱者,因虚所以易泻,因泻所以愈虚。盖关门不固,则气随泻去,气去则阳衰,阳衰则寒从中生,固不必外受风寒而始谓之寒也。且阴寒性降,下必及肾,故泻多必亡阴,谓亡其阴中之阳耳。所以泄泻不愈,必自太阴传于少阴而为肠澼。肠澼者,岂非降泄之甚,而阳气不升,脏气不固之病乎?凡脾胃气虚而有不升不固者,若复以寒之,复以逐之,则无有不致败者。此强弱之治,大有不同,故凡治此者,有不可概言清利也。

《景岳全书·杂证谟》

【按语】泄泻之本,无不由于脾胃,久泻不愈,必及乎肾。

矧今人之病此者最多,而是阴是阳,不可不辨。凡阳盛者,脾强胃健,而气不易夺者也,故治本无难,而泄亦无虑;阳衰者,脾肾既伤,则脱气最易,故宜防其无及,不可不为深虑也。若必以酒为热,则其为古法所误者,诚不少矣。

《景岳全书·杂证谟》

【按语】泄泻之病,当辨阴阳。阳盛易治,阳衰则难。

115. 论泻痢虚实

凡治痢疾,最当察虚实,辨寒热,此泻痢中最大关系,若四者不明,则杀人甚易也。

实证之辨,必其形气强壮,脉息滑实。或素纵口腹,或多胀满坚痛,及年少新病,脾气未损者,方可用治标之法,微者行之,利之,甚者泻之。

虚证之辨,有形体薄弱者,有颜色清白者,有脉虽紧数而无力无神者,有脉见真弦而中虚似实者,有素禀阳衰者,有素多淡素者,有偶犯生冷者,有偶中雨水阴寒者,有偶因饮食不调者,有年衰脾弱者。以上诸证,凡其素无纵肆,而忽患泻痢,此必以或瓜或果,或饮食稍凉,偶伤胃气而然,果何积之有?又何热之有?总惟脾弱之辈,多有此证。故治此者,只宜温调脾肾,但使脾温则寒去,即所以逐邪也。且邪本不多,即用温补健脾,原无妨碍,不过数剂,自当全愈。切不可妄云补住邪气,而先用攻积、攻滞及清火等药,倘使脾气再伤,则轻者反重,重者必危矣。

《景岳全书·杂证谟》

【按语】治痢疾,当先分虚实辨寒热。实者可行之、利之、泻之。虚者宜温调脾胃。

116. 论泻痢寒热

凡泻痢寒热之辨,若果是热,则必畏热喜冷,不欲衣被,渴甚饮水,多亦无碍。或小便热涩而痛,或下痢纯血鲜红,脉息必滑实有力,形气必躁急多烦。若热证果真,即宜放手凉解,或兼分利,但使邪去,其病自愈。若无此实热诸证,而泻痢有不止者,必是虚寒,若非温补脾肾,必不能愈。即有愈者,亦必其元气有根,待其来复而然。勿谓虚寒之证,有不必温补而可以愈者,或治痢必宜寒凉,而寒凉亦可无害者,皆见有未真也。

《景岳全书·杂证谟》

【按语】泻痢必先辨其寒热,热者宜凉解,或分利;寒者则温补脾肾。

117. 论痢疾腹痛

但其痛之甚者,当于温补药中稍加木香以顺其气,或多加当归以和其血,俟痛稍减,则当去此二味,盖又恐木香之耗气,当归之滑肠也。若寒在下焦而作痛者,必加吴茱萸,其或痛不至甚,则但以温补脾肾为主,使脾肾渐安,则痛当自止,此不必治其痛也。

凡泻痢腹痛,有实热者,有虚寒者。实热者,或因食积,或因火邪。但食积之痛,必多胀满坚硬,或痛而拒按,此必有所停滞。微者宜行其滞,甚者宜泻而逐之。火邪之痛,必有内热等证,方宜清之利之。然邪实于中者,必多气逆,故凡治痛之法,无论是火是食,皆当以行气为先。但宜察药性之寒热,择而用之可也。

凡治虚寒之痛者,速宜温养脏气,不得再加消伐,致令动者愈动,滑者愈滑,必至危矣。若谓诸痛不宜补,必待痛定然后可用,则元气日去,终无定期。

《景岳全书·杂证谟》

【按语】泻痢腹痛,有实热、虚寒之不同,实热者宜泻之、清之、利之,虚寒者则宜温养脏气,不得消伐。

118. 论痢疾论里急后重

凡里急后重者,病在广肠最下之处,而其病本则不在广肠,而在脾肾。凡热痢、寒痢、虚痢皆有之,不得尽以为热也。盖中焦有热,则热邪下迫,中焦有寒,则寒邪下迫,脾肾气虚,则气陷下迫。欲治此者,但当察其所因,以治脾肾之本,则无有不愈。然病在广肠,已非食积,盖食积至此,泻则无留,而所留者,惟下陷之气,气本无形,故虽若欲出而实无所出,无所出而又似欲出,皆气之使然耳。故河间之用芍药汤,谓行血则便自愈,调气则后重除,是固然矣。然调气之法,如气热者凉之则调,气寒者温之则调,气虚者补之则调,气陷者举之则调,必使气和,乃为调气行血之法,其义亦然。若但以木香、槟榔、当归、大黄行血散气之属谓之调和,不知广肠最远,药不易达,而所行所散者,皆中焦之气耳。且气既下陷,而复以行之散之,则气必更陷,其能愈乎? 矧痢止则后重自止,未有痢不愈而后重能愈者也,故凡欲治此者,但当以治痢为主。

《景岳全书·杂证谟》

【按语】痢疾,里急后重,病在广肠最下之处,其病本在脾肾。有热痢、寒痢、虚痢之分,不得尽以为热。

119. 论痢疾口渴

诸如此者,必当详审其有火无火,若火有余者,自当清火,水不足者,自当滋阴,是固然矣。然气为水母,其有气虚不能生水者,不补其母则水不能生,而渴不止也。土为水主,其有脾虚不能约水者,不强其主,则水不能蓄,而渴不止也。

《景岳全书·杂证谟》

【按语】口渴者,首辨有火无火。有火者清之,水不足则滋阴。气虚不能生水者,补之气;脾虚不能制水者,健脾补脾。

120. 论胁痛辨气血

然则在气在血,何以辨之? 但察其有形无形可知之矣。盖血积有形而不移,或坚硬而拒按,气痛流行而无迹,或倏聚而倏散。若食积痰饮,皆属有形之证,第详察所因,自可识别。

且凡属有形之证,亦无非由气之滞,但得气行,则何聚不散? 是以凡治此者,无论是血是痰,必皆兼气为主,而后随宜佐使以治之,庶得肯綮之法,无不善矣。

《景岳全书·杂证谟》

【按语】胁痛,首辨在气分还是在血分。气行则血行,气滞则血瘀,故无论是血是痰，必皆兼气为主。

121. 论胁痛辨外感内伤

外感证，邪在少阳，身发寒热而胁痛不止者，宜小柴胡汤、三柴胡饮，或河间葛根汤之类酌宜用之。若外邪未解而兼气逆胁痛者，宜柴胡疏肝散主之。若元气本虚，阴寒外闭，邪不能解而胁痛畏寒者，非大温中饮不可。

内伤肝胆，气逆不顺而胁痛者，宜排气饮、推气散、沉香降气散、木香调气散之类主之。若郁结伤肝，中脘不快，痛连两胁，或多痰者，宜香橘汤。若暴怒伤肝，气逆胀满，胸胁疼痛者，宜解肝煎。若怒气伤肝，因而动火，胁痛、胀满、烦热、或动血者，宜化肝煎。若气滞胸胁，痛而兼喘者，宜分气紫苏饮。若男子忧郁伤肝，两胁疼痛者，宜枳实散。若男妇肝肾气滞，自下而上，痛连两胁者，宜木通散。若悲哀烦恼，肝气受伤，脉紧胁痛者，枳壳煮散。若因惊气逆，胁痛不已者，桂枝散。若食积作痛，但痛有一条杠起者是也，大和中饮，或用保和丸。若痰饮停伏胸胁疼痛者，导痰汤加白芥子。若肝火内郁，二便不利，两胁痛甚者，当归龙荟丸，或左金丸。若从高跌坠，血流胁下作痛者，复元活血汤。若妇人血滞，胁腹连痛者，芍药散、决津煎。若肝脾血虚，或郁怒伤肝，寒热胁痛者，逍遥散。若肝肾亏损，胁肋作痛，头眩心跳身痛，或妇人经水不调，经后作痛者，补肝散。

内伤虚损，胁肋疼痛者，凡房劳过度，肾虚羸弱之人，多有胸胁间隐隐作痛，此肝肾精虚，不能化气，气虚不能生血而然。凡人之气血，犹源泉也，盛则流畅，少则壅滞，故气血不虚则不滞，虚则无有不滞者。倘于此证，不知培气血，而但知行滞通经，则愈行愈虚，鲜不殆矣。惟宜左归饮、小营煎及大补元煎之类主之。或有微滞者，用补肝散亦可。若忧思过度，耗伤心脾气血，病有如前者，宜逍遥饮、三阴煎、七福饮之类主之，或归脾汤亦可。若以劳倦，过伤肝脾气血而病如前者，宜大营煎、大补元煎之类主之。

《景岳全书·杂证谟》

【按语】胁痛证，有因外感，有因内伤肝胆、气逆不顺，有因内伤虚损等引起，病因病机各异，治疗当辨证为先。

122. 论头痛

凡诊头痛者,当先审久暂,次辨表里。盖暂痛者,必因邪气;久病者,必兼元气。以暂病言之,则有表邪者,此风寒外袭于经也,治宜疏散,最忌清降;有里邪者,此三阳之火炽于内也,治宜清降,最忌升散,此治邪之法也。其有久病者,则或发或愈,或以表虚者,微感则发;或以阳胜者,微热则发;或以水亏于下,而虚火乘之则发;或以阳虚于上,而阴寒胜之则发。所以暂病者当重邪气,久病者当重元气,此固其大纲也。然亦有暂病而虚者,久病而实者,又当因脉、因证而详辨之,不可执也。

头痛有各经之辨。凡外感头痛,当察三阳、厥阴。盖三阳之脉俱上头,厥阴之脉亦会于巅,故仲景《伤寒论》则惟三阳有头痛,厥阴亦有头痛,而太阴、少阴则无之。其于辨之之法,则头脑、额颅虽三阳俱有所会,无不可痛,然太阳在后,阳明在前,少阳在侧,此又各有所主,亦外感之所当辨也。至若内伤头痛,则不得以三阳为拘矣。如《本经》所言,下虚上实,过在足少阴、巨阳;若《厥病篇》所论,则足六经及手少阴、少阳皆有之矣。《奇病论》曰:脑者阴也,髓者骨之充也。凡痛在脑者,岂非少阴之病乎?此内证、外证之异,所不可不察也(《厥病篇》义详《类经》)。

《景岳全书·杂证谟》

【按语】头痛证,当先审久暂,次辨表里。暂痛者,必因邪气;久病者,必兼元气。且头痛有各经之辨。

123. 论耳鸣

耳鸣当辨虚实。凡暴鸣而声大者多实,渐鸣而声细者多虚,少壮热盛者多实,中衰无火者多虚;饮酒味厚,素多痰火者多实;质清脉细,素多劳倦者多虚。且耳为肾窍,乃宗脉之所聚,若精气调和,肾气充足,则耳目聪明;若劳伤血气,精脱肾惫,必至聋。故人于中年之后,每多耳鸣,如风雨,如蝉鸣,如潮声者,是皆阴衰肾亏而然。《经》曰:人年四十而阴气自半。半,即衰之谓也。又以《易》义参之,其象尤切。《易》曰:坎为耳。盖坎之阳居中,耳之聪在内,此其所以相应也。今老人之耳,多见聪不内居,而声闻于外,此正肾元不固,阳气渐涣之征耳。欲求来复,其势诚难,但得稍缓,即已幸矣。其惟调养得宜,而日培根本乎。

《景岳全书·杂证谟》

124. 论血证

凡火不盛,气不逆,而血动不止者,乃其元阴受损,营气失守,病在根本而然。《经》曰:起居不节,用力过度,则络脉伤,阳络伤则血外溢,血外溢则吐衄。阴络伤则血内溢,血内溢则后血。此二言者,最得损伤失血之源。故凡治损伤无火无气而血不止者,最不宜妄用寒凉以伐生气,又不宜妄用辛燥以动阳气。盖此二者,大非真阴亏损者所宜,而治此之法,但宜纯甘至静之品培之养之,以完固损伤,则营气自将宁谧,不待治血而自安矣。且今人以劳伤而病者多属此证,若不救根本,终必败亡。方列后条,用宜详酌。

吐血失血等证,凡见喘满、咳嗽,及左右腔膈间有隐隐胀痛者,此病在肺也。若胸膈膻中之间觉有牵痛,如缕如丝,或懊恼嘈杂有不可名状者,此病在心主包络也。若胸腹膨膨,不知饥饱,食饮无味,多涎沫者,此病在脾也。若胁肋牵痛,或躁扰喘急不宁,往来寒热者,此病在肝也。若气短似喘,声哑不出,骨蒸盗汗,咽干喉痛,动气忡忡者,此病在肾也。若大呕大吐,烦渴头痛,大热不得卧者,此病在胃也。于此而察其兼证,则病有不止一脏者,皆可参合以辨之也。其于治法,凡肺病者,宜清降不宜升浮。心主病者,宜养营不宜耗散。脾病者,宜温中不宜酸寒。肝病者,或宜疏利,或宜甘缓,不宜秘滞。肾病者,宜壮水,宜滋阴,不宜香燥克伐。胃病者,或宜大泻,或宜大补,当察兼证虚实,勿谓阳明证尽可攻也。

《景岳全书·杂证谟》

【按语】血证者,凡火不盛,气不逆,而血动不止者,乃其元阴受损,营气失守,病在根本而然。但宜纯甘至静之品培之养之,以完固损伤,则营气自将宁谧,不待治血而自安。血证者,当据不同症状辨其在何脏腑,再予施治。

125. 湿之为病

湿之为病,有出于天气者,雨雾之属是也,多伤人脏气。有出于地气者,泥水之属是也,多伤人皮肉筋脉。有由于饮食者,酒酪之属是也,多伤人六腑。有由于汗液者,以大汗沾衣,不皇解换之属是也,多伤人肤腠。有湿从内生者,以水不化气,阴不从阳而然也,悉由乎脾肾之亏败。其为证也,在肌表则为发热,为恶寒,为自汗。在经络则为痹,为重,为筋骨疼痛,为腰痛不能转侧,为四肢痿弱酸痛。在肌肉则为麻木,为胕肿,为黄胆,为按肉如泥不起。在脏腑则为呕恶,为胀满,为小水秘涩,为黄赤,为大便泄泻,为腹痛,为后重、脱肛、癞疝等证。凡肌表经络之病,湿由外而入者也。饮食血气之病,湿由内而生者也。此其在外者为轻,在内者为甚,是固然矣。然及其甚也,则未有表湿而不连脏者,里湿不连经者,此其湿病之变,不为不多。故凡治此者,必当辨表里,察虚实,而必求其本也。然湿证虽多,而辨治之法,其要惟二:则一曰湿热,一曰寒湿而尽之矣。盖湿从土化,而分旺四季,故土近东南,则火土合气,而湿以化热。土在西北,则水土合德,而湿以化寒,此土性之可以热,可以寒。故病热者谓之湿热,病寒者谓之寒湿。湿热之病,宜清宜利,热去湿亦去也;寒湿之病,宜燥宜温,非温不能燥也。知斯二者,而湿无余义矣。何今之医家,动辄便言火多成热,而未闻知有寒多生湿者,其果何也?岂寒热之偏胜,原当如是耶。抑阴阳之显晦,察有易难也。且夫阴阳之理,本无轩轾①,犹权衡也,此而不知。乌云明慧,创一偏之说,以遗患后人。则金元诸公,有不得辞其责者矣。

《景岳全书·杂证谟》

126. 论治湿之法

寒湿之证,凡气令阴寒,及阳气不足之人,多有其证。而丹溪谓六气之中,湿热为病者,十居八九,亦言之过矣。

① 轩轾:车前高后低为轩,车前低后高为轾。喻指高低轻重。

治湿之法，凡湿从外入者，汗散之。湿在上者，亦宜微汗之。湿在中下二焦，宜疏利二便，或单用淡渗以利小便。

治湿之法，古人云宜理脾、清热、利小便为上。故曰治湿不利小便，非其治也，此固然矣。然湿热之证，多宜清利；寒湿之证，多不宜利也。何也？盖凡湿而兼寒者，未有不由阳气之虚，而利多伤气，则阳必更虚，能无害乎？但微寒微虚者，即温而利之，自无不可。若大寒大虚者，则必不宜利。此寒湿之证，有所当忌者也。再若湿热之证，亦有忌利者，以湿热伤阴者也。阴气既伤，而复利之，则邪湿未清，而精血已耗。如汗多而渴，热燥而烦，小水干赤，中气不足，溲便如膏之类，切勿利之。以致重损津液，害必甚矣。故凡治阳虚者，只宜补阳，阳胜则燥，而阴湿自退。阴虚者，只宜壮水，真水既行，则邪湿自无所容矣。此阴阳二证，俱有不宜利者，不可不察。

《景岳全书·杂证谟》

【按语】景岳认为，湿热证，多宜清利，寒湿证，多不宜利。寒湿证，微寒微虚者，温而利之；大寒大虚者，只宜补阳，阳胜则燥，而阴湿自退。

127. 月经之本，重在冲脉

故月经之本，所重在冲脉，所重在胃气，所重在心脾生化之源耳。其他如七情六淫，饮食起居之失宜者，无非皆心脾胃气之贼。何者当顾，何者当去，学人于此，当知所从矣。

《景岳全书·妇人规》

128. 论经不调

苟不知慎，则七情之伤为甚，而劳倦次之。又或为欲不谨，强弱相凌，以致冲任不守者，亦复不少。此外则外感内伤，或医药误谬，但伤营气，无不有以致之。凡人有衰弱多病，不耐寒暑，不胜劳役，虽先天禀弱者常有之，然有以气血方长，而纵情亏损，或精血未满，而早为斫丧，致伤生化之源，则终身受害。此未病之先，所当深察而调之者也。若欲调其既病，则惟虚实阴阳四者为要。

丹溪曰：先期而至者，血热也；后期而至者，血虚也。王子亨曰：阳太过则先期而至，阴不及则后时而来。其有乍多乍少，断绝不行，崩漏不止，皆由阴阳盛衰所致，是固不调之大略也。然先期而至，虽曰有火，若虚而挟火，则所重在虚，当以养营安血为主。矧亦有无火而先期者，则或补中气，或固命门，皆不宜过用寒凉也。后期而至者，本属血虚，然亦有血热而燥瘀者，不得不为清补，有血逆而留滞者，不得不为疏利。总之，调经之法，但欲得其和平，在详察其脉证耳。若形气脉气俱有余，方可用清用利。然虚者极多，实者极少，故调经之要，贵在补脾胃以资血之源，养肾气以安血之室。知斯二者，则尽善矣。若营气本虚，而不知培养，则未有不日枯而竭者，不可不察也。凡经行之际，大忌寒凉等药，饮食亦然。

《景岳全书·妇人规》

129. 论血热经早

大都热则善流而愆期不止者，如续断、地榆、丹参、茜根、栀子之属皆可用。若微火阴虚而经多早者，治宜滋阴清火，用保阴煎之类主之。所谓经早者，当以每月大概论。所谓血热者，当以通身藏象论。勿以素多不调，而偶见先期者为早；勿以脉证无火，而单以经早者为热。若脉证无火，而经早不及期者，乃其心脾气虚，不能固摄而然，宜大营煎、大补丸煎，或五福饮加杜仲、五味子之类主之。此辈极多，若作火治，必误之矣。若一月二三至，或半月，或旬日而至者，此血气败乱之证，当因其寒热而调治之，不得以经早者并论。

《景岳全书·妇人规》

130. 论血寒经迟

阳气不足，血寒经迟者，色多不鲜，或色见沉黑，或涩滞而少，其脉或微，或细，或沉迟弦涩，其脏气、形气必恶寒喜暖。凡此者，皆无火之证，治宜温养血气，以大营煎、理阴煎之类加减主之。大约寒则多滞，宜加姜、桂、吴茱萸、荜茇之类，甚者须加附子。

《景岳全书·妇人规》

131. 论血虚经乱

凡女人血虚者，或迟或早，经多不调，此当察脏气，审阴阳，详参形证脉色，辨而治之，庶无误也。盖血虚之候，或色淡，或涩少，或过期不至，或行后反痛，痛则喜暖喜按，或经后则困惫难支，腰膝如折，或脉息则微弱弦涩，或饮食素少，或形色薄弱。凡经有不调，而值此不足之证，皆不可妄行克削及寒凉等剂，再伤脾肾以伐生气，则惟有日甚矣。

《景岳全书·妇人规》

132. 崩淋病，治有五脏之分

崩淋病，治有五脏之分，然有可分者，有不可分者。可分者，如心肺居于膈上，二阳脏也；肝、脾、肾居于膈下，三阴脏也。治阳者宜治其气，治阴者宜治其精，此可分之谓也。然五脏相移，精气相错，此又其不可分者也。即如病本于心，君火受伤，必移困于脾土，故治脾即所以治心也。病本于肺，治节失职，必残及于肾水，故治肾即所以治肺也。脾为中州之官，水谷所司，饷道不资，必五路俱病，不究其母，则必非治脾良策。肝为将军之官，郁怒是病，胜则伐脾，败则自困，不知强弱，则攻补不无倒施。不独此也，且五脏五气，无不相涉，故五脏中皆有神气，皆有肺气，皆有胃气，皆有肝气，皆有肾气，而其中之或此或彼，为利为害，各有互相倚伏之妙。故必悟脏气之大本，其强弱何在？死生之大权，其缓急何在？精气之大要，其消长何在？攻补之大法，其先后何在？斯足称慧然之明哲。若谓心以枣仁、远志，肺以桔梗、麦冬，脾以白术、甘草，肝以青皮、芍药，肾以独活、玄参之类，是不过肤毛之见，又安知性命之道也。诸证皆然，不止崩淋者若此。

《景岳全书·妇人规》

133. 论血枯、血隔

血枯之与血隔，本自不同。盖隔者，阻隔也；枯者，枯竭也。阻隔者，因邪气之隔滞，血有所逆也；枯竭者，因冲任之亏败，源断其流也。凡妇女病损，至旬月半载之后，则未有不闭经者。正因阴竭，所以血枯，枯之为义，无血而然。故或以羸弱，或以困倦，或以咳嗽，或以夜热，或以食饮减少，或以亡血失血，及一切无胀无痛，无阻无隔，而经有久不至者，即无非血枯经闭之候。欲其不枯，无如养营；欲以通之，无如充之。但使雪消则春水自来，血盈则经脉自至，源泉混混，又孰有能阻之者？奈何今之为治者，不论有滞无滞，多兼开导之药，其有甚者，则专以桃仁、红花之类，通利为事，岂知血滞者可通，血枯者不可通也。血既枯矣，而复通之，则枯者愈枯，其与榨干汁者何异？为不知枯字之义耳，为害不小，无或蹈此弊也。此之治法，当与前血虚肾虚二条，参而用之。

张氏云：室女月水久不行，切不可用青蒿等凉药。医家多以为室女血热，故以凉药解之，殊不知血得热则行，冷则凝，《养生必用方》言之甚详。此说大有理，不可不知。若经候微少，渐渐不通，手足骨肉烦疼，日渐羸瘦，渐生潮热，其脉微数，此由阴虚血弱，阳往乘之，少水不能减盛火，火逼水涸，耗亡津液，治当养血益阴，慎毋以毒药通之，宜用柏子仁丸、泽兰汤。

《景岳全书·妇人规》

134. 论胎气不安

凡妊娠胎气不安者，证本非一，治亦不同。盖胎气不安，必有所因，或虚或实，或寒或热，皆能为胎气之病，去其所病，便是安胎之法。故安胎之方不可执，亦不可泥其月数，但当随证随经，因其病而药之，乃为至善。若谓白术、黄芩乃安胎之圣药，执而用之，鲜不误矣。

《景岳全书·妇人规》

135. 论胎漏

妊妇经血不固者，谓之胎漏。而胎漏之由，有因胎气者，有因病气者。而胎气之由，亦有二焉。余尝诊一妇人，脉见滑数，而别无风热等病，问其经脉则如常不断，而但较前略少耳。余曰：此必受妊者也。因胎小血盛有余而然。后于三月之外，经脉方止，果产一男。故胎妊之妇多有此类。今常见怀胎七八个月而生子者，人但以血止为度，谓之不足月，然其受胎于未止之前，至此而足而实，人所不知也。第此等胎气，亦有阴阳盛衰之辨。如母气壮盛，荫胎有余而血之溢者，其血虽漏而生子仍不弱，此阴之强也，不必治之。若父气薄弱，胎有不能全受而血之漏者，乃以精血俱亏，而生子必萎小，此阳之衰也，而亦人所不知也。凡此皆先天之由。若无可以为力者，然栽培根本，岂果无斡旋之道乎？第见有于无之目及转强于弱之手，为不易得，是乌可以寻常语也。至若因病而漏者，亦不过因病治之而已耳。

《景岳全书·妇人规》

136. 论胎不长

妊娠胎气本乎血气，胎不长者，亦惟血气之不足耳。故于受胎之后而漏血不止者有之，血不归胎也；妇人中年血气衰败者有之，泉源日涸也；妇人多脾胃病者有之，仓廪薄则化源亏，而冲任穷也；妇人多郁怒者有之，肝气逆则血有不调而胎失所养也。或以血气寒而不长者，阳气衰则生气少也。或以血热而不长者，火邪盛则真阴损也。凡诸病此者，则宜补宜固，宜温宜清，但因其病而随机应之，则或以及期，或以过月，胎气渐充，自无不长。惟是年迈血衰而然者，数在天矣，有非可以人力为也。

《景岳全书·妇人规》

137. 论小产

小产之证，有轻重，有远近，有禀赋，有人事。由禀赋者，多以虚弱。由人事者，多以损伤。凡正产者，出于熟落之自然；小产者，由于损折之勉强，此小产之所以不可忽也。若其年力已衰，产育已多，欲其再振且固，自所难能。凡见此者，但得保其母气，则为善矣。若少年不慎，以致小产，此则最宜调理，否则下次临期仍然复坠，以致二次、三次，终难子嗣，系不小矣。凡此安之之法，见前数堕胎条中。既产调理之法，亦与大产相似。详后产后条中，俱当按而用之。

凡妇人年及中衰,胎元无力,则常有胎不能长,及多小产昏晕之患,此气血衰败而然。血气既衰,则凡于小产之后,多有胎既落而复又下坠。如更有一胎欲产者,此非胎也,乃因气虚而胞宫随胎下陷也。产母不知,必至惊慌,此无足虑,但以寿脾煎,或八珍、十全大补、芎归补中汤之类主之,则自安矣。

《景岳全书·妇人规》

138. 论产后之补

凡产后气血俱去,诚多虚证,然有虚者,有不虚者,有全实者。凡此三者,但当随证随人,辨其虚实,以常法治疗,不得执有成心,概行大补以致助邪,此辨之不可不真也。

产后虚证,无非随人元气,必素弱之人多有之,或于产后血气俱去而更弱者亦有之。此当因人察脉,因脉察证。若脉气、形气、病气俱不足,此当以全虚治之。若形气不足,病气有余,或兼火邪,或兼外邪,或以饮食停滞,是亦虚中有实,不得不详审而治。此中委曲,未能言尽,惟明者悟之。

产后不虚证,盖或其素日无病,或以年少当时,或以素耐辛苦贫劳之质。此辈本无不足,及其一旦受孕,乃于无病腹中参入此物,故致血气壅塞,为胀为呕,是皆添设有余之病。及其既产,始见通快,所留得去,仍复故吾。常人之产,此类极多,果何虚之有?然或以内伤,或以外感,产后之病,难保必无,倘有所犯,去之即愈。若概行大补,果能堪否?即临盆带去血气,未免暂见耗损,然以壅滞之余,不过皆护胎随从之物,去者当去,生者旋生,不出数日,必已来复,此生化自然之理,何至是产皆虚也。凡治此类,但当因证用治。若执云产后必当大补气血,则实实之病,必所不免。而轻者必甚,甚者必危矣。由此观之,则立言者固不易,而用言者又岂易哉!产后全实证,有如外感风寒,头痛身热,便实中满,脉紧数洪大有力者,此表邪之实证也。又火之盛者,必热渴躁烦,或便结腹胀,口鼻舌焦黑,酷喜冷饮,眼眵,尿管痛赤,脉见洪滑,此内热之实证也。又郁怒动肝,胸胁胀痛,大便不利,脉弦而滑,此气逆之实证也。又恶露未尽,瘀血上冲,心腹胀满,疼痛拒按,大便难而小便利,此血逆之实证也。又凡富贵之家,保护太过,或过用人参、芪、术,以致气壅;或过用糖、酒、炭火,以致内热;或产本不虚,而妄用大补之药,以致增病,此调摄之实证也。又或因产过食,恐其劳困,固令勉强,以致停蓄不散,此内伤之实证也。以上诸证,姑举要者以见其概。然既有表邪则不得不解,既有火邪则不得不清,既有内伤停滞则不得不开通消导。且人有强弱,产有虚实,病有真假,治有逆从,固不可以同日语也。

《景岳全书·妇人规》

139. 论 产 后 三 禁

观《病机机要》云：治胎产之病,当从厥阴证论之。宜无犯胃气及上二焦,是为三禁,谓不可汗、不可下、不可利小便。发其汗,则同伤寒下早之证;利大便,则脉数而伤脾;利小便,则内亡津液,胃中枯燥。但使不犯三禁,则营卫自和,而寒热自止矣。凡用治之法,如发渴则白虎,气弱则黄芪,血痛则当归,腹痛则芍药。大抵产病,天行从加减柴胡,杂证从增损四物,宜察脉证而用之。详此说虽为产育之大法,然病变不同,倘有是证,则不得不用是药,所谓有病则病受之也。第此经常之法,固不可不知,而应变之权,亦不可执一也。

《景岳全书·妇人规》

140. 论 产 后 腹 痛

产后腹痛,最当辨察虚实。血有留瘀而痛者,实痛也;无血而痛者,虚痛也。大都痛而且胀,或上冲胸胁,或拒按而手不可近者,皆实痛也,宜行之散之。若无胀满,或喜揉按,或喜热熨,或得食稍缓者,皆属虚痛,不可妄用推逐等剂。

凡新产之后,多有儿枕腹痛者,摸之亦有块,按之亦微拒手,故古方谓之儿枕,皆指为胞中之宿血,此大不然。夫胎胞俱去,血亦岂能独留?盖子宫蓄子既久,忽尔相离,血海陡虚,所以作痛。胞门受伤,必致壅肿,所以亦若有块,而实非真块。肿既未消,所以亦颇拒按。治此者,但宜安养其脏,不久即愈,惟殿胞煎为最妙,其次则四神散、五物煎皆极佳者。若误认为瘀,而妄用桃仁、红花、玄胡、青皮之属,反损脏气,必增虚病。有母体本虚而血少者,即于产时亦无多血,此辈尤非血滞。若有疼痛,只宜治以前法,或以大、小营煎、黄雌鸡汤主之。凡新产之后,其有阳气虚弱而寒从中生,或寒由外入,以致心腹作痛,呕吐不食,四肢厥冷者,宜九蜜煎、大严蜜汤,或理阴煎主之。产当寒月,以致寒气入腹,脐下胀痛,手不可近者,宜羊肉汤主之。若气实寒甚者,宜蟠葱散。产后恶露不尽,留滞作痛者,亦常有之。然此与虚痛者不同,必其由渐而甚,或大小便不行,或小腹硬实作胀,痛极不可近手,或自下上冲心腹,或痛极牙关紧急,有此实证,当速去其血。近上者,宜失笑散;近下者,宜通瘀煎、夺命丹、回生丹。如或未效,当用决津煎为善。产后有脾虚、肾虚而为腹痛者,此不由产而由脏气之不足。若脾气虚寒,为呕吐,为食少,而兼腹痛者,宜五君子煎、六君子汤、温胃饮之类主之。若肾气虚寒,为泻为痢,而兼腹痛者,宜胃关煎、理阴煎之类主之。产后有饮食停滞及气逆作痛,亦当因其类而消去之,如排气饮、大和中饮之类,皆可酌用。

《景岳全书·妇人规》

141. 论产后发热

产后发热,有风寒外感而热者,有邪火内盛而热者,有水亏阴虚而热者,有因产劳倦虚烦而热者,有去血过多头晕闷乱烦热者。诸证不同,治当辨察。产后有外感发热者,盖临盆之际,多有露体用力,无暇他顾,此时或遇寒邪,则乘虚而入,感之最易。若见头疼身痛,憎寒发热,或腰背拘急,脉见紧数,即产后外感证也。然此等外感,不过随感随病,自与正伤寒宿感者不同,故略加解散即自痊。可勿谓新产之后不宜表散,但当酌其虚实而用得其宜耳。凡产后感邪,气不甚虚者,宜三柴胡饮。若气虚脾弱而感者,宜四柴胡、五柴胡饮。若肝、脾、肾三阴不足而感者,宜补阴益气煎。若虚寒之甚者,宜理阴煎。若产妇强壮气实而感者,宜正柴胡饮。若兼内火盛而外邪不解者,宜一柴胡饮。若风寒俱感,表里俱滞者,宜五积散。产后有火证发热者,但外感之热多在表,火证之热多在里。此必以调摄太过,或时令热甚,或强以酒,或误用参、术、姜、桂大补之药,或过用炭火,或窗牖太密,人气太盛,或气体本实而过于动作。凡属太过,皆能生火。火盛于内,多见潮热内热,烦渴喜冷,或头痛多汗,便实尿赤,及血热妄行,但无表证,脉见缓滑不紧而发热者,便是火证,宜清化饮、保阴煎之类主之。若本元不虚,或火之甚而势之急者,即徙薪饮、抽薪饮亦所常用,不必疑也。产后有阴虚发热者,必素禀脾肾不足,及产后气血俱虚,故多有之。其证则倏忽往来,时作时止,或昼或夜,进退不常,或精神困倦,怔忡恍惚,但察其外无表证,而脉见弦数,或浮弦豁大,或微细无力,其来也渐,非若他证之暴至者。是即阴虚之候,治当专补真阴,宜小营煎、三阴煎、五阴煎之类,随宜主之。若阴虚兼火而微热者,宜一阴煎。若阴虚兼火之甚而大热者,宜加减一阴煎。若阴虚火盛,热而多汗者,宜当归六黄汤。若阴中之阳虚,火不归源而热者,宜大营煎、理阴煎、右归饮之类主之。若血虚阳不附阴,烦热作渴者,宜人参当归汤。若气血俱虚,发热烦躁,面赤作渴,宜八珍汤、十全大补汤。若热甚而脉微者,宜急加桂、附,或认为火,则祸在反掌。产后有去血过多发热者,其证必烦渴短气,头痛头晕,闷乱内热,是亦阴虚之属,宜人参当归汤主之。

《景岳全书·妇人规》

142. 论产后喘促

产后喘急有二,乃一以阴虚之极,一以寒邪在肺。盖产后既以大虚,焉得气实而喘?若肺无寒邪而见喘促者,此以血去阴虚,孤阳无主,故气穷短促而浮脱于上,此实肝肾不接,无根将脱之兆,最为危候。《经》曰肝苦急,急食甘以缓之,正此类也。惟贞元饮为治此之神剂。若气虚兼寒者,宜大补丸煎,或理阴煎。若风寒外感,邪气入肺而喘急者,此必气粗胸胀,或多咳嗽,自与气短似喘、上下不接者不同,治当以疏散兼补为主,宜金水六君煎,或六君子汤。若单以寒邪入肺,气实气壅而本无虚者,宜六安煎,或二陈汤加苏叶之类主之。

《景岳全书·妇人规》

143. 论产后发痉

产后发痉,乃阴血大亏证也。其证则腰背反张,戴眼直视,或四肢强劲,身体抽搐。在伤寒家虽有刚痉、柔痉之辨,然总之则无非血燥血枯之病,而实惟足太阳与少阴主之。盖膀胱与肾为表里,肾主精血,而太阳之脉络于头目项背,所以为病若此。若其所致之由,则凡如伤寒误为大汗以亡液,大下以亡阴,或溃疡、脓血、大泄之后,乃有此证。故在产后,亦惟去血过多,或大汗大泻而然,其为元气亏极、血液枯败也可知。凡遇此证,速当察其阴阳,大补气血,用大补丸煎,或理阴煎,及十全大补汤之类,庶保其生。若认为风痰,而用发散消导等剂,则死无疑矣。

《景岳全书·妇人规》

144. 论产后大便秘涩

产后大便秘涩,以其失血亡阴,津液不足而然,宜济川煎加减主之,及后立斋法俱妙。立斋曰:前证若计其日期,饮食已多,即用药通之,祸在反掌之间矣。必待其腹满觉胀,欲去不能者,此乃结在大肠,宜用猪胆汁润之。若服苦寒疏通,反伤中气,通而不止,或成他证。若去血过多,用十全大补汤。血虚火燥,用加味四物汤。气血俱虚,用八珍汤。虽数日不通,饮食如常,腹中如故,仍用八珍加桃仁、杏仁治之。若泥其日期饮食之多而通之,则误矣。

《景岳全书·妇人规》

145. 论带下

凡妇人淋带,虽分微甚,而实为同类。盖带其微而淋其甚者也,总由命门不固。而不固之病,其因有六:盖一以心旌之摇之也。心旌摇则命门应,命门应则失其所守,此由于不遂者也。一以多欲之滑之也,情欲无度,纵肆不节,则精道滑而命门不禁,此由于太遂者也。一以房室之逆之也。凡男女相临,迟速有异,此际权由男子,而妇人情兴多致中道而止,止则逆,逆则为浊为淋,此由于遂而不遂,乃女子之最多而最不肯言者也。以上三证,凡带浊之由乎此者,十居八九,而三者之治,必得各清其源,庶可取效。然源未必清,而且旋触旋发,故药饵之功,必不能与情窦争胜,此带浊之所以不易治也。此三者之外,则尚有湿热下流者,有虚寒不固者,有脾肾亏陷而不能收摄者,当各因其证而治之。

《景岳全书·妇人规》

146. 论 乳 出

　　妇人乳汁,乃冲任气血所化,故下则为经,上则为乳。若产后乳迟乳少者,由气血之不足,而犹或无乳者,其为冲任之虚弱无疑也。治当补化源而兼通利,宜猪蹄汤。若乳将至而未得通畅者,宜涌泉散。产妇乳汁不来,其原有二:盖一因气血不足,故乳汁不来,宜用猪蹄汤,是即虚者补之也。一因肥胖妇人痰气壅盛,乳滞不来者,宜用漏芦汤之类,是壅者行之也。

《景岳全书·妇人规》

147. 儿 病 论 治

　　小儿之病,古人谓之哑科,以其言语不能通,病情不易测。故曰宁治十男子,莫治一妇人;宁治十妇人,莫治一小儿。此甚言小儿之难也。然以余较之,则三者之中,又为小儿为最易。何以见之?盖小儿之病非外感风寒,则内伤饮食,以致惊风吐泻,及寒热疳痫之类,不过数种,且其脏气清灵,随拨随应,但能确得其本而撮取之,则一药可愈,非若男妇损伤,积痼痴顽者之比,余故谓其易也。第人谓其难,谓其难辨也;余谓其易,谓其易治也,设或辨之不真,则诚然难矣。然辨之之法,亦不过辨其表里、寒热、虚实,六者洞然,又何难治之有?

《景岳全书·小儿则》

148. 初诞要法

　　小儿初生，饮食未开，胃气未动，是诚清虚之腑，此时开口调变，极须得宜。《保婴诸书》皆云分娩之时，口含血块，啼声一出，随即咽下，而毒伏于命门，因致他日发为惊风、发热、痘疹等证。此说固似有理，然婴儿通体无非血气所结，而此亦血气之余，何以毒遽如是？即使咽之，亦必从便而出，何以独留为害？无足凭也。惟是形体初成，固当为之清除。其法于未啼时，用软帛裹指，挖去口中之血，乃用后法，并拭去口中秽恶，以清脏腑。此亦初诞之要法，不可无也。开口法：凡小儿初诞，宜以甘草细切少许，用沸汤泡汁，以淡为妙，不宜太甜，乃用软帛蘸汁，遍拭口中，去其秽浊。随用胡桃肉去皮嚼极烂，以稀绢或薄纱包如小枣，内儿口中，使吮其汁，非独和中，且能养脏，最佳法也。若母气素寒，小儿清弱者，只以淡姜汤拭口，最能去胃寒，通神明，并可免吐泻之患。此法最妙，人所未知也。拭后仍用核桃法如前。一法以牛黄半分，同朱砂研匀，蜜调如前，与吮为佳，极能辟痰邪，去秽恶，除热安神。然必母气多热，小儿肥盛者可用，清弱者不宜用。古法拭口多有用黄连者，不知黄连大寒大苦，而小儿以胃气为主，安得初生即可以苦劣之气相犯，致损胃气，则他日变呕变泻，由此而起矣，大非所宜。古法多用朱砂开口者，按陈文中曰：小儿初生，便服朱砂、轻粉、白蜜、黄连，本欲下胎毒，不知此皆伤脾败阳之药，轻粉下痰损心，朱砂下涎损神，儿实者服之软弱，弱者服之易伤，反致变生诸病，是固不可不察也。

《景岳全书·小儿则（上）》

149. 小儿慎用药饵

　　小儿气血未充，而一生盛衰之基，全在幼时，此饮食之宜调，而药饵尤当慎也。今举世幼科既不知此大本，又无的确明见，而惟苟完目前。故凡遇一病，则无论虚实寒热，但用海底兜法，而悉以散风、消食、清痰、降火、行滞、利水之剂，总不出二十余味，一套混用，谬称稳当，何其诞也。夫有是病而用是药，则病受之矣，无是病而用是药，则元气受之矣。小儿元气几何，能无阴受其损而变生不测耶？此当今幼科之大病,而医之不可轻任者,正以此也。又见有爱子者,因其清黄瘦弱,每以为虑,而询之庸流,则不云痰火,必云食积,动以肥儿丸、保和丸之类,使之常服。不知肥儿丸以苦寒之品,最败元阳;保和丸以消耗之物,极损胃气。谓其肥儿也,而适足以瘦儿,谓其保和也,而适足以违和耳。即如抱龙丸之类,亦不宜轻易屡用。余尝见一富翁之子,每多痰气,或时惊叫,凡遇疾作,辄用此丸,一投即愈,彼时以为神丹,如此者不啻十余次。及其长也,则一无所知,凝然一痴物而已,岂非暗损元神所致耶。凡此克伐之剂,所以最当慎用,故必有真正火证、疳热,乃宜肥儿丸及寒凉等剂;真正贪积、胀满,乃宜保和丸及消导等剂;真正痰火喘急,乃宜抱龙丸及化痰等剂,即用此者,亦不过中病即止,非可过也。若无此实邪可据,而诸见出入之病,则多由亏损元气,悉当加意培补,方是保赤之主。倘不知此而徒以肥儿、保和等名,乃欲藉为保障,不知小儿之元气无多,病已伤之,而医复伐之,其有不萎败者鲜矣。此外,如大黄、芒硝、黑丑、芫花、大戟、三棱、蓬术之类,若作必不得已,皆不可轻易投也。

《景岳全书·小儿则(上)》

150. 儿病察父母先天之气

凡小儿之病,本不易察,但其为病之源,多有所因,故凡临证者,必须察父母先天之气,而母气为尤切。

《景岳全书·小儿则(上)》

151. 小儿惊风要领

惊风之要领有二,一曰实证,一曰虚证而尽之矣。盖急惊者,阳证也,实证也。乃肝邪有余而风生热,热生痰,痰热客于心膈间,则风火相搏,故其形证急暴而痰火壮热者,是为急惊。此当先治其标,后治其本。慢惊者,阴证也,虚证也。此脾肺俱虚,肝邪无制,因而侮脾生风,无阳之证也。故其形气病气俱不足者,是为慢惊,此当专顾脾肾以救元气。虽二者俱名惊风,而虚实之有不同,所以急慢之名亦异。凡治此者,不可罔顾其名以思其义。

《景岳全书·小儿则(上)》

152. 小儿五脏惊风

小儿惊风,肝病也,亦脾肾心肺病也。盖小儿之真阴未足,柔不济刚,故肝邪易动,肝邪动则木能生火,火能生风,风热相搏则血虚,血虚则筋急,筋急则为掉眩反张、搐搦强直之类,皆肝木之本病也。至其相移,木邪侮土则脾病,而为痰,为吐泻;木盛金衰则肺病,而为喘促,为短气;木火上炎则心病,而为惊叫,为烦热;木火伤阴则肾病,而为水涸,为血燥、为干渴,为汗不出,为搐,为痉,此五脏惊风之大概也。治此之法有要存焉,盖一曰风,二曰火,三曰痰,四曰阳虚,五曰阴虚,但能察此缓急,则尽之矣。所谓风者,以其强直掉眩皆属肝木,风木同气,故云惊风,而实作外感之证。今人不明此义,但为治风必须用散,不知外来之风可散,而血燥之风不可散也。故凡如防风、荆芥、羌活、独活、细辛、干葛、柴胡、紫苏、薄荷之类,使果有外邪发热无汗等证,乃可暂用,如无外邪,则最所当忌,此用散之不可不慎也。所谓痰火者,痰凝则气闭,火盛则阴亏,此实邪之病本也。若痰因火动,则治火为先,火以痰留,则去痰为主。火之甚者,宜龙胆草、山栀子、黄连、黄柏、石膏、大黄之属;火之微者,宜黄芩、知母、玄参、石斛、地骨皮、木通、天麻之属。痰之甚者,宜牛黄、胆星、天竺黄、南星、半夏、白芥子之属;痰之微者,宜陈皮、前胡、海石、贝母、天花粉之属。此外,如朱砂之色赤体重,故能入心镇惊,内孕水银,故善透经络,坠痰降火。雄黄之气味雄悍,故能破结开滞,直达横行。冰片、麝香,乃开窍之要药;琥珀、青黛,亦清利之佐助而已。又如僵蚕、全蝎、蝉蜕之属,皆云治风,在僵蚕味咸而辛,大能开痰涎、破结气,用佐痰药,善去肝脾之邪,邪去则肝平,是即治风之谓也。全蝎生于东北,色青属木,故善走厥阴,加以盐味咸而降痰,是亦同气之属,故云治风。较之僵蚕,此其次矣。蝉蜕性味俱薄,不过取其清虚轻蜕之义,非有实济不足恃也。凡惊风之实邪,惟痰火为最,而风则次之,治实之法,止于是矣。然邪实者易制,主败者必危。盖阳虚则阴邪不散，而元气不复；阴虚则营气不行，而精血何来？所以惊风之重，重在虚证，不虚不重，不竭不危，此元精元气相为并立，有不容偏置者也。故治虚之法，当辨阴阳，阳虚者宜燥宜刚，阴虚者宜温宜润。然善用阳者，气中自有水；善用阴者，水中自有气。造化相须之妙，既有不可混，又有不可离者如此。设有谓此非小儿之药，此非惊风之药者，岂惊风之病不属阴阳，而小儿之体不由血气乎？若夫人者，开口便可见心，又乌足与论乾坤合一之道？

《景岳全书·小儿则（上）》

153. 小儿实证与虚证

虽钱氏等书皆以时候之气，分五脏之证为论治，然病变不测，有难以时气拘者，是不若察见在之形证，因脏腑之虚实，随宜施治者之为得也。总之，小儿之实证无他，惟东方之实及中央之滞耳。盖东方木实则生火生风，而为热为惊；中央土实则生湿生滞，而为痰为积。知斯二者，则知所以治实矣。若小儿之虚证，则五脏皆有之，如心虚则惊惕不安，肺虚则气促多汗，脾虚则为呕吐、为暴泄、为不食、为痞满倦卧、为牙紧流涎、为手足牵动，肝虚则为筋急血燥、为抽搐劲强、为斜视目瞪，肾虚则为二便不禁、为津液枯槁、为声不出、为戴眼、为肢体厥逆、为火不归源。知此五者，则知所以治虚矣。然此虚实之证，固亦多有疑似者，但以形色、声音、脉息参而察之，则无有不了然者。诸治责之法，当从急惊，治虚之法，当从慢惊，及如后夜啼诸治法，已尽其蕴，当并察之。总之，若言实者，乃邪气之实，非元气之实也。故治此者，切不可伤及元气。若病已久，尤当专顾脾肾，则根本完固，诸无不愈矣。

《景岳全书·小儿则（上）》

154. 论小儿发热

凡小儿无故发热，多由外感风寒。若寒邪在表未解者，必有发热头痛，成身痛无汗，或鼻塞流涕，畏寒拘急，脉见紧数者是也。凡暴感者，极易解散,一汗可愈。但察其气血平和,别无实热等证,或但倦怠昏睡者,则但以四柴胡饮,或五柴胡饮为主,酌儿大小而增减其剂。此法先固其中,次解其表,庶元气无伤,而邪且易散,最为稳当极妙之法。有云小儿何虚,乃堪此补,及又有补住邪气之说,皆寸光昧理之谈,不可信也。若胃气微见虚寒者,宜五君子煎加柴胡,或以理阴煎加减用之最妙,元气颇强而能食者,宜正柴胡饮。兼内热火盛而外邪未解者,宜一柴胡饮,或钱氏黄龙汤。壮热火盛往来寒热者,宜柴芩煎。寒气盛者,宜二柴胡饮。寒邪盛而中气微虚者,宜五积散。伤寒见风,身热兼嗽而中气不虚者,宜柴陈煎。若中气不足而兼热兼嗽者,宜金水六君煎。冬受寒邪,至春夏而发热者,是为小儿正伤寒,但取效稍迟,然治法不能外此。

《景岳全书·小儿则(上)》

155. 辨小儿内热与外热

内热与外热不同,内热以五内之火,热由内生,病在阴分,故内热者宜清凉,不宜升散,升散则内火愈炽,火空则发也。外热以肤腠之邪,风寒外袭,病在阳分,故外热者宜解散,不宜清降,清降则表热愈留,外内合邪也。此外热内热之治,其不同者有如此。欲分内外之辨,则外热者,其至必骤;内热者,其来必缓。但察其绝无表证,而热在脏腑、七窍、三焦、二阴、筋骨、肌肉之间者,皆是内热之证。但内热之证,亦有虚实,实者宜从正治,虚者当从反治,反正之间,有冰炭之异,非可混也。

《景岳全书·小儿则(上)》

156. 论小儿吐泻

小儿吐泻证,虚寒者居其八九,实热者十中一二。但察其脉证无火,面色清白,气息平缓,肢体清凉,或神气疲倦,则悉是虚寒之证,不得妄用凉药,古人云:脾虚则呕,胃虚则吐者是也。盖饮食入胃,不能运化而吐者,此脾气虚弱,所以不能运也。寒凉入胃,恶心而吐者,此中焦阳气受伤,所以不能化也。若邪在中焦,则止于呕吐,若连及下焦,则并为泻矣。故在中上二焦者,宜治脾胃,连及下焦者,宜调脾肾。若非实热火邪,而妄用寒凉消伐者,无有不死。

小儿吐泻并作者,本属内伤,然有因寒气自外而入,内犯脏气而然者;有因生冷不慎,致伤胃气而然者;有因中气本弱,饮食失宜而然者。邪伤阳分则为吐,邪伤阴分则为泻,若吐泻并作,则阴阳俱伤之证也。此当察其有滞无滞,详辨其虚实而治之。若吐泻初起,邪滞未清者,必有胸腹胀闷实滞等证,此宜先用和胃饮、苓术二陈煎之类,以清上焦之气。若吐泻初起,腹胀腹痛而拒按者,宜先用胃苓汤,或五苓散加干姜、木香之类,以分下焦之清。若上无胀滞,或所吐既多而呕恶不已,此其上焦岂尚有物?但察其形气困倦,总惟胃虚而然。若虚寒不甚者,宜五味异功散。然无寒不作吐,故惟五君子煎、六味异功煎,及养中煎、温胃饮之类,皆最宜也。若下腹虽痛而可按可揉,或腹寒喜熨,或所泻既多而泄仍不止,此其下焦必空虚已极,惟脾肾虚寒不能固摄而然,非胃关煎不可;其稍轻者,或用四君子加肉豆蔻、补骨脂、丁香之属;若虚中兼滞者,或助胃膏亦可酌用。其或果由胃火,则火逆于上,热蓄于下,亦能为吐为泻,然必有火证火脉者,方是其证,乃宜大小厘清饮,或用香连丸,或如前胃热呕吐条参而治之。然此证最少,不得轻易混用。

《景岳全书·小儿则(下)》

157. 论泻痢粪尿色

古人有以小儿泻痢粪黄酸臭者,皆作胃热论治,此大误也。盖饮食入胃,化而为粪,则无有不黄,无有不臭者,岂得以黄色而酸臭者为热乎?今以大人之粪验之,则凡胃强粪实者,其色必深黄而老苍,方是全阳正色。若纯黄不苍而粪有嫩色,则胃中火力便有不到之处,再若淡黄则近白矣。近白之色则半黄之色也,粪色半黄则谷食半化之色也,粪气酸腥则谷食半化之气也,谷食半化,则胃中火力盛衰可知也。若必待粪青粪白,气味不臭,然后为寒,则觉之迟矣。故但以粪色之浅深,粪气之微甚,便可别胃气阳和之成色,智者见于未然,而况于显然乎?余故曰:古人以粪黄酸臭为火者,大误也。再若小水之色,凡大便泻痢者,清浊既不分,小水必不利,小水不利,其色必变,即清者亦常有之,然黄者十居八九。

此因泻亡阴,阴亡则气不化,气不化则水涸。水涸则色黄不清,此自然之理也。使非有淋热痛涩之证,而但以黄色便作火治者,亦大误也。

《景岳全书·小儿则(下)》

158. 论吐乳

小儿吐乳,虽有寒热之不同,然寒者多而热者少,虚者多而实者少,总由胃弱而然。但察其形色脉证之阴阳,则虚实寒热自有可辨,热者宜加微清,寒者必须温补。乳子之药不必多用,但择其要者二、三、四味,可尽其妙,如参姜饮、五味异功散之类,则其要也。苦儿小乳多,满而溢者,亦是常事,乳行则止,不必治也。若乳母有疾,因及其子,或有别证者,又当兼治其母,宜从薛氏之法如下。

《景岳全书·小儿则(下)》

159. 论小儿盗汗

凡小儿无故常多盗汗,或自汗者,宜以团参散为主,或参苓散、四君子汤、五味异功散,或白术散之类,俱可择用。若其甚者,宜三阴煎、人参养营汤,或十全大补汤。若心经有火而见烦渴者,宜生脉散、一阴煎。若肝脾火盛,内热熏蒸,血热而汗出者,脉必洪滑,证多烦热,宜当归六黄汤,或加减一阴煎。若阳明实热,汗出大渴者,宜仲景竹叶石膏汤。若因病后,或大吐大泻之后,或误用克伐之药,以致气虚气脱而大汗亡阳者,速宜用参附汤、六味回阳饮,或芪附汤之类,庶可挽回也。大都汗多亡阳者,多致角弓反张、项强戴眼等证,此太阳、少阴二经精血耗散,阴虚血燥而然,速宜用大营煎、人参养营汤,或十全大补汤之类,方可解救。若作风治,万无一生矣。前《汗证门》有详论详法,所当参阅。余之儿辈,有于襁褓中多盗汗者,但以人参一钱,泡汤与服,当夜即止。久不服参,必又汗出,再服再止,其效如神。凡养儿者,亦可以此为常法。

《景岳全书·小儿则(下)》

小儿多有痞块者,总由口腹无节,见食必啖,食上加食,脾胃化之不及,则胃络所出之道,未免渐有留滞。留滞不已,则日以益大,因成痞矣。或以感寒发热之后,胃气未清,此时最宜择食节食,若不知慎,则食以邪留,最易成痞,此实人所不知也。第痞块既成,必在肠胃之外,膜膈之间,故非可以消伐之剂推逐而去者。若但知攻痞,则胃气益弱,运化失权,不惟不能消痞,且致脾土亏损,则痞邪益横而变百出矣。故治此者,当酌其缓急,专以调补胃气为主,外则用膏用灸,以拔其结络之根,庶为万全之策。

《景岳全书·小儿则(下)》

景岳曰:小儿变蒸之说,古所无也。至西晋王叔和始一言之,继自隋唐巢氏以来,则日相传演,其说益繁。然以余观之,则似有未必然者,何也?盖儿胎月足离怀,气质虽未成实,而脏腑已皆完备。及既生之后,凡长养之机,则如月如苗,一息不容有间,百骸齐到,自当时异而日不同,岂复有此先彼后?如一变生肾,二变生膀胱,及每变必三十二日之理乎?又如小儿之病与不病,余所见所治者,盖亦不少,凡属违和,则不因外感必以内伤,初未闻有无因而病者,岂真变蒸之谓耶?又见保护得宜,而自生至长,毫无疾痛者不少,抑又何也?虽有暗变之说,终亦不能信然。余恐临证者有执迷之误,故道其愚昧若此,及如前薛氏之戒,皆不可不察也。明达者以为然否?

《景岳全书·小儿则(下)》

景岳曰:按以上万氏治疹诸条,皆极详妥,然其中惟泻痢、气喘二证则最多疑似。盖二证之由疹毒,固当如其治矣。然有不因疹毒者,如俗医但见是疹,无不概用寒凉,不知有可凉者,有不可凉者。其有脾气本弱而过用寒药,或以误会生冷致伤脾胃而为泄泻者,亦多有之。此一证也,虽曰由疹而发,而实非疹毒之病矣。但察其别无热证热脉,而兼之色白气馁者,便须速救脾气,急从温补,宜温胃饮、五君子煎、胃关煎之类主之。若执谓疹毒不可温,则无不危矣。此医之当知本也。又如气喘一证,大有虚实。盖十喘九虚,若察其本非火证,又非外邪,而或以大泻,或以大汗而致喘者,必皆气脱之候,此非六气煎,或贞元饮必不可也。凡此二者,皆不可不加细察,而或者以气促作气喘,则万万大误矣。又《痘疮总论》中,有因人因证之辨,与此麻疹实同一理,所当参阅。故不可以麻疹之邪,悉认为实火,而不知虚火之为害也。

《景岳全书·痘疹诠》

163. 论泄泻

景岳曰:自古方书,凡发挥未尽,及用治未当者,间亦有之,而惟于泄泻一证则尤其为最。何也?盖古人以泄泻为热者十九,故多用河间黄芩芍药汤为主治,而不知凡属泄泻,最多脾肾虚寒也。即如出疹一证,虽有由疹毒而泻者,然果系实热,多不作泻,但致泻者,卒由脾胃之弱。若但知清火解毒,则脾必日败,而渐现屋漏、青菜色,及气促、绝食不治之证矣。病而至此,岂犹热耶?总属误耳。故凡治泄泻者,即虽是疹,亦必察其有无热邪。如无热证热脉,即当于痘疮泄泻条求法治之,庶最危者犹可望其生也。故余于诸法之外,而独言其要者有如此。

《景岳全书·痘疹诠》

164. 疮疡治法

疮疡之治,有宜泻者,有宜补者,有宜发散者,有宜调营解毒者,因证用药,各有所主。《经》曰:形气有余,病气有余,当泻不当补;形气不足,病气不足,当补不当泻。此其大纲也。

故凡察病之法,若其脉见滑、实、洪、数,而焮肿痛甚,烦热痞结,内外俱壅者,方是大实之证。此其毒在脏腑,非用硝黄猛峻等剂荡而逐之,则毒终不解,故不得不下。然非有真实、真滞者,不可下,此下之不可轻用也。其有脉见微细，血气素弱，或肿而不溃，溃而不敛，或饮食不加，精神疲倦，或呕吐泄泻，手足常冷，脓水清稀，是皆大虚之候。此当全用温补，固无疑矣。然不独此也，即凡见脉无洪数，外无烦热，内无壅滞而毒有可虑者，此非大虚之证，然察其但无实邪，便当托里养营，预顾元气。何也？盖恐困苦日久，或脓溃之后，不待损而自虚矣。及其危败，临期能及哉？故丹溪云：因积毒在脏腑，宜先助胃壮气，以固其本。

夫然则气血凝结者自散，脓已成者自溃，肌肉欲死者自生，肌肉已死者自腐，肌肉已溃者自敛。若独攻其疮，则脾胃一虚，七恶蜂起，其不死者幸矣，即此谓也。其有脉见紧数，发热憎寒，或头痛，或身痛，或四肢拘急无汗，是必时气之不正，外闭皮毛，风热壅盛而为痈肿。此表邪之宜散者也。如无表证，则不妄用发散，以致亡阳损卫。故仲景曰：疮家不可汗。此之谓也。其有营卫失调，气血留滞而偶生痈肿，但元气无损，饮食如常，脉无凶候，证无七恶，此其在腑不在脏，在表不在里。有热者清其热，有毒者解其毒，有滞者行其气，所当调营和卫而从平治者也。

大都疮疡一证，得阳证而病气、形气俱有余者轻，得阴证而形气、病气俱不足者重。若正气不足而邪毒有余，补之不可，攻之又不可者危。若毒虽尽去而脾肾已败，血气难复者，总皆不治之证。故临证者，当详察虚实，审邪正，辨表里，明权衡，倘举措略乖，必遗人大害。斯任非轻，不可苟也。

余续之曰：凡痈疽阴盛、阳衰者，但见体虚脉弱、阳气无权等证，则凡苦寒之剂，非惟溃疡不可用，即肿疡亦不可用也。又若阴邪凝结之毒，非用温热。何以运行？而陈氏谓肿疡不可用热药，恐不可以概言也。

《景岳全书·外科钤》

165. 论疮疡之汗下

或云仲景言疮家虽身痛不可发汗，其理何也？余曰：此说乃营气不从，逆于肉理，而生疮肿，作多疼痛，非外感寒邪之病，故戒之以不可发汗，汗之则成痓也。又问：仲景言鼻衄者不可发汗，复言脉浮紧者，当以麻黄汤发之，衄血自止。所说不同，其故何也？予曰：此正与疮家概同。夫人身血之与汗，异名而同类。夺汗者无血，夺血者无汗。今衄血妄行，为热所逼，更发其汗,是反助热邪,重竭津液,必变凶证,故不可汗。若脉浮则在表,脉紧则在寒。寒邪郁遏,阳不得伸,热伏营中,迫血妄行,上出于鼻,故当用麻黄汤散其寒邪,使阳气得舒,其血自止,又何疑焉?或者叹曰:知其要者,一言而终;不知其要,流散无穷。洁古之学,可谓知其要者矣。

愚谓疮肿之属表邪者,惟时毒、丹毒、斑疹,及头面颈项上焦之证多有之。察其果有外邪,而脉见紧数,证有寒热者,方宜表散。然散之之法,又必辨其阴阳盛衰,故或宜温散,或宜凉散,或宜平散,或宜兼补而散,或宜解毒而散,此散中自有权宜也。又如里证用下之法,则毒盛势剧者大下之,滞毒稍轻者微下之,营虚便结而毒不解者养血滋阴而下之,中气不足而便结壅滞者润导而出之。凡此皆通下之法,但宜酌缓急轻重而用得其当耳。故必察其毒果有余,及元气壮实,下之必无害者,方可用下。否则不但目前,且尤畏将来难结之患。

是以表证不真者不可汗,汗之则亡阳;里证不实者不可下,下之则亡阴。亡阴亦死,亡阳亦死。医固可以孟浪乎?

《景岳全书·外科钤》

166. 论肿疡

愚意前论肿疡有云忌补宜下者,有云禁用大黄者,此其为说若异,而亦以证有不同耳。盖忌补者,忌邪之实也;畏攻者,畏气之虚也。即如肿疡多实,溃疡多虚,此其常也。然肿疡亦多不足,则有宜补、不宜泻者;溃疡亦或有余,则有宜泻、不宜补者,此其变也。或宜补,或宜泻,总在虚实二字。然虚实二字最多疑似,贵有定见。如火盛者,宜清者也;气滞者,宜行者也;既热且壅,宜下者也;无滞无壅,则不宜妄用攻下,此用攻之宜禁者也。至若用补之法,亦但察此二者。

凡气道壅滞者不宜补,火邪炽盛者不宜温。若气道无滞,火邪不甚,或饮食二便清利如常,而患有危险可畏者,此虽未见虚证,或肿疡未溃,亦宜即从托补。何也?盖恐困苦日久,无损自虚,若能预固元气,则毒必易化,脓必易溃,口必易敛,即大羸、大溃犹可望生。若必虚证迭出,或既溃不能收敛,而后勉力支持,则轻者必重,重者必危,能无晚乎?此肿痛之有不足也。所系非细，不可不察。

《景岳全书·外科钤》

167. 溃疡有余之证

溃疡有余之证，其辨有四：盖一以元气本强，火邪本盛，虽脓溃之后而内热犹未尽除，或大便坚实而能食脉滑者，此其形气病气俱有余，仍宜清利，不宜温补，火退自愈，亦善证也；一以真阴内亏，水不制火，脓既泄而热反甚、脉反躁者，欲清之则正气以虚，欲补之则邪气愈甚。此正不胜邪，穷败之证，不可治也；一以毒深而溃浅者，其肌腠之脓已溃，而根盘之毒未动，此乃假头，非真溃也，不得遽认为溃疡而概施托补，若误用之，则反增其害，当详辨也。又有一种，元气已虚，极似宜补，然其禀质滞浊，肌肉坚厚，色黑而气道多壅者，略施培补，反加滞闷，若此辈者，真虚既不可补，假实又不可攻，最难调理，极易招怨，是亦不治之证也。总之，溃疡有余者十之一二，故溃疡宜清者少，肿疡不足者十常四五，故肿疡宜补者多。此亦以痈疽之危险，有关生死者为言，故贵防其未然也。至若经络浮浅之毒，不过肿则必溃，溃则必败，又何必卷卷以补泻为辨也，观者审之。

《景岳全书·外科钤》

168. 戒忌调护

疮疡当忌荤腥。然以愚见言之，则惟热火证及疔毒阳痈，则毫不可犯，宜切慎也。至若营卫大虚而毒不能化，肉不能长，凡宜温宜补等证，岂亦不宜滋补乎？故古人号黄芪为羊肉，则既宜黄芪，未有不宜羊肉者。惟猪肉、牛肉、醇酒及伤脾助湿等物，则不可不忌。

《景岳全书·外科钤》

169. 瘀血留滞作癥，惟妇人有之

瘀血留滞作癥，惟妇人有之。其证则或由经期，或由产后。凡内伤生

冷,或外受风寒,或恚怒伤肝,气逆而血留,或忧思伤脾,气虚而血滞,或积劳积弱,气弱而不行,总由血动之时,余血未净,而一有所逆,则留滞日积而渐以成瘕矣。然血必由气,气行则血行。故凡欲治血,则或攻或补,皆当以调气为先。

《景岳全书·妇人规》

170. 妇人养正之法

养正之法,当察阴阳上下,病之久新,及邪正强弱之势。其有停瘀虽甚而元气困弱者,不可攻。病久而弱,积难摇动者,不可攻。凡此之类,皆当专固根本,以俟其渐磨渐愈,乃为良策。如郁结伤脾者,宜用归脾汤、逍遥饮、寿脾煎。脾胃虚寒者,宜温胃饮、养中煎、六君子汤。肝肾虚寒者,宜大营煎、暖肝煎、理阴煎,或《良方》交加散亦可。脾肾虚寒,大便泄泻或不实者,宜胃关煎、理阴煎。病久脾肾气滞而小腹痛胀者,宜八味地黄丸。肝火不清,血热而滞者,宜加味逍遥散。以上诸证,凡虚中带滞者,不妨于前药中各加行气导滞之品,此在用者之圆活也。妇人久宿痞,脾肾必亏,邪正相搏,牢固不动,气联子脏则不孕,气联冲任则月水不通。内治之法宜如前,外以阿魏膏贴之,仍用熨痞方,或用琥珀膏亦可。然必须切慎七情及六淫、饮食起居,而不时随证调理,庶乎可愈。

《景岳全书·妇人规》

171. 论不寐

饮浓茶则不寐,心有事亦不寐者,以心气之被伐也。盖心藏神,为阳气之宅也;卫主气,司阳气之化也。凡卫气入阴则静,静则寐,正以阳有所归,故神安而寐也。而浓茶以阴寒之性,大制元阳,阳为阴抑,则神索不安,是以不寐也。又心为事扰则神动,神动则不静,是以不寐也。故欲求寐者,当养阴中之阳及去静中之动,则得之矣。

《景岳全书·杂证谟》

172. 论痰喘

痰盛作喘者,虽宜治痰,如二陈汤、六安煎、导痰汤、千缗汤、滚痰丸、抱龙丸之类,皆可治实痰之喘也;六君子汤、金水六君煎之类,皆可治虚痰之喘也。然痰之为病,亦惟为病之标耳,犹必有生痰之本,故凡痰因火动者,必须先治其火;痰因寒生者,必须先治其寒。至于或因气逆,或因风邪,或因湿滞,或因脾肾虚弱,有一于此,皆能生痰,使欲治痰而不治其所以痰,则痰终不能治,而喘何以愈哉?

《景岳全书·杂证谟》

173. 论胃火呃逆

胃火为呃者,其证极多,但察其脉见滑实而形气不虚,胸膈有滞,或大便坚实或不行者,皆其胃中有火,所以上冲为呃。但降其火,其呃自止,惟安胃饮为最妙。余尝治愈多人,皆此证也。

《景岳全书·杂证谟》

174. 论伤风

凡伤风咳嗽多痰,或喘急呕恶者,宜六安煎加减治之为最妙,二陈汤多加生姜亦可。若外感风寒,咳嗽多痰,喘急而阴虚血气不足,痰有不活,气有不充,则托送无力,邪不易解,宜金水六君煎,其效如神。若年衰胃弱者,尤宜用之。若伤风兼寒,而咳嗽发热者,宜柴陈煎。若时行风邪在肺,咳嗽喘急多痰,而阴寒气甚,邪不易解者,宜小青龙汤,或消风百解散,或金沸草散。若伤风初感,寒热往来,涕唾稠黏,胸膈不快,咳嗽多痰者,参苏饮。若伤风头痛,鼻塞声重,咳嗽者,《局方》神术散,或川芎茶调散。若感风兼湿,而头目不清,鼻塞声重者,宜冲和散。若风寒外闭,肢节烦疼,鼻塞声重,而内多伏火者,《局方》羌活散。若太阳经伤风,发热,自汗,恶风者,桂枝汤。

《景岳全书·杂证谟》

175. 论水肿

凡水肿等证,乃脾、肺、肾三脏相干之病。盖水为至阴,故其本在肾;水化于气,故其标在肺;水惟畏土,故其制在脾。今肺虚则气不化精而化水,脾虚则土不制水而反克,肾虚则水无所主而妄行,水不归经则逆而上泛,故传入于脾而肌肉浮肿,传入于肺则气息喘急。虽分而言之,而三脏各有所主,然合而言之,则总由阴胜之害,而病本皆归于肾。

《景岳全书·杂证谟》

【按语】水之本在肾,其标在肺,其制在脾。

176. 论虚寒之痞

虚寒之痞,凡过于忧思,或过于劳倦,或饥饱失时,或病后脾气未醒,或脾胃素弱之人,而妄用寒凉克伐之剂,以致重伤脾气者,皆能有之。其证则无胀无闷,但不知饥,亦不欲食。问其胸腹胀痞,则曰亦觉有些,而又曰不甚胀。盖本非胀也,止因不欲食而自疑为胀耳。察其脉则缓弱无神,或弦多胃少,察其形则色平气怯,是皆脾虚不运而痞塞不开也。此证极多,不得因其不食,妄用消耗,将至胃气日损,则变证百出矣。治宜温补,但使脾肾气强,则痞满开而饮食自进,元气自复矣。又凡脾胃虚者,多兼寒证,何也? 盖脾胃属土,土虚者多因无火,土寒则气化无权,故多痞满,此即寒生于中也。亦有为生冷外寒所侵,而致中寒者,然胃强则寒不能侮,而寒能胜之,总由脾气之弱耳。

《景岳全书·杂证谟》

【按语】脾胃为后天之本,脾胃虚弱则生化无权。现代人多思多虑,劳倦伤身,饥饱无度,大病久病后脾胃功能难以迅速恢复,都能引起后天脾胃功能减弱。

177. 血之与气

血之与气,体虽异而性则同,故皆喜温而恶寒,寒则凝泣而留滞,温则消散而运行。

《类经·疾病类》

178. 痰饮之辨

痰饮一证,其在《内经》,止有积饮之说,本无痰证之名。此《内经》之不重痰证,概可知矣。及考痰之为名,虽起自仲景,今后世相传,无论是痰非痰,开口便言痰火。有云怪病之为痰者,有云痰为百病母者,似乎痰之关系,不为不重。而何《内经》之忽之也?不知痰之为病,必有所以致之者。如因风因火而生痰者,但治其风火,风火息而痰自清也。因虚因实而生痰者,但治其虚实,虚实愈而痰自平也。未闻治其痰而风火可自散,虚实可自调者,此所以痰必因病而生,非病之因痰而致也。故《内经》之不言痰者,正以痰非病之本,而痰惟病之标耳。今举世医流,但知百计攻痰,便是治病。竟不知所以为痰,而痰因何而起,是何异引指以使臂,灌叶以救根者乎?标本误认,而主见失真,欲求愈病,难矣!难矣!

痰之与饮,虽曰同类,而实有不同也。盖饮为水液之属,凡呕吐清水,及胸腹膨满、吞酸嗳腐、渥渥有声等证,此皆水谷之余,停积不行,是即所谓饮也。若痰有不同于饮者,饮清澈而痰稠浊。饮惟停积肠胃,而痰则无处不到。水谷不化而停为饮者,其病全由脾胃;无处不到而化为痰者,凡五脏之伤皆能致之。故治此者,当知所辨,而不可不察其本也。

痰即人之津液,无非水谷之所化。此痰亦既化之物,而非不化之属也。但化得其正,则形体强,营卫充,而痰涎本皆血气;若化失其正,则脏腑病,津液败,而血气即成痰涎。此亦犹乱世之盗贼,何孰非治世之良民?但盗贼之兴,必由国运之病。而痰涎之作,必由元气之病。尝闻之立斋先生曰:使血气俱盛,何痰之有?余于初年,颇疑此言,而谓岂无实痰乎?及今见定识多,始信其然也。何以见之?盖痰涎之化,本由水谷,使果脾强胃健。如少壮者流,则随食随化,皆成血气,焉得留而为痰?惟其不能尽化,而十留一二,则一二为痰矣。十留三四,则三四为痰矣。甚至留其七八,则但见血气日削,而痰涎日多矣。此其故正以元气不能运化,愈虚则痰愈盛也。然则立斋之言,岂非出常之见乎?今见治痰者,必曰痰之为患,不攻如何得去？不知正气不行，而虚痰结聚，则虽竭力攻之，非惟痰不可去，而且益增其虚。故或有因攻而逐绝者。或偶尔暂苏而更甚于他日者，皆攻之之误也。又孰知痰之可攻者少，而不可攻者多也。故凡将治痰者，不可不先察虚实。

痰有虚实，不可不辨。夫痰则痰矣，皆若有余，又何有虚实之异？盖虚实二字，全以元气为言，凡可攻者，便是实痰，不可攻者，便是虚痰。何为可攻？以其年力犹盛，血气未伤，或以肥甘过度，或以湿热盛行，或风寒外闭皮毛，或逆气内连肝膈，皆能骤至痰饮，但察其形气病气俱属有余者，即实痰也。实痰者，何谓其元气犹实也？此则宜行消伐，但去其痰，无不可也。何为不可攻？则或以形羸气弱，年及中衰者，即虚痰也。或以多病，或以劳倦，或以忧思酒色，致成劳损，非风卒厥者，亦虚痰也。或脉见细数，脏无阳邪，时为呕恶泄泻，气短声喑等证，但察其形气病气本无有余者，皆虚痰也。虚痰者何？谓其元气已虚也。此则但宜调补，若或攻之，无不危矣。且凡实痰本不多，其来也骤，其去亦速，其病亦易治，何也？以病本不深也。虚痰反多甚，其来则渐，其去则迟。其病亦难治，何也？以病非一日也。是以实痰无足虑，而最可畏者，惟虚痰耳。总之，治痰之法无他，但能使元气日强，则痰必日少，即有微痰，亦自不能为害，而且亦充助胃气。若元气日衰，则水谷津液，无非痰耳，随去随生，有能攻之使尽，而且保元气无恙者，吾不信也。故善治痰者，惟能使之不生，方是补天之手。然则，治此者可不辨其虚实，而欲一概攻之，如王隐君所论，内外百病皆生于痰，悉用滚痰丸之类，其亦但知目前，而不知日后之害哉！

五脏之病，虽俱能生痰，然无不由乎脾肾。盖脾主湿，湿动则为痰，肾主水，水泛亦为痰，故痰之化无不在脾，而痰之本无不在肾，所以凡是痰证，非此则彼，必与二脏有涉。但脾家之痰，则有虚有实，如湿滞太过者，脾之实也；土衰不能制水者，脾之虚也。若肾家之痰，则无非虚耳。盖火不生土者，即火不制水，阳不胜阴者，必水反侵脾，是皆阴中之火虚也；若火盛烁金，则精不守舍，津枯液涸，则金水相残，是皆阴中之水虚也。此脾肾虚实之有不同者，所当辨也。又若古人所云湿痰、郁痰、寒痰、热痰之类，虽其在上在下，或寒或热，各有不同，然其化生之源，又安能外此二脏？如寒痰湿痰，本脾家之病，而寒湿之生，果无干于肾乎？

木郁生风,本肝家之痰,而木强制土,能无涉于脾乎?火盛克金,其痰在肺,而火邪炎上,有不从中下二焦者乎?故凡欲治痰,而不知所源者,总惟猜摸而已耳。

《非风门》有《痰论》三篇,所当互阅。

《景岳全书·杂证谟》

【按语】《内经》不言痰,以痰非病之本,而惟病之标。痰之与饮,虽曰同类,而实有不同。痰即人之津液,无非水谷之所化。治痰者,不可不先察虚实。五脏之病,虽俱能生痰,然无不由乎脾肾。脾之为痰,有虚有实;胃之为痰,惟虚而已。

179. 合病与并病

余究心伤寒已久,初见合病、并病之说,殊有不明,而今始悉之。夫所谓合病者,乃二阳、三阳同病,病之相合者也。并病者,如太阳先病不解,又并入阳明、少阳之类也。观仲景曰:二阳并病,太阳初得病时,发其汗,汗先出不彻,因转属阳明。若太阳病证不罢者,不可下。按此云转属阳明,则自太阳而来可知也,云太阳病证不罢,则二经皆病可知也。凡并病者,由浅而深,由此而彼,势使之必然也。此合病、并病之义,而不知者皆以此为罕见之证。又岂知今时之病,则皆合病、并病耳。何以见之?盖自余临证以来,凡诊伤寒,初未见有单经挨次相传者,亦未见有表证悉罢,止存里证者,若欲依经如式求证,则未见有如式之病,而方治可相符者,所以令人致疑,愈难下手,是不知合病、并病之义耳。今列其大略如下。

一、合病者,乃两经、三经同病也。如初起发热恶寒头痛者,此太阳之证,而更兼不眠,即太阳阳明合病也。若兼呕恶,即太阳少阳合病也。若发热不眠,呕恶者,即阳明少阳合病也。若三者俱全,便是三阳合病。三阳合病者,其病必甚。

一、三阳与三阴本无合病,盖三阳为表,三阴为里,若表里同病,即两感也。故凡有阴阳俱病者,必以渐相传而至,皆并病耳,此亦势所必至,非合病、两感之谓。

一、并病与合病不同,合病者,彼此齐病也;并病者,一经先病,然后渐及他经而皆病也。如太阳先病，发热头痛，而后见目痛、鼻干不眠等证者，此太阳并于阳明也；或后见耳聋胁痛，呕而口苦等证者，此太阳并于少阳也；或后见腹满、咽干等证者，此太阳并于太阴也；或后见舌干、口燥等证者，此太阳并于少阴也；或后见烦满囊缩等证者，此太阳并于厥阴也。若阳明并于三阴者，必鼻干不眠，而兼三阴之证。少阳并于三阴者，必耳聋呕苦，而兼三阴之证。阴证虽见于里，而阳证仍留于表，故谓之并。凡患伤寒，而始终热有不退者，皆表邪之未解耳，但得正汗一透，则表里皆愈，岂非阴阳相并之病乎？今之伤寒率多并病，若明此理，则自有头绪矣。治此之法，凡并病在三阳者，自当解三阳之表。如邪在太阳者，当知为阳中之表，治宜轻清；邪在阳明者，当知为阳中之里，治宜厚重；邪在少阳者，当知为阳中之枢，治宜和解。此虽解表之大法，然余仍有心法，详载《新方八略》中。故或宜温散，或宜凉散，或宜平散，或宜补中而散，是又于阴阳交错之理，有不可不参合而酌用者，皆治表之法也。至于病入三阴，本为在里，如太阴为阴中之阳，治宜微温；少阴为阴中之枢，治宜半温；厥阴为阴中之阴，治宜大温，此阴证之治略也。然病虽在阴，而有兼三阳之并病者，或其邪热已甚，则自宜清火；或其表尚未解，则仍当散邪。盖邪自外入，则外为病本，拔去其本，则里病自无不愈者，此所以解表即能和中也。若表邪不甚，而里证为急，又当先救其里。盖表里之气，本自相关，惟表不解，所以里病日增，惟里不和，所以表邪不散，此所以治里亦能解表也。但宜表宜里，或此或彼之间，则自有缓急先后一定不易之道，而非可以疑似出入者，要在乎知病之薮，而独见其必胜之机耳，此又阴阳并病之治略也。惟是病既在阴，必关于脏，脏气为人之根本，而死生系之。故凡诊阴证者，必当细察其虚实，而补泻寒热，弗至倒施，则今时之治要，莫切乎此矣。

《景岳全书·伤寒典（上）》

180. 不治已病治未病，圣人之道也

不治已病治未病，圣人之道也。其有已病而尚不许治者，特以偏见不明，信理不笃，如拘于鬼神，恶于针石之类皆是也。既不相信，不无掣肘，强为之治，焉得成功？即有因治而愈者，彼亦犹谓不然，总亦属之无

功也。

《类经·藏象类》

181. 气味之相宜于人

故气味之相宜于人者,谓之为补则可。若用苦劣难堪之味,而求其能补,无是理也。气味攻补之学,大有妙处,倘不善于调和,则开手便错,此医家第一着要义。

《类经·脉色类》

182. 诸病皆先治本,而惟中满者先治其标

诸病皆先治本,而惟中满者先治其标。盖以中满为病,其邪在胃,胃者脏腑之本也,胃满则药食之气不能行,而脏腑皆失其所禀,故先治此者,亦所以治本也。

《类经·标本类》

183. 二便之治,小便尤难

二便之治,小便尤难,但知气化则能出矣之意,则大肠之血燥者,不在硝黄,而膀胱之气闭者,又岂在五苓之类?

《类经·标本类》

184. 标本胜复之化,则气可令调,而天之道毕矣

要而博、小而大者,谓天地之运气,人身之疾病,变化无穷,无不有标本在也。如三阴三阳,皆由六气所化,故六气为本,三阴三阳为标。知标本胜复之化,则气可令调,而天之道毕矣。然疾病之或生于本,或生于标,或生于中气,凡病所从生,即皆本也。夫本者,一而已矣。故知其要则一言而终,不知其要则流散无穷也。

《类经·标本类》

185. 医以活人为心

医以活人为心，其于出入之时，念念皆真，无一不敬，则德能动天，诚能格心，故可以转运周旋，而无往弗神矣。

《类经·脉色类》

186. 攻邪在乎针药，行药在乎神气

凡治病之道，攻邪在乎针药，行药在乎神气，故治施于外，则神应于中，使之升则升，使之降则降，是其神之可使也。若以药剂治其内而脏气不应，针艾治其外而经气不应，此其神气已去，而无可使矣。虽竭力治之，终成虚废已尔，是即所谓不使也。

《类经·论治类》

187. 虚损治法

病有虚实者，虚因正气不足，实因邪气有余也。凡外入之病多有余，如六气所感，饮食所伤之类也。内出之病多不足，如七情伤气，劳欲伤精之类也。凡实者宜泻，如《经》曰：寒者热之，热者寒之，坚者削之，客者除之，结者散之，留者攻之，溢者行之，强者泻之之属，皆用泻之法也。凡虚者宜补，如云散者收之，燥者润之，急者缓之，脆者坚之，衰者补之，劳者温之，损者益之，惊者平之之属，皆用补之法也。虚实之治，大概如此。

第当今之人，实者无几而虚者七八。病实者，其来速，其去亦速，故其治易。病虚者，损伤有渐，不易复元，故其治难。治实者但知为少壮新邪，则可攻可拔，犹无足虑。治虚者，但察其根本有亏，则倏忽变幻，可无虑乎？凡治实之法，外有余可散其表，内有余可攻其里，气有余可行其滞，血有余可逐其瘀，方治星罗，可无赘也。惟虚损之治，在法有未尽者，不得不详其要焉。

夫人之虚损，有先天不足者，有后天不足者。先天者由于禀受，宜倍加谨慎，急以后天人事培补之，庶可延年，使觉之不早而慢不为意，则未有不

夭折者矣。后天者由于劳伤,宜速知警省,即以情性药食调摄之,使治之不早,而迁延讳疾,则未有不噬脐者矣。

凡劳伤之辨,劳者劳其神气,伤者伤其形体。如喜怒思虑则伤心,忧愁悲哀则伤肺,是皆劳其神气也。饮食失度则伤脾,起居不慎则伤肝,色欲纵肆则伤肾,是皆伤其形体也。凡损其肺者伤其气,为皮焦而毛槁,损其心者伤其神,为血脉少而不营于脏腑,此自上而伤者也。损其肝者伤其筋,为筋缓不能自收持,损其肾者伤其精,为骨髓消减,痿弱不能起,此自下而伤者也。损其脾者,伤其仓廪之本,为饮食不为肌肤,此自中而伤者也。夫心肺损而神色败,肝肾损而形体痿,脾胃损而饮食不化,感此病者,皆损之类也。《难经》曰:损其肺者,益其气;损其心者,调其营卫;损其脾者,调其饮食,适其寒温;损其肝者,缓其中;损其肾者,益其精。此治损之法也。然所损虽分五脏,而五脏所藏则无非精与气耳。

夫精为阴,人之水也;气为阳,人之火也。水火得其正,则为精为气;水火失其和,则为热为寒。此因偏损,所以致有偏胜。故水中不可无火,无火则阴胜而寒病生;火中不可无水,无水则阳胜而热病起。但当详辨阴阳,则虚损之治无余义矣。如水亏者,阴虚也,只宜大补真阴,切不可再伐阳气;火虚者,阳虚也,只宜大补元阳,切不可再伤阴气。盖阳既不足而复伐其阴,阴亦损矣;阴已不足而再伤其阳,阳亦亡矣。

夫治虚治实,本自不同,实者阴阳因有余,但去所余,则得其平;虚者阴阳有不足,再去所有,则两者俱败,其能生乎?故治虚之要,凡阴虚多热者,最嫌辛燥,恐助阳邪也;尤忌苦寒,恐伐生阳也;惟喜纯甘壮水之剂,补阴以配阳,则刚为柔制,虚火自降,而阳归乎阴矣。阳虚多寒者,最嫌凉润,恐助阴邪也;尤忌辛散,恐伤阴气也;只宜甘温益火之品,补阳以配阴,则柔得其主,沉寒自敛,而阴从乎阳矣。是以气虚者宜补其上,精虚者宜补其下,阳虚者宜补而兼暖,阴虚者宜补而兼清,此固阴阳之治辨也。其有气因精而虚者,自当补精以化气;精因气而虚者,自当补气以生精。又如阳失阴而离者,非补阴何以收散亡之气?水失火而败者,非补火何以苏随寂之阴?此又阴阳相济之妙用也。

故善补阳者,必于阴中求阳,则阳得阴助而生化无穷;善补阴者,必于阳中求阴,则阴得阳升而泉源不竭。故以精气分阴阳,则阴阳不可离;以寒热分阴阳,则阴阳不可混。此又阴阳邪正之离合也。知阴阳邪正之治,则阴阳和而生道得矣。《经》曰不能治其虚,何问其余? 即此之谓。

《类经·疾病类》

188. 求本论

本者,原也,始也,万事万物之所以然也。世未有无源之流,无根之木,澄其源而流自清,灌其根而枝乃茂,无非求本之道。故黄帝曰:治病必求于本。孔子曰:其本乱而末治者否矣。此神圣心传,出乎一贯,可见随机应变,必不可忽于根本,而于疾病尤所当先,察得其本,无余义矣。惟是本之一字,合之则惟一,分之则无穷。所谓合之惟一者,即本篇所谓阴阳也。未有不明阴阳而能知事理者,亦未有不明阴阳而能知疾病者,此天地万物之大本,必不可不知也。所谓分之无穷者,有变必有象,有象必有本,凡事有必不可不顾者,即本之所在也。

姑举其略曰:死以生为本,欲救其死,勿伤其生;邪以正为本,欲攻其邪,必顾其正;阴以阳为本,阳存则生,阳尽则死;静以动为本,有动则活,无动则止;血以气为本,气来则行,气去则凝;症以脉为本,脉吉则吉,脉凶则凶;先者后之本,从此来者,须从此去;急者缓之本,孰急可忧,孰缓无虑;内者外之本,外实者何伤,中败者堪畏;下者上之本,滋苗者先固其根,伐下者必枯其上;虚者实之本,有余者拔之无难,不足者攻之何忍;真者假之本,浅陋者只知见在,精妙者疑似独明。至若医家之本在学力,学力不到,安能格物致知? 而尤忌者,不畏难而自足。病家之本在知医,遇士无礼,不可以得贤,而尤忌者,好杂用而自专。

凡此者虽未足以尽求本之妙,而一隅三反,从可类推。总之求本之道无他也,求勿伤其生而已。列子曰:圣人不察存亡,而察其所以然。《淮南子》曰:所以贵扁鹊者,知病之所从生也。所以贵圣人者,知乱之所由起也。王应震曰:见痰休治痰,见血休治血,无汗不发汗,有热莫攻热,喘生休耗气,精遗不涩泄,明得个中趣,方是医中杰。行医不识气,治法从何据,堪笑道中人,未到知音处。此真知本之言也,学人当知省之。

《类经·论治类》

189. 病有真假辨

治有逆顺者，以病有微甚；病有微甚者，以症有真假也。寒热有真假，虚实亦有真假。真者正治，知之无难；假者反治，乃为难耳。

如寒热之真假者，真寒则脉沉而细，或弱而迟，为厥逆，为呕吐，为腹痛，为飧泄下利，为小便清频，即有发热，必欲得衣，此浮热在外而沉寒在内也；真热则脉数有力，滑大而实，为烦躁喘满，为声音壮厉，或大便秘结，或小水赤涩，或发热掀衣，或胀疼热渴。此皆真病，真寒者宜温其寒，真热者直解其热，是当正治者也。

至若假寒者，阳证似阴，火极似水也。外虽寒而内则热，脉数而有力，或沉而鼓击，或身寒恶衣，或便热秘结，或烦渴引饮，或肠垢臭秽，此则恶寒非寒，明是热症，所谓热极反兼寒化，亦曰阳盛隔阴也。假热者，阴症似阳，水极似火也。外虽热而内则寒，脉微而弱，或数而虚，或浮大无根，或弦芤断续，身虽炽热而神则静，语虽谵妄而声则微，或虚狂起倒而禁之即止，或蚊迹假斑而浅红细碎，或喜冷水而所用不多，或舌苔面赤而衣被不撤，或小水多利，或大便不结，此则恶热非热，明是寒证，所谓寒极反兼热化，亦曰阴盛隔阳也。此皆假病，假寒者清其内热，内清则浮阴退舍矣；假热者温其真阳，中温则虚火归源矣，是当顺治者也。

又如虚实之治，实则泻之，虚则补之，此不易之法也。然至虚有盛候，则有假实矣；大实有羸状，则有假虚矣。总之，虚者正气虚也，为色惨形疲，为神衰气怯，或自汗不收，或二便失禁，或梦遗精滑，或呕吐隔塞，或病久攻多，或气短似喘，或劳伤过度，或暴困失志，虽外症似实而脉弱无神者，皆虚证之当补也。实者邪气实也，或外闭于经络，或内结于脏腑，或气壅而不行，或血留而凝滞，必脉病俱盛者，乃实症之当攻也。

然而虚实之间，最多疑似，有不可不辨其真耳。如《通评虚实论》曰：邪气盛则实，精气夺则虚。此虚实之大法也。设有人焉，正已夺而邪方盛者，将顾其正而补之乎？抑先其邪而攻之乎？见有不的，则死生系之，此其所以宜慎也。夫正者本也，邪者标也。若正气既虚，则邪气虽盛，亦不可攻，盖恐邪未去而正先脱，呼吸变生，则措手无及。故治虚邪者，当先顾正气，正气存则不致于害。且补中自有攻意,盖补阴即所以攻热,补阳即所以攻寒,世未有正气复而邪不退者,亦未有正气竭而命不倾者。如必不得已,亦当酌量缓急,暂从权宜,从少从多,寓战于守斯可矣,此治虚之道也。若正气无损者,邪气虽微,自不宜补,盖补之则正无与而邪反盛,适足以借寇兵而资盗粮。故治实证者,当直去其邪,邪去则身安,但法贵精专,便臻速效,此治实之道也。

要之,能胜攻者,方是实症,实者可攻,何虑之有。不能胜攻者,便是虚证,气去不返,可不寒心。此邪正之本末,有不可不知也。惟是假虚之证不多见,而假实之证最多也;假寒之证不难治,而假热之治多误也。然实者多热,虚者多寒。如丹溪曰:气有余便是火,故实能受寒。而余续之曰:气不足便是寒,故虚能受热。世有不明真假本末而曰知医者,余则未敢许也。

《类经·论治类》

190. 诸痛治法

后世治痛之法,有曰痛无补法者,有曰通则不痛、痛则不通者,有曰痛随利减者,人相传诵,皆以此为不易之法,凡是痛症无不执而用之。不知痛而闭者,固可通之,如本节云热结小肠、闭而不通之类是也。痛而泄者,不可通也,如上节云寒客小肠、后泄腹痛之类是也。观王荆公解痛利二字曰:治法云诸痛为实,痛随利减,世俗以利为下也。假令痛在表者,实也;痛在里者,实也;痛在血气者,亦实也。故在表者,汗之则愈;在里者,下之则愈;在血气者,散之行之则愈。岂可以利为下乎?宜作通字训则可。此说甚善,已得治实之法矣。然痛证亦有虚实,治法亦有补泻,其辨之之法,不可不详。

凡痛而胀闭者多实,不胀不闭者多虚。痛而拒按者为实,可按者为虚。喜寒者多实,爱热者多虚。饱而甚者多实,饥而甚者多虚。脉实气粗者多实,脉虚气少者多虚。新病壮年者多实,愈攻愈剧者多虚。痛在经者,脉多弦大;痛在脏者,脉多沉微。必兼脉证而察之,则虚实自有明辨,实者可利,虚者亦可利乎?不当利而利之,则为害不浅。

故凡治表虚而痛者,阳不足也,非温经不可;里虚而痛者,阴不足也,非养营不可。上虚而痛者,心脾受伤也,非补中不可;下虚而痛者,脱泄亡阴也,非速救脾肾、温补命门不可。夫以温补而治痛者,古人非不多也,惟近代薛立斋、汪石山辈尤得之。奈何明似丹溪,而亦曰诸痛不可补气,局人意见,岂良法哉?

《类经·疾病类》

七、疾　　病

.... **1. 痞满** ....

　　凡脾胃微虚,而若满非满,食少不化者,宜四君子汤,或异功散。若心脾气虚,或气有不顺者,归脾汤或治中汤。若三阴气血俱虚,治节不行,而不便于温者,宜五福饮。若中焦不暖,或嗳腐,或吞酸而痞满者,非温补不可,宜温胃饮、五君子煎,或理中汤、圣术煎,或参姜饮。若脾肾兼寒,命门不暖,则中焦不化,或腹溏,或胸腹喜暖畏寒,或上下腹俱膨膨,而小水黄涩者,宜理阴煎,甚者宜六味回阳饮。此二药最妙,而实人所罕知也。

　　饮食偶伤,致为痞满者,当察其食滞之有无而治之。凡食滞未消而作痞满,或兼疼痛者,宜大和中饮,或和胃饮加减治之,或枳术丸亦可,甚者神香散。此有治按在《肿胀门》。

　　若食滞既消,脾气受伤不能营运,而虚痞不开者,当专扶脾气,微者异功散、养中煎,甚者五福饮、温胃饮、圣术煎。若命门母气不足者,治宜如前。若偶食寒凉伤胃,痞满不开,而不可补者,宜和胃饮加山楂、麦芽之类,或用厚朴温中汤。

　　实滞之痞,当察其所因而治之。若湿胜气滞而痞者,宜平胃散,或《良方》厚朴汤,或五苓散。若寒滞脾胃,或为痛为痞,而中气不虚者,厚朴温中汤。若脾寒气滞而痞者,和胃饮。若怒气暴伤,肝气未平而痞者,解肝煎。若大便气秘,上下不通而痞者,河间厚朴汤。若胃口停痰而痞者,二陈汤,或橘皮半夏汤。胃寒气滞停痰,痞而兼呕者,加减二陈汤。胶痰不开,壅滞胃口者,药不易化,须先用吐法,而后随证治之。若大便秘结不通,而痞满不开者,宜微利之。

　　外邪之痞,凡寒邪感人者,必自表入里,若邪浅在经,未入于腑,则饮食如故，稍深则传入胸次，渐犯胃口，即不能饮食，是亦痞之类也。治此者，但解外邪，而或散或消，或温或补，邪去则胃口自和，痞满自去。此当于《伤寒门》求法治之。又伤寒家曰：阳证下之早者，乃为结胸；阴证下之早者，因成痞气。此以邪在表而攻其里，邪在阳而攻其阴，不当下而妄下之，以致邪气乘虚，陷结心下，是误治之害最危者也。实者硬满而痛，是为结胸；虚者满而不痛，是为痞气，宜审别治之。

《景岳全书·杂证谟》

【按语】痞满有因外邪者，有因内伤者。内伤又以中焦脾胃虚弱多见，有因虚滞痞，有因实痞而致脾胃虚弱，又有两者相兼者。

2. 泄泻

泄泻之暴病者，或为饮食所伤，或为时气所犯，无不由于口腹，必各有所因，宜察其因而治之。如因食生冷寒滞者，宜抑扶煎、和胃饮之属以温之。因湿滞者，宜平胃散、胃苓汤，或白术芍药散以燥之利之。因食滞而胀痛有余者，宜大、小和中饮之属以平之。因气滞而痛泻之甚者，宜排气饮，或平胃散之属以调之。因食滞而固结不散，或胃气之强实者，宜神佑丸、赤金豆、百顺丸之属以行之。凡初感者，病气未深，脏气未败，但略去其所病之滞，则胃气自安，不难愈也。

凡脾气稍弱，阳气素不强者，一有所伤，未免即致泄泻，此虽为初病，调理元气，自非强盛偶伤者之比。如因泻而神气困倦者，宜养中煎，或温胃饮，或圣术煎，或四君子汤，或五君子煎。如微寒兼滞而不虚者，宜佐关煎。若脾虚而微滞者，宜五味异功散。若脾虚而微寒微滞者，宜六味异功煎，或温胃饮。若因饮食不调，忽而溏泻，以渐而甚，或见微痛，但所下酸臭，而颜色淡黄，便是脾虚胃寒不化之证，即宜用五德丸，再甚者，即宜用胃关煎，切勿疑也。

凡兼真阴不足而为泄泻者，则或多脐下之痛，或于寅卯时为甚。或食入已久，反多不化，而为呕恶溏泻，或泻不甚臭而多见完谷等证。盖因丹田不暖，所以尾闾不固，阴中少火，所以中焦易寒，此其咎在下焦，故曰真阴不足也。本与中焦无涉，故非分利所及也，惟胃关煎一剂，乃为最上之乘。且人之患此者最多,勿谓其为新病而不可用也,勿谓其为年少而未宜用也。觉有是证,即宜是药,剂少功多,攸利非小。但知者见其先,昧者见其后,见其后,恐见之迟矣,所以贵先见也。

肾泄证,即前所谓真阴不足证也,每于五更之初,或天将明时,即洞泄数次,有经月连年弗止者。或暂愈而复作者,或有痛者,或有不痛者,其故何也?盖肾为胃关,开窍于二阴,所以二便之开闭,皆肾脏之所主,今肾中阳气不足,则命门火衰,而阴寒独盛,故于子丑五更之后,当阳气未复,阴气盛极之时,即令人洞泄不止也。古方有椒附丸、五味子散,皆治此之良方;若必欲阳生于阴,而肾气充固,则又惟八味地黄丸为宜。然余尝用此,则似犹未尽善,故特制胃关煎、一气丹、九气丹、复阳丹之属,斯得其济者多矣,或五味子丸亦佳。其有未甚者,则加五德丸、四神丸,皆其最宜者也。

凡脾泄久泄证,大都与前治脾弱之法不相远,但新泻者可治标,久泻者不可治标,且久泻无火,多因脾肾之虚寒也。若止因脾虚者,惟四君子汤、参术汤、参苓白术散之属为宜。若脾胃兼寒者,宜五君子煎、黄芽丸、五德丸。若脾气虚兼滞闷者,宜六味异功煎、温胃饮、圣术煎。若脾气虚寒之甚,而饮食减少,神疲气倦,宜参附汤、术附汤、十全大补汤。若病在下焦,肾气虚而微热者,宜六味地黄汤;微寒者,宜八味地黄汤,或胃关煎。若脾虚溏泄,久不能愈,或小儿脾泄不止者,止用敦阜糕、黏米固肠糕,亦易见效。若脾胃寒湿而溏泄不止者,苍术丸亦佳。若久泻元气下陷,大肠虚滑不收者,须于补剂中加乌梅、五味子、粟壳之属以固之。

大泻如倾,元气渐脱者,宜速用四味回阳饮,或六味回阳饮主之。凡暴泻如此者,无不即效;若久泻至此,犹恐无及。盖五夺之中,惟泻最急,是不可见之不早也。倘药未及效,仍宜速灸气海,以挽回下焦之阳气。仍须多服人参膏。

酒泻证,饮酒之人多有之,但酒有阴阳二性,人有阴阳二脏,而人多不能辨也。夫酒性本热,酒质则寒,人但知酒有湿热,而不知酒有寒湿也。故凡因酒而生湿热者,因其性也,以蘖汁不滋阴,而悍气生热也;因酒而生寒湿者,因其质也,以性去质不去,而水留为寒也。何以辨之?常见人有阳强气充而善饮者,亦每多泄泻,若一日不泻,反云热闷。盖其随饮随泻,则虽泻不致伤气,而得泻反以去湿,此其先天禀厚,胃气过人者也,最不易得,亦不多见。此而病者，是为阳证，不过宜清宜利，如四苓散、大厘清饮，或酒蒸黄连丸之类，去其湿热而病可愈也。若阳虚之人，则与此大异。盖脾虚不能胜湿，而湿胜即能生寒，阳气因寒，所以日败，胃气因湿，所以日虚。其证则形容渐羸，饮食渐减，或脉息见弦细，或口体常怯寒，或脐腹常有隐疼，或眩晕常多困倦，或不安于五鼓，或加甚于秋冬，但无热证可据，而常多飧泄者，则总属虚寒也。凡若此者，若不速培阳气，必致渐衰，而日以危矣。

气泄证，凡遇怒气便作泄泻者，必先以怒时挟食，致伤脾胃。故但有所犯，即随触而发，此肝脾二脏之病也。盖以肝木克土，脾气受伤而然。使脾气本强，即见肝邪，未必能入，今既易伤，则脾气非强可知矣。故治此者，当补脾之虚而顺肝之气，此固大法也，但虚实有微甚，则治疗宜分轻重耳。如禀壮气实，年少而因气泄泻者，可先用平胃散，或胃苓汤。若肝气未平而作胀满者，宜解肝煎先顺其气。若脾气稍弱者，宜二术煎，或黏米固肠糕，或消食导气饮。若脾气稍寒者，宜抑扶煎、吴茱萸散，或苍术丸。若脾弱居多者，宜温胃饮、圣术煎，或六味异功煎。若既畏此证为患，则必须切戒气怒。

风泄证，亦当辨其风寒风热而治之。热者，如伤寒外感热利之属是也，宜以《伤寒门》自利条诸法治之；寒者，以风寒在胃，而脾土受伤，如《内经》所云春伤于风，夏生飧泄之属是也，宜以前温胃理中之法治之。

《景岳全书·杂证谟》

3. 痢 疾

凡治痢之法，其要在虚实寒热，得其要则万无一失，失其要则为害最多，辨论如前，所当熟察。前如《泄泻门》调治诸法，俱宜酌用。

生冷初伤，饮食失调，而胃气未损，元气未亏，或为痛、为胀、为暴泻、暴痢等证，而食滞有未清者，宜抑扶煎、五德丸，或平胃散、胃苓汤、五苓散之类，略袪寒滞，愈之极易。

脾肾虚弱之辈，但犯生冷，极易作痢。无论大人小儿，凡系脾虚致痢，别无实热等证者，先宜佐关煎温其脾气，如或稍深而病及肝肾者，即宜胃关煎为最妙之治，勿以新病畏而弗用也。或五德丸、四神丸之类，俱可间用。

病痢,凡脾肾俱虚而危剧可畏者,只宜以胃关煎为最,温胃饮次之,或相机间用亦可。或兼用四维散、九气丹、复阳丹,庶可保全也。

痢疾呕恶,兀兀欲吐,或闻食气即见恶心者,此胃气虚寒不能容受而然,必宜温补安胃,用五君子煎,或六味异功煎、温胃饮、圣术煎之类主之。呕甚者,宜六味回阳饮之属主之。若阴中火虚,气不归源而呕者,宜胃关煎、理阴煎主之。若胃火上冲而致呕吐者,则必有烦热胀满等证,乃可用清凉降火等药,宜大厘清饮、益元散之类主之。

湿热邪盛,而烦热喜冷,脉实腹满,或下痢纯红鲜血者,宜清流饮、黄芩芍药汤,或用香连丸,或用河间芍药汤。热甚者,宜大厘清饮,或茵陈饮。此等药,若数剂不效,便当思顾脾肾矣。

痢有发热者,似乎属火,宜从凉治。然实热之证,反未必发热,惟痢伤精血,阴虚水亏者,则最多为热为躁也。如或虚中有火,脉见有力者,宜加减一阴煎,或保阴煎主之。若脉本无力,全属虚火,则不可治火,单宜壮水补阴,如三阴煎及六味、八味等丸。若阴盛格阳而为外热者,必宜胃关煎及右归饮之属主之。

痢疾初作,气禀尚强,或因纵肆口腹,食饮停滞,凡有实邪胀痛坚满等证,而形气脉气俱实者,可先去其积,积去其痢自止。宜承气汤,或神佑丸、百顺丸主之,或用赤金豆以微利之,此通因通用,痛随痢减之法也。但此等证候,必须确审然后用之,若以脾肾虚寒致痢,而妄用此药及寒凉克伐等剂,再败元阳者,多致不可解救,最当慎也。

噤口不食,乃痢疾最危之候,而自古未有明辨。观丹溪云:噤口痢,胃口热甚故也,用黄连、人参煎汁,终日呷之,如吐再吃,但得一呷下咽便好。人不知此,多用温药甘味,此以火济火,以滞益滞也。亦有误服热毒之药犯胃者,当推明而祛其毒。此丹溪之说也。而不知噤口之辨,其义最微,岂皆胃口热甚而总以黄连可治乎?盖噤口者,以食不得入,虽亦有实热证,而惟脾胃虚寒者居多。若因食积胃中而噤口者,其胸腹必有胀满,或见硬痛,此当行滞去积,积滞去而食自入,如青、陈、楂、朴之属是也。有因火郁胃中而噤口者,其脏腑必多炽热,或脉见洪数,此当泻火去热,邪热去而食自入,如芩、连、栀、柏之属是也。凡此者,皆以邪蓄于中,乃噤口之实证也。

然实证无几,而近之病者,每察其胃口,则多无胀满等证。或察其大邪,则亦非实热等证,但见其有出无入,而胃口日穷,精神日败。盖其既无胀满,本非积也,又无真热,本非火也,无积无火而食不能入,其故何也? 以脏气不能容受也。不能容受,其故有二:盖一由脾气之弱,故或为呕恶,或为吞酸,或恶闻食气而泛泛不宁,或饥不能食而枵枵待困,此以中焦不运,故食不能入,责在脾也。一由肾气之弱,故命门不能暖,则大肠不能固,小肠不能化,则胃气不能行,此以下焦失守而化源无主,责在肾也。欲健中焦,非人参、白术、干姜、甘草之属不可;欲实下焦,非熟地、附子、吴茱萸、肉桂之属不可。脾肾强而食自入,其理甚明,其应如响,余之活人于此者,不胜纪矣。如丹溪之用黄连,及以火济火,以滞益滞之说,乃悉以实火为言,特一曲之见耳。局人意智,绝人生机,此其关系非小,不得信以为然。

《景岳全书·杂证谟》

4.心腹痛

　　凡痛在上焦者,如因停滞,既痛兼胀,不易行散。而痛极难忍者,欲其滞去速效,无如吐之之妙,宜于新方吐法中择而用之。若无停积胀急,而或寒或气,微有凝滞而作痛者,但顺其气,无有不愈。

　　胃脘痛证,多有因食、因寒、因气不顺者,然因食因寒,亦无不皆关乎气。盖食停则气滞,寒留则气凝,所以治痛之要,但察其果属实邪,皆当以理气为主,宜排气饮加减主之。食滞者兼乎消导,寒滞者兼乎温中,若止因气逆,则但理其气,病自愈矣。其有诸药不效,气结难解者,惟神香散为妙。若气有滞逆,随触随发者,宜用后简易二方最妙。

　　下焦小腹痛者,或寒,或热,或食,或虫,或血,或气逆,皆有之。凡闭结者,利之下之,当各求其类而治之。

　　寒滞之痛,有因内寒者,如食寒饮冷之类是也,必兼寒兼食,随其宜而治之,如上法可也。有因外寒者,或触冒不时之寒邪,或犯客令之寒气,或受暴雨沙气之阴毒,以致心腹搅痛,或吐或泻,或上不能吐,下不能泻,而为干霍乱危剧等证,总由寒气犯脏,或在上焦,或在中下二焦。凡痛急在上者,用吐最妙;在中在下者,俱宜解寒行滞,以排气饮为主加减治之,或不换金正气散,或和胃饮、平胃散、十香丸之类,皆可择用。其有寒逆之甚者,宜四逆汤、理中汤之类主之。又神香散可解三焦之滞,当随证作引以送之。

血积之有腹痛者,是即蓄血证也,而血证之属有四:

伤寒有蓄血证。成无己曰:邪气聚于下焦,则津液不得通,血气不得行,或溺或血,留滞于下,是生胀满而硬痛也。若从心下至少腹硬满而痛,小便利者,则是蓄血之证,此当分而治之。其他证治详义,并见《伤寒门》。

妇人有血痛证,详见《妇人门》。

跌打损伤有瘀血腹痛证,但去其瘀而痛自愈。凡气血和平者,宜通瘀煎加减治之。其有血滞便结,邪实不通者,宜桃仁承气汤、百顺丸主之;或血虚燥结,便闭不通者,宜玉烛散主之。

食郁既久,而胃脘有瘀血作痛者,生韭饮。气血虚寒,不能营养心脾者,最多心腹痛证,然必以积劳积损及忧思不遂者,乃有此病;或心、脾、肝、肾气血本虚而偶犯劳伤,或偶犯寒气及饮食不调者,亦有此证。凡虚痛之候,每多连绵不止,而亦无急暴之势,或按之、揉之、温之、熨之,痛必稍缓,其在心脾胸胁之间者,则或为戚戚,或为慌慌,或似嘈非嘈,或饥劳更甚,或得食稍可,或懊侬无迹,莫可名状,或形色青黄,或脉微气弱,是皆虚寒之证。此非甘温养血,补胃和中不可也,宜大小营煎,理阴煎之类加减主之。若气虚者,必大加人参,阳衰者,必佐以桂、附、干姜。丹溪曰:诸痛不可补气。此惟邪实气滞者当避之,而曰诸痛皆然则谬矣,不可执以为辞也。

下虚腹痛,必因虚挟寒,或阳虚中寒者乃有之,察无形迹而喜按喜暖者是也,治宜补阴逐寒,必宜理阴煎主之。然男子则间或有之,惟女人则因虚而痛者更多。盖女人有月经带浊之病,所以为异,亦宜理阴煎大剂主之,余用此以活人多矣。若虚中挟滞而血有不行者,惟决津煎为最妙。诸未尽者,详《妇人门》。凡治心腹痛证,已经攻击涤荡,愈而复作,或再三用之而愈作愈甚,或脉反浮弦虚大者,皆为中虚之候,此当酌其虚实而或兼治邪气,或专补正气。若用补无碍,则当渐进,切不可杂乱妄投,以自掣其肘,但当纯用补药,使脾胃气强,得以营运,则邪气自不能犯,又何疼痛之有?

火邪热郁者,皆有心腹痛证。如火在上焦,痛而兼胀者,宜于行气导滞药中倍加山栀、黄芩之属以治之;若有痛无胀者,或宜加芍药、生地、麦冬以佐之。若火在下焦者,宜大厘清饮,或茵陈饮之类主之。然火在上者,必有烦热、焦渴、喜冷等证,火在下者,必有胀热、秘结、淋涩等证,务兼脉证,察其真有火邪,方可治以寒凉,如无火证火脉,则不得妄称为火以误治也。

痰饮停滞胸膈,亦能作痛。凡胸胁膨闷,漉漉有声,或作醋心呕恶,或痛连胁背者,皆其证也。宜清膈煎、二陈汤、橘皮半夏汤、《局方》四七汤,及括痰丸、润下丸之类并皆治之。又若东垣草豆蔻丸、丹溪白螺丸,亦皆治痰之剂。若郁痰凝结,消之不去者,非用吐法不能除也。

阴寒腹痛者,凡男妇有因房室之后中寒而痛极者,此阴寒也。宜先用葱、姜捣烂炒热,或热砖之属熨其脐腹,以解其寒极凝滞之气,然后用理阴煎,或理中汤、四逆汤之类加减治之。其有痛极至危者,须速灸神阙、气海等穴。

凡胸腹之痛,有无关于内,而在筋骨、皮肉之间者,此邪之在经,不可混作里证。必须详问的确,但当分其或火,或寒,或气,或劳伤,或血滞,或血虚,或有淫疮邪毒留蓄在经,辨其所因,庶不致谬,而治之亦易也。

大人小儿,或素因口腹不节,致伤脾胃,以后或寒或食,凡有所触即为腹痛,屡发不已,或为胀满、食减等证者,惟芍药枳术丸为最妙,宜加减用之。

凡胸膈大痛,连及胁背,药不能纳,到口即吐者,此则无论诸药,皆可发吐,因就其势探而吐之,则最易最捷,吐出邪滞积痰,痛可立止。若邪犹未尽,痛犹未止,则再以前药与之,务尽其邪,无不愈者。

《景岳全书·杂证谟》

5. 胁痛

胁痛之病,本属肝胆二经,以二经之脉皆循胁肋故也。然而心、肺、脾胃、肾与膀胱,亦皆有胁痛之病。此非诸经皆有此证,但以邪在诸经,气逆不解,必以次相传,延及少阳、厥阴,乃致胁肋疼痛。故凡以焦劳忧虑而致胁痛者,此心肺之所传也;以饮食劳倦而致胁痛者,此脾胃之所传也;以色欲内伤,水道壅闭而致胁痛者,此肾与膀胱之所传也,传至本经,则无非肝胆之病矣。至于忿怒疲劳,伤血,伤气,伤筋,或寒邪在半表半里之间,此自本经之病。病在本经者,直取本经,传自他经者,必拔其所病之本,辨得其真,自无不愈矣。

胁痛有内伤外感之辨，凡寒邪在少阳经，乃病为胁痛耳聋而呕，然必有寒热表证者，方是外感，如无表证，悉属内伤。但内伤胁痛者十居八九，外感胁痛则间有之耳。

胁痛有左右血气之辨，其在诸家之说，有谓肝位于左而藏血，肺位于右而藏气，故病在左者为血积，病在右者为气郁，脾气亦系于右，故湿痰流注者，亦在右。若执此说，则左岂无气？右岂无血？食积痰饮，岂必无涉于左乎？古无是说，此实后世之谬谈，不足凭也。

然则，在气在血，何以辨之？但察其有形无形可知之矣。盖血积有形而不移，或坚硬而拒按，气痛流行而无迹，或倏聚而倏散。若食积痰饮，皆属有形之证，第详察所因，自可识别。

《景岳全书·杂证谟》

6. 腰痛

腰痛之虚证，十居八九，但察其既无表邪，又无湿热，而或以年衰，或以劳苦，或以酒色斫丧，或七情忧郁所致者，则悉属真阴虚证。凡虚证之候，形色必清白而或见黧黑，脉息必和缓而或见细微，或以行立不支而卧息少可，或以疲倦无力而劳动益甚。凡积而渐至者皆不足，暴而痛甚者多有余，内伤禀赋者皆不足，外感邪实者多有余，故治者当辨其所因。凡肾水真阴亏损，精血衰少而痛者，宜当归地黄饮，及左归丸、右归丸为最。若病稍轻，或痛不甚，虚不甚者，如青娥丸、煨肾散、补髓丹、二至丸、通气散之类，俱可择用。

腰痛之表证，凡风寒湿滞之邪，伤于太阳、少阴之经者皆是也。若风寒在经，其证必有寒热，其脉必见紧数，其来必骤，其痛必拘急兼酸，而多连脊背，此当辨其阴阳，治从解散。凡阳证多热者，宜一柴胡饮，或正柴胡饮之类主之；若阴证多寒者，宜二柴胡饮、五积散之类主之。其有未尽，当于《伤寒门》辨治。

湿滞在经而腰痛者，或以雨水，或以湿衣，或以坐卧湿地。凡湿气自外而入者，总皆表证之属，宜不换金正气散、平胃散之类主之。若湿而兼虚者，宜独活寄生汤主之。若湿滞腰痛而小水不利者，宜胃苓汤，或五苓散加苍术主之。若风湿相兼，一身尽痛者，宜羌活胜湿汤主之。若湿而兼热者，宜当归拈痛汤、苍术汤之类主之。若湿而兼寒者，宜《济生》术附汤、五积散之类主之。

腰痛有寒热证，寒证有二，热证亦有二。凡外感之寒，治宜温散如前，或用热物熨之亦可。若内伤阳虚之寒，治宜温补如前。热有二证。若肝肾阴虚、水亏火盛者，治当滋阴降火，宜滋阴八味煎，或用四物汤加黄柏、知母、黄芩、栀子之属主之。若邪火蓄结腰肾，而本无虚损者，必痛极，必烦热，或大渴引饮，或二便热涩不通，当直攻其火，宜大厘清饮加减主之。

跌扑伤而腰痛者，此伤在筋骨，而血脉凝滞也，宜四物汤加桃仁、红花、牛膝、肉桂、玄胡、乳香、没药之类主之。若血逆之甚而大便闭结不通者，宜《元戎》四物汤主之，或外以酒糟、葱、姜捣烂罨之，其效尤速。

丹溪云：诸腰痛不可用参补气，补气则疼愈甚；亦不可峻用寒凉，得寒则闭遏而痛甚。此言皆未当也。盖凡劳伤虚损而阳不足者，多有气虚之证，何为参不可用？又如火聚下焦，痛极而不可忍者，速宜清火，何为寒凉不可用？但虚中挟实不宜用参者有之，虽有火而热不甚，不宜过用寒凉者亦有之，若谓概不可用，岂其然乎？

妇人以胎气、经水损阴为甚，故尤多腰痛脚酸之病，宜当归地黄饮主之。

《景岳全书·杂证谟》

7. 头 痛

外感头痛，自有表证可察，盖其身必寒热，脉必紧数，或多清涕，或兼咳嗽，或兼脊背酸痛，或兼项强不可以左右顾，是皆寒邪在经而然，散去寒邪，其痛自止，如川芎、细辛、蔓荆子、柴胡之类，皆最宜也。若寒之甚者，宜麻黄、桂枝、生姜、葱白、紫苏、白芷之类，随其虚实而加减用之。

火邪头痛者，虽各经皆有火证，而独惟阳明为最。正以阳明胃火，盛于头面而直达头维，故其痛必甚，其脉必洪，其证必多内热，其或头脑振振，痛而兼胀，而绝无表邪者，必火邪也。欲治阳明之火，无如白虎汤加泽泻、木通、生地、麦冬之类，以抑其至高之势，其效最速。至若他经之火，则芍药、天花、芩、连、知、柏、龙胆、栀子之类,无不可择而用之。但治火之法,不宜佐以升散,盖外邪之火,可散而去,内郁之火,得升而愈炽矣,此为忌也。

阴虚头痛,即血虚之属也,凡久病者多有之。其证多因水亏,所以虚火易动,火动则痛,必兼烦热、内热等证,治宜壮水为主,当用滋阴八味煎、加减一阴煎、玉女煎之类主之。火微者,宜六味地黄丸、四物汤、三阴煎、左归饮之类主之。

阳虚头痛,即气虚之属也,亦久病者有之。其证必戚戚悠悠,或羞明,或畏寒,或倦怠,或食饮不甘,脉必微细,头必沉沉,遇阴则痛,逢寒亦痛,是皆阳虚阴胜而然。治宜扶阳为主,如理阴煎、理中汤、十全大补汤、补中益气汤之类,皆可择用,或以五福饮、五君子煎加川芎、细辛、蔓荆子之类,以升达阳气,则最善之治也。

痰厥头痛,诸古方书皆有此名目,然以余论之,则必别有所因,但以头痛而兼痰者有之,未必因痰头痛也。故兼痰者必见呕恶、胸满、胁胀,或咳嗽气粗多痰,此则不得不兼痰治之,宜二陈汤、六安煎、和胃饮、平胃散加川芎、细辛、蔓荆子之类主之。如多痰兼火者,宜用清膈煎,或二陈汤、六安煎加黄芩、天花粉之类主之,火甚者加石膏亦可。如多痰兼虚而头痛者,宜金水六君煎,或六君子汤加芎、辛之类,酌而用之。东垣治痰厥头痛,恶心烦闷,头旋眼黑,气短促上喘,无力懒言,心神颠倒,目不能开,如在风云中,头苦痛如裂,身重如山,四肢厥冷,不得安卧。如范天骒之妻,因两次下之而致头痛者,用半夏白术天麻汤。

《景岳全书·杂证谟》

8. 梦遗精滑

梦遗精滑,总皆失精之病。虽其证有不同,而所致之本则一。盖遗精之始,无不病由乎心,正以心为君火,肾为相火,心有所动,肾必应之。故凡以少年多欲之人,或心有妄思,或外有妄遇,以致君火摇于上,相火炽于下,则水不能藏,而精随以泄。初泄者不以为意,至再至三,渐至不已,及其久而精道滑,则随触皆遗,欲遏不能矣。斯时也,精竭则阴虚,阴虚则无气,以致为劳为损,去死不远,可无畏乎?盖精之藏制虽在肾,而精之主宰则在心。故精之蓄泄，无非听命于心。凡少年初省人事，精道未实者，苟知惜命，先须惜精。苟欲惜精，先宜净心。但见伶俐乖巧之人，多有此病。而田野愚鲁之夫，多无此病。其故何也？亦总由心之动静而已，此少年未病之前，所当知也。及其既病而求治，则尤当以持心为先，然后随证调理，自无不愈。使不知求本之道，全恃药饵，而欲望成功者，盖亦几希矣。

遗精之证有九：凡有所注恋而梦者，此精为神动也，其因在心。有欲事不遂而梦者，此精失其位也，其因在肾。有值劳倦即遗者，此筋力有不胜，肝脾之气弱也。有因用心思索过度辄遗者，此中气有不足，心脾之虚陷也。有因湿热下流，或相火妄动而遗者，此脾肾之火不清也。有无故滑而不禁者，此下元之虚，肺肾之不固也。有素禀不足而精易滑者，此先天元气之单薄也。有久服冷利等剂，以致元阳失守而滑泄者，此误药之所致也。有壮年气盛，久节房欲而遗者，此满而溢者也。凡此之类，是皆遗精之病。然心主神，肺主气，脾主湿，肝主疏泄，肾主闭藏。则凡此诸病，五脏皆有所主，故治此者，亦当各求所因也。至若盛满而溢者，则去者自去，生者自生，势出自然，固无足为意也。

因梦而出精者，谓之梦遗，不因梦而精自出者，谓之滑精。梦遗者，有情，有火，有虚，有溢。有因情动而梦者，有因精动而梦者。情动者，当清其心；精动者，当固其肾。滑精者，无非肾气不守而然。若暴滑而兼痛者，则当从赤白浊门论治。

《景岳全书·杂证谟》

精道滑而常梦遗者，此必始于欲念，成于不谨，积渐日深，以致肾气不固而然。惟苓术菟丝丸为最佳，其次，则小菟丝子丸、金锁思仙丹之类，皆可择用。

君火不清，神摇于上，则精遗于下。火甚者，宜先以二阴煎之类清去心火；火不甚者，宜先以柏子养心丸、天王补心丹，或人参丸、远志丸之类收养心气，然后用苓术菟丝丸之类固之。

相火易动，肝肾多热，而易于疏泄者，宜《经验》猪肚丸为最，或固精丸之类主之。然须察其火之微甚，宜清者亦当先清其火。

凡思虑劳倦，每触即遗者，但当培补心脾，勿得误为清利。惟寿脾煎，或归脾汤减去木香，或用秘元煎主之，皆其宜也。其有气分稍滞，不堪术者,宜菟丝煎主之,或以人参汤吞苓术菟丝丸亦妙。

先天素禀不足,元阳不固,每多遗滑者,当以命门元气为主,如左归、右归、六味、八味等丸。或五福饮、固阴煎、菟丝煎之类随宜用之,或《经验》秘真丹亦可酌用。

湿热下流,火伏阴中而遗者,宜四苓散,或大、小厘清饮之类主之。

过服寒凉冷利等药,以致阳气不固,精道滑而遗泄不止者,速当温补脾肾,宜五君子煎、寿脾煎,或右归丸、八味地黄丸、家韭子丸之类主之。

治遗精之法,凡心火盛者,当清心降火。相火盛者,当壮水滋阴。气陷者,当升举。滑泄者,当固涩。湿热相乘者,当分利。虚寒冷利者,当温补。下元元阳不足、精气两虚者,当专培根本。今人之治遗泄,动以黄柏、知母为君,或专用固本丸、坎离丸之类,不知苦寒之性,极能沉降泻水,肾虚者,尤非所宜。肾有补而无泻,此辈亦何裨于肾,而凡用治于非火滑泄者,适足为肾之害耳。

《景岳全书·杂证谟》

【按语】遗精,实者有因心火盛、湿热相乘;虚者有心脾两虚、元阳不足。

9. 遗溺

遗溺一证,有自遗者,以睡中而遗失也。有不禁者,以气门不固,而频数不能禁也。又有气脱于上,则下焦不约,而遗失不觉者,此虚极之候也。总之,三者皆属虚证,但有轻重之辨耳。若梦中自遗者,惟幼稚多有之,俟其气壮而固,或少加调理可愈,无足疑也。惟是水泉不止,膀胱不藏者,必以气虚而然。盖气为水母,水不能蓄,以气不能固也。此失守之兆,大非所宜,甚至气脱而遗,无所知觉,则尤其甚者也。此惟非风证及年衰气弱之人,或大病之后多有之。仲景曰下焦竭则遗溺失禁,此之谓也。

古方书论小便不禁者,有属热属虚之辨。不知不禁之谓,乃以小水太利者为言,皆属虚寒,何有热证?若因热而小水频数,其证则淋沥点滴,不能禁止,而小水必不利,且或多痛涩,方是热证。若然,则自有淋浊门正治之法。盖此非遗失之谓也。倘以虚寒误认为热,而妄投泻火之药,无不殆矣。

《景岳全书·杂证谟》

凡治小便不禁者,古方多用固涩,此固宜然;然固涩之剂,不过固其门户,此亦治标之意,而非塞源之道也。盖小水虽利于肾,而肾上连肺。若肺气无权,则肾水终不能摄,故治水者必须治气,治肾者必须治肺,宜以参、芪、归、术、桂、附、干姜之属为之主,然后相机加以固涩之剂为之佐,庶得治本之道,而源流如度。否则,徒障狂澜终无益也。余制有巩堤丸方,治无论心脾肺肾之属,皆宜以此为主治。

脾肺气虚,不能约束水道,而病为不禁者,此其咎在中上二焦,宜补中益气汤、理中汤、温胃饮、归脾汤,或四味回阳饮之类,加固涩等剂主之,如不见效,当责之肾。

肝肾阳气亏败,则膀胱不藏,而水泉不止,此其咎在命门,宜右归饮、大补元煎、六味回阳饮,甚者,以四维散之类主之。或加固涩为佐亦可,或用《集要》四神丸,或八味地黄丸去泽泻亦可用。

凡睡中遗溺者,此必下元虚寒,所以不固,宜大菟丝子丸、家韭子丸、五子丸、缩泉丸之类主之。其有小儿从幼不加检束,而纵肆常遗者,此惯而无惮,志意之病也。当责其神,非药所及。或因纵以致不固者,亦当治之如前,宜用猪羊溲脬炙脆煎汤,送下前药更妙。

凡因恐惧辄遗者,此心气不足,下连肝肾而然,宜大补元煎、归脾汤、五君子煎之类主之。

古方壮阳固涩等剂,如茴香益智丸、二气丹、固脬丸、秘元丹、牡蛎丸、《济生》菟丝子丸、固真散,皆可随宜择用。

《景岳全书·杂证谟》

10. 吐血

吐血之病当知轻重。凡偶有所伤,而根本未摇者,轻而易治。但随其所伤而宜清则清,宜养则养,随药可愈,无足虑也。惟积劳积损,以致元气大虚,真阴不守者,乃为危证。此惟不慎其初,所以致病于前,倘病已及身而犹不知慎,则未有能善其终者。凡患此者,非加意慎重,而徒恃药力以求免者,难矣。

吐血咯血,凡因劳损而气虚脉静,或微弦无力,既非火证,又非气逆,而血有妄行者,此真阴内损,络脉受伤而然,惟用甘醇补阴培养脉络,使营气渐固,而血自安矣。宜一阴煎、左归饮、六味地黄汤、小营煎之类,酌宜用之。若虚在气分者,宜五福饮或大补元煎为最佳。此等证候,最忌寒凉,亦忌行散,皆非虚损所宜也。

吐血咯血,凡兼口渴咽痛、躁烦喜冷、脉滑便实、小水赤热等证,此水不济火,阴虚阳胜而然。治当滋阴壮水,微佐清凉,宜二阴煎、四阴煎,或加减一阴煎、生地黄饮子、天门冬丸之类,察其脏气随宜用之。若热不甚者,唯一阴煎、左归饮,或六味地黄汤之类为宜。凡此证候,大忌辛温。如芎、归、芪、术、杜仲、破故、香附、砂仁、姜、桂之属,皆所当避。

吐血全由火盛而逼血上行者,宜察火之微甚。火微者,宜《局方》犀角地黄汤,或清化饮主之。火暴盛而根本无伤者,宜抽薪饮、徙薪饮,或黄连解毒汤、三黄丸之类主之。若胃火热甚而烦热作渴,头痛,脉滑,气壅,而吐血不止者,宜白虎汤或抽薪饮。若胃火炽盛而兼阴虚水亏者,宜玉女煎。若阳明实热之甚,而兼便结,腹胀,气壅不降者,宜《拔萃》犀角地黄汤,或凉膈散,或桃仁承气汤之类主之。然此证不多见,必审知的确,乃可用之,毋孟浪也。凡属火证,皆宜童便。饮酒过多而吐血者,宜徙薪饮、清化饮,或葛花解酲汤加黄连、丹皮主之。

怒气伤肝,动肝火则火载血上,动肝气则气逆血奔,所以皆能呕血。凡肝火盛者,必有烦热脉证,宜芍药、生地黄、丹皮、栀子、泽泻、芩、连之属,降其火而血自清。若肝气逆者,必有胸胁痛满等证,宜芍药、生地黄、青、陈、枳壳、贝母、泽泻之属,行其气而血自清。若火因气逆者,惟化肝煎为宜。其有病虽因怒,而或逆气已散者,不得再加行散以伤真气。或肝火已平,勿得过用苦寒再损元阳。且凡肝气为邪,每多侮土,故常致脾胃受伤及营血失守等证,若察其无胀无火,脉虚神困而血妄行者,此其病伤在脾,治当专理中气,宜五阴煎、五福饮之类主之。或兼火不生土,则理中汤、理阴煎之属,皆不可少。勿谓始因怒气而专意伐肝也。

忧思过度,损伤心脾以致吐血咯血者,其病多非火证。或常见气短气怯,形色憔悴,或胸怀郁然,食饮无味,或腹虽觉饥而不欲食,或神魂惊困而卧不安,是皆中气亏损不能收摄所致,速宜救本,不得治标。惟五福饮、五阴煎之类为宜。其或气陷而稍滞者,宜归脾汤。若阳分不足者,宜理中汤或理阴煎之类主之。若素多劳倦思虑，或善呕吐，或善泄泻，而忽致吐血下血者，此脾虚不能摄血，非火证也，宜六味回阳饮大加白术主之，切不可用清、寒等药。

暑毒伤人，多令人吐衄失血，盖暑气通心，火毒刑肺也。然暑既伤心，热又伤气，其人必脉虚气怯，体倦息微，若但知为热而过用寒凉，则气必愈伤，害斯甚矣。此惟生脉散、人参汤之属为宜。若气虚之甚者，当以人参、黄芪并加用之。若火甚而热渴烦闷者，宜人参白虎汤，或竹叶石膏汤。若气不甚虚者，宜《局方》犀角地黄汤，或枇杷叶散。

格阳失血之证，多因色欲劳伤过度，以致真阳失守于阴分，则无根虚火浮泛于上，多见上热下寒，或头红面赤，或喘促躁烦，而大吐大衄，失血不止。但其六脉细微，四肢厥逆，或小水清利，大便不实者，此格阳虚火证也。速宜引火归源，用镇阴煎，或八味地黄汤之类，则火自降而血自安矣。若用寒凉，阳绝则死。

所吐之血，色黑而黯，必停积失位之血，非由火逼而动也。或面白息微，脉见缓弱，身体清凉者，此必脾肾气虚，不能摄血而然，皆非火证。若用凉血之剂，必致殆矣。《三因方》云：理中汤能止伤胃吐血，以其温中，大能分理阴阳，安和胃气，故当用也。若察其虚在阴分，则又惟理阴煎为最宜。

暴吐暴衄，失血如涌，多致血脱气亦脱，危在顷刻者，此其内伤败剧而然。当此之际，速宜以气为主。盖有形之血不能即生，无形之气所当急固，但使气不尽脱，则命犹可保，血渐可生。宜急用人参一二两为细末，加飞罗面一钱许，或温水，或井华冷水，随其所好，调如稀糊，徐徐服之，或浓煎独参汤徐服亦可。此正血脱益气，阳生阴长之大法也。

凡血逆上焦，紫黑成块，或痛或闷，结聚不散者。惟宜行散，或吐出方好。大都治血之法，多忌辛散，恐其能动血也。惟此留滞之血，则不妨用之。如四物汤加香附、肉桂、苏木、红花之属，无不可也。或服韭汁，亦善行瘀血。若火郁不散，致血有留滞者。惟于四物汤加炒山栀，大能清胃脘之血。

吐血不能止者，惟饮童便最效。或捣侧柏叶，以童便二分，酒一分，和而温饮之，大能止血。

《景岳全书·杂证谟》

【按语】吐血之病当知轻重，真阴亏损则为重，本病可因阴虚阳盛、火盛迫血、肝火内旺、心脾两虚、暑毒伤人、阴盛格阳之异。临证当见出血之缓急、是否色暗成块等具体症状确定治疗方案。

11. 咳血

咳血、嗽血,皆从肺窍中出,虽若同类,而实有不同也。盖咳血者少痰,其出较难;嗽血者多痰,其出较易。咳而少痰者,水竭于下,液涸于上也,亦名干嗽。嗽而多痰者,水泛于上,血化为痰也,亦谓之白血。此二者之治,虽皆宜壮水补阴,凡一阴煎、四阴煎、六味地黄汤、麦门冬汤、天门冬丸、贝母丸之类,皆必用之药也。然干咳者,宜加滋润为佐,如天冬、麦冬、百合、柏子仁、茜根之属,或当归亦可酌用;多痰者宜加清降为佐,如贝母、海石、阿胶、竹沥之属,而当归则非所宜也。

《景岳全书·杂证谟》

【按语】咳血者,当辨少痰多痰,少痰者水竭于下,多痰者水泛于上,二者治疗虽皆宜壮水补阴,然前者宜加滋润为佐,后者宜加清降为佐。

12. 衄血

衄血之由,内热者多在阳明经,治当以清降为主。微热者,宜生地、芍药、天冬、麦冬、玄参、丹参,或《局方》犀角地黄汤、生地黄饮子、麦门冬散之类主之。热甚者,宜芩、连、栀、柏,或茜根散、抽薪饮、加减一阴煎。若兼头痛、口渴者,宜玉女煎、白虎汤之类主之。或阳明热极,下不通而火壅于上者,宜《拔萃》犀角地黄汤之类,通其下而上自愈。

衄血之由外感者,多在足太阳经。观仲景曰:伤寒脉浮紧,不发汗,因致衄者,麻黄汤主之。曰:伤寒不大便,其小便清者,知不在里,仍在表也,当须发汗。若头痛者必衄,宜桂枝汤。成无己曰:伤寒衄者,为邪气不得发散,壅盛于经,逼迫于血,因致衄也。麻黄汤、桂枝汤治衄者,非治衄也,即是发散经中邪气耳。按此论治,则凡伤寒因衄而邪得解者,即所以代汗也,不必治之。若虽见衄血而脉仍浮紧,热仍不退,是必衄有未透,而表邪之犹未解耳,故仍宜麻黄、桂枝等汤。然此二汤乃仲景正伤寒之治法,倘病由温热而有未宜于此者,则但于《伤寒门》择散剂之宜者用之,或于余新方中诸柴胡饮随宜用之,自无不可。

衄血虽多由火,而惟于阴虚者为尤多。正以劳损伤阴,则水不制火,最能动冲任阴分之血。但察其脉之滑实有力,及素无伤损者,当作火治如前。若脉来洪大无力,或弦,或芤,或细数无神,而素多酒色内伤者,此皆阴虚之证,当专以补阴为主。若有微火者,自当兼而清之,以治其标。若虽见虚热,而无真确阳证,则但当以甘平之剂温养真阴,务令阴气完固,乃可拔本塞源,永无后患。如一阴煎、三阴煎、左归饮、六味地黄汤之类,皆必用之剂。如兼气虚者,则五福饮、五阴煎之属,皆当随意用之。

《景岳全书·杂证谟》

【按语】衄血之由,内热者多在阳明经,治当以清降为主;外感者,多在足太阳经。衄血虽多由火,而惟于阴虚者为尤多。

衄血证,诸家但谓其出于肺,盖以鼻为肺之窍也,不知鼻为手足阳明之正经,而手足太阳亦皆至鼻。故仲景曰:太阳病,脉浮紧,发热身无汗,自衄者愈。此太阳之衄也。《原病式》曰:阳热怫郁于足阳明而上热,则血妄行为鼻衄,此阳明之衄也。若以愚见言之,则凡鼻衄之血,必自山根以上,精明之次而来,而精明一穴,乃手足太阳、足阳明、阴阳跷五脉之会,此诸经皆能为衄也。然行于脊背者,无如足太阳为最。行于胸腹者,无如足阳明为最。而尤有其最者,则又惟冲脉为十二经之血海,冲之上俞出足太阳之大杼,冲之下俞会足阳明之气街,故太阳、阳明之至,而冲脉无不至矣,冲脉之至,则十二经无不至矣。所以衄之微者,不过一经之近。而衄之甚者,则甚至数升或至斗许,并通身形色尽脱,又岂特手太阴一经而病至如是耶? 临证者不可不察。

《景岳全书·杂证谟》

【按语】衄血证,不仅出于肺,盖以鼻为肺之窍,亦与手足阳明经、手足太阳经密切相关。

13. 溺血

凡溺血证,其所出之由有三,盖从溺孔出者二,从精孔出者一也。

溺孔之血,其来近者,出自膀胱。其证溺时必孔道涩痛,小水红赤不利,此多以酒色欲念致动下焦之火而然。常见相火妄动,逆而不通者,微则淋浊,甚则见血。《经》曰:胞移热于膀胱,则癃而溺血。即此证也。治宜清利膀胱之火,以生地、芍药、牛膝、山栀、黄柏、知母、龙胆草、瞿麦、木通、泽泻等剂,或七正散、大厘清饮、五淋散之属,皆所宜也。

溺孔之血,其来远者,出自小肠。其证则溺孔不痛而血随溺出,或痛隐于脐腹,或热见于脏腑。盖小肠与心为表里,此丙火气化之源,清浊所由以分也。故无论焦心劳力,或厚味酒浆,而上中二焦五志口腹之火,凡从清道以降者,必皆由小肠以达膀胱也。治须随证察因,以清脏腑致火之源,宜于寒阵中择方用之。

精道之血,必自精宫血海而出于命门。盖肾者主水,受五脏六腑之精而藏之,故凡劳伤五脏,或五志之火致令冲任动血者,多从精道而出。然何以辨之?但病在小肠者,必从溺出;病在命门者,必从精出。凡于小腹下精泄处觉有酸痛而出者,即是命门之病,而治之之法,亦与水道者不同。盖水道之血宜利,精道之血不宜利;涩痛不通者亦宜利,血滑不痛者不宜利也。若果三焦火盛者,惟宜清火凉血为主,以生地、芍药、丹皮、地骨、茜根、栀子、槐花及芩、连、知、柏之类主之,或约阴丸、约阴煎俱可用。若肾阴不足而精血不固者,宜养阴养血为主,以左归饮,或人参固本丸之类主之。若肾虚不禁,或病久精血滑泄者,宜固涩为主,以秘元煎、苓术菟丝丸、金樱膏、玉锁丹、金锁思仙丹之类主之。或续断、乌梅之属,亦所宜用。若心气不定,精神外驰,以致水火相残,精血失守者,宜养心安神为主,以人参丸、天王补心丹、王荆公妙香散之类主之。若脾肺气虚下陷,不能摄血而下者,宜归脾汤、人参养营汤、补中益气汤、举元煎之类主之。

血从精道出者,是即血淋之属,多因房劳以致阴虚火动,营血妄行而然。凡血出命门而涩痛者为血淋;不痛者为溺血。好色者,必属虚也。

《景岳全书·杂证谟》

【按语】凡溺血证,其所出之由有三,盖从溺孔出者二,从精孔出者一也。溺孔之血,其来近者,出自膀胱;其来远者,出自小肠。精道之血,必自精宫血海而出于命门。

14. 咳血嗽血

凡咳血嗽血者,诸家皆言其出于肺;咯血唾血者,皆言其出于肾。是岂足以尽之? 而不知咳、嗽、咯、唾等血,无不有关于肾也。何也? 盖肾脉从肾上贯肝膈,入肺中,循喉咙,挟舌本,其支者从肺出络心,注胸中,此肺肾相联而病则俱病矣。且血本精类,而肾主五液。故凡病血者,虽有五脏之辨,然无不由于水亏。水亏则火盛,火盛则刑金,金病则肺燥,肺燥则络伤而嗽血,液涸而成痰。此其病标固在肺,而病本则在肾也。苟欲舍肾而治血,终非治之善者。第肾中自有水火,水虚本不能滋养,火虚尤不能化生,有善窥水火之微者,则洞垣之目无过是矣。

《景岳全书·杂证谟》

15. 脱肛

大肠与肺为表里,肺热则大肠燥结,肺虚则大肠滑脱,此其要也。故有因久泻、久痢,脾肾气陷而脱者。有因中气虚寒,不能收摄而脱者。有因劳役吐泻,伤肝脾而脱者。有因酒湿伤脾,色欲伤肾而脱者。有因肾气本虚,关门不固而脱者。有因过用寒凉,降多亡阳而脱者。有因湿热下坠而脱者。然热者必有热证,如无热证,便是虚证。且气虚即阳虚,非用温补多不能效。凡小儿元气不实者,常有此证。故陈自明曰: 大肠虚寒,其气下陷,则肛门翻出;或因产努力,其肛亦然,是诚确见之论。

《景岳全书·杂证谟》

【按语】脱肛分虚实,虚者多因肺、脾、肾三脏亏虚。

16. 便血

下血因火者,宜清热为主,惟约营煎最佳,次以地榆散、槐花散、黄连丸、槐角丸之类主之。若热在脾胃、小肠之间,而火之甚者,宜抽薪饮、黄连解毒汤之类主之。若素以肠脏多火,而远年近日脏毒下血久不能愈者,宜脏连丸、猪脏丸主之。若大肠风热而血不止者,宜防风黄芩丸主之。

酒毒湿热结蓄大肠下血者,宜约营煎、聚金丸,或槐角丸之类主之。若但以寒湿而无火下血者,宜二术煎,或四君子汤主之,或葛花解醒汤亦佳。

脾胃气虚而大便下血者,其血不甚鲜红,或紫色,或黑色,此阳败而然,故多无热证,而或见恶心呕吐。盖脾统血,脾气虚则不能收摄;脾化血,脾气虚则不能运化,是皆血无所主。因而脱陷妄行,速宜温补脾胃,以寿脾煎、理中汤、养中煎、归脾汤,或十全大补汤之类主之。

气陷不举而血不止者,宜补中益气汤,或寿脾煎、归脾汤主之。若微陷而兼火者,宜东垣加减四物汤主之。若气大虚而大陷者,宜举元煎主之。

血滑不止者,或因病久而滑,或因年衰而滑,或因气虚而滑,或因误用攻击,以致气陷而滑。凡动血之初,多由于火。及火邪既衰而仍有不能止者,非虚即滑也。凡此之类,皆当以固涩为主,宜胜金丸、香梅丸之类主之。然血滑不止者,多由气虚,宜以人参汤送之尤妙。或以补中益气汤、归脾汤、举元煎、理中汤加乌梅、文蛤、五味子之类主之。若滑甚不能止者,惟玉关丸最佳。

结阴便血者,以风寒之邪结于阴分而然,此非伤寒之比。盖邪在五脏留而不去,是谓之结阴。邪内结不得外行,则病归血分,故为便血。《经》曰结阴者,便血一升,再结二升,三结三升,正此之谓。此宜外灸中脘、气海、三里以散风邪,内以平胃地榆汤温散之剂主之。

怒气伤肝,血因气逆而下者,宜化肝煎、枳壳汤之类主之。若逆气散而微有火者,宜黄芩芍药汤主之。若肝邪乘胃,以致脾虚失血者,自无烦热气逆等证,宜从前脾胃气虚证治,不得平肝以再伤脾气也。

凡因劳倦七情,内伤不足,而致大便动血者,非伤心脾,即伤肝肾。此其中气受伤,故有为呕恶痞满者,有为疼痛泄泻者,有为寒热往来,饮食不进者。时医不能察本,但见此证,非云气滞,即云痰火,而肆用寒凉,妄加攻击,伤而又伤,必致延绵日困。及其既甚,则多有大便下紫黑败血者,此胃气大损,脾元脱竭,血无所统。故注泄下行。阳败于阴,故色为灰黑。此危剧证也,即速用回阳等剂犹恐不及,而若辈犹云:今既见血,安可再用温药,必致其毙。吁!受害者殊为可悯,害人者殊为可恨。

《景岳全书·杂证谟》

便血之与肠澼，本非同类。盖便血者，大便多实而血自下也；肠澼者，因泻痢而见脓血，即痢疾也。观《内经》曰：食饮不节，起居不时者，阴受之。阴受之则入五脏，入五脏则澼满闭塞，下为飧泄，久为肠澼。此可见肠澼之因飧泄，自与便血不同，而治亦有异。且便血有风疾，而肠澼惟新邪，尤为易辨。今诸书以此类言者，皆误也。兹列便血证治于此，而肠澼之义则在《痢疾门》。故凡临此证者，必须详察大便之燥泄何如，庶不致疑似误认之谬。然多酒之人，必多溏泄，亦多便血，是又不可因泄而作肠澼也。

大便下血，多由肠胃之火。盖大肠、小肠皆属于胃也。但血在便前者，其来近。近者，或在广肠，或在肛门；血在便后者，其来远。远者，或在小肠，或在于胃。虽血之妄行，由火者多，然未必尽由于火也。故于火证之处，则有脾胃阳虚而不能统血者，有气陷而血亦陷者，有病久滑泄而血因以动者，有风邪结于阴分而为便血者。大都有火者多因血热，无火者多因虚滑。故治血者，但当知虚实之要。

《景岳全书·杂证谟》

【按语】便血之与肠澼，本非同类。盖便血者，大便多实而血自下也；肠澼者，因泻痢而见脓血，即痢疾也。大便下血，大都有火者多因血热。无火者多因虚滑。故治血者，但当知虚实之要。

17. 痰饮

脾胃之痰，有虚有实。凡脾土湿胜，或饮食过度，别无虚证而生痰者，此乃脾家本病，但去其湿滞而痰自清，宜二陈汤为主治，或六安煎、橘皮半夏汤、平胃散、润下丸、滚痰丸之类，皆可择而用之。若胃寒生痰而兼胀满者，宜和胃二陈煎。或兼呕吐而痛者，宜神香散。或为饮食所致，宜加麦芽、神曲、山楂、枳实之类。然脾胃不虚，则虽生痰饮，不过微有留滞，亦必不多，且无大害，惟脾虚饮食不能消化而作痰者，其变最多。但当调理脾胃，使其气强，则自无食积之患。而痰饮即皆血气矣，若脾气微虚，不能制湿，或不能运化而为痰者，其证必食减神倦，或兼痞闷等证，宜六君子汤，或五味异功散之类主之，金水六君煎亦妙。若微虚兼寒者，宜苓术二陈煎主之。若脾气大虚，或兼胃寒呕恶而多痰者，宜六味异功煎、温胃饮、理中汤、圣术煎之类主之。又有劳倦本以伤脾,而疲极又伤肝肾。脾气伤则饮食减少,或见恶心;肝肾伤则水液妄行,或痰饮起自脐下,直冲而上。此脾肾俱伤,命门土母之病也。虽八味地黄丸乃其正治,然无如理阴煎,其效更如神也,或加白术、陈皮亦可。

肾经之痰,水泛为痰者也,无非虚证。有以肿胀而生痰者,此水入脾经,谓之反克,脏平者,宜六味地黄丸、左归饮之类主之;脏寒者,宜理阴煎、加减《金匮》肾气丸、八味地黄丸之类主之。其或但宜温燥者,则单助脾经,亦能化湿,惟六味异功煎及理中汤、圣术煎俱可酌用。有以虚损而生痰者,此水亏金涸,精不化气,气不化精而然,使不养阴以济阳,则水气不充,痰终不化,水不归源,痰必不宁,宜以左归、右归、六味、八味等丸,酌其寒热而用之。若阴火乘肺,津液干枯,或喉痛,或烦热,或喜冷,或便实,必察其真有火邪,而痰嗽不已者,宜四阴煎、一阴煎之类加减主之;若火本非真,则但宜纯补,庶保万全也。

风寒之痰,以邪自皮毛内袭于肺,肺气不清,乃致生痰,是即伤寒之类。但从辛散,其痰自愈,宜六安煎、二陈汤。甚者,小青龙汤之类主之。其有风寒外袭,内兼火邪者,亦可兼用黄芩。若血气兼虚者,不得单用消耗,宜金水六君煎主之。若伤寒见风而兼发热嗽痰者,宜柴陈煎主之,或金水六君煎加柴胡亦妙。

中风之痰,本非外感,悉由脾肾虚败所致,治痰之法,详载《非风门》,当与此互察之。

治痰当分缓急。凡非风等证,其有痰涎壅盛,闭塞上焦,而药食不能进者。此不得不先治其痰,以开清道。若痰之甚者,惟用吐法为最妙。若痰气不甚,食饮可进,便当从缓,求其本而治之,不宜妄行攻击。或但以六安煎、二陈汤、润下丸、橘皮半夏汤之类,调之为宜。若火盛生痰者,宜清膈煎、抽薪饮之类主之。若类风等证,但察其上焦无滞,或见其神昏困倦,而胸喉之间,气清息平,本不见痰者,切不可疑其为痰。而妄用克伐消痰等剂,则无有不败者矣。若杂证势已至剧,而喉中痰声漉漉,随息渐甚者,此垂危之候,不可治也。诸吐痰、治痰之法,俱详载《非风门》痰治条中。

治痰当知求本,则痰无不清。若但知治痰,其谬甚矣。故凡痰因火动者,宜治火为先。痰因寒生者,宜温中为主。风痰宜散之,非辛温不可也。

湿痰宜燥之,非渗利不除也。郁痰有虚实,郁兼怒者,宜抑肝邪;郁兼忧者,宜培肝肺。饮食之痰,亦自不同,有因寒者,有因热者,有因肥甘过度者,有因酒湿伤脾者,此皆能生痰,而其中各有虚实,辨之不可不真也。又如脾虚不能制湿,肾虚不能约水,皆能为痰,此即寒痰之属也。或以脾阴干烁,而液化为胶。或以金水偏枯,而痰本乎血,此即热痰之属也。凡此二者,于痰证中十居八九,是皆虚痰之不可攻者也。又或有过用峻利,以致痰反日甚者,亦皆脾肾受伤之候。治不求本,济者鲜矣。

诸家治痰之法,多有治其标者,虽不可执,亦不可废也,详列如下。痰因表者汗之,因里者下之,挟湿者分利之。痰在膈上,必用吐法,泻亦不去。胶固稠浊之痰,必用吐。痰在经络中,非吐不可,吐中就有发散之义。痰在肠胃间,可下而愈,痰在四肢,非竹沥不能达。痰在胁下,非白芥子不能除。痰在皮里膜外,非姜汁、竹沥不能达。热痰火痰,宜青黛、黄芩、天花粉、连翘、石膏。火炎上者,用流金膏。老痰,宜海石、瓜蒌、贝母。兼火盛胶固者,节斋化痰丸。实痰、火痰,滚痰丸最效,但不宜多用。风痰,用南星、白附子。湿痰,用苍术、白术、半夏、茯苓、泽泻。食积痰,用神曲、山楂、麦芽。酒痰,用天花粉、黄连、白术、神曲,或五苓散、四苓散分利之。痰结核在咽喉,咯唾不出,化痰药中加咸药以软其坚。瓜蒌仁、杏仁、海石、朴硝、海藻,佐以姜汁。竹沥导痰,非姜汁不能行经络。荆沥治痰速效,能食者用之。二沥佐以姜汁,治经络之痰最效。痰中带血者,宜加韭汁。海粉,热痰能清,湿痰能燥,坚痰能软,顽痰能消,可入丸药,亦可入煎药。南星、半夏,治风痰、湿痰。石膏坠痰火极效。黄芩治热痰,假其下行也。枳实治痰,有冲墙倒壁之功。五倍子能治老痰。佐以他药,大治顽痰,人鲜知也。天花粉治热痰、酒痰最效。又云:大治膈上热痰。玄明粉治热痰、老痰速效,能降火软坚故也。硝石、礞石,大能消痰结,降痰火。研细末,和白糖置手心中,以舌舔服,甚效。苍术治痰饮成窠囊,行痰极效;又治痰挟瘀血成窠囊者,即神术丸之类。润下丸降痰最妙,可常服。小胃丹,治实痰积饮必用之药,不过二三服而已,虚者不可用之。中气不足之痰,须用参、术。内伤挟痰,必用参、白术之属,多用姜汁传送,或加半夏、茯苓。中焦有痰,胃气亦赖所养,卒不可用峻攻,攻尽则大虚矣。

《景岳全书·杂证谟》

【按语】脾胃之痰，有虚有实。肾经之痰，水泛为痰，无非虚证。风寒之痰，外邪袭肺所致。中风之痰，悉由脾肾虚败所致。治痰当分缓急，当知求本。

18. 黄疸

阳黄证，多以脾湿不流，郁热所致，必须清火邪，利小水，火清则溺自清，溺清则黄自退。轻者，宜茵陈饮、大厘清饮、栀子柏皮汤之类主之。若闭结热甚，小便不利，腹满者，宜茵陈蒿汤、栀子大黄汤之类主之。

阴黄证，多由内伤不足，不可以黄为意，专用清利。但宜调补心脾肾之虚，以培血气，血气复则黄必尽退。如四君子汤、五君子煎、寿脾煎、温胃饮之类，皆心脾之要药也。若六味丸、八味丸、五福饮、理阴煎，及左归、右归、六味回阳等饮，皆阴中之阳虚者所宜也。若元气虚不至甚，而兼多寒湿者，则以五苓散、四苓散，或茵陈五苓散之属加减用之亦可。

伤寒发黄，凡表邪未清，而湿热又盛者，其证必表里兼见，治宜双解，以柴苓汤，或茵陈五苓散主之。若内热甚，而表邪仍在者，宜柴苓煎主之。若但有湿热内实胀闭等证，而外无表邪者，宜茵陈蒿汤主之。若因内伤劳倦，致染伤寒者，亦多有发黄之证。但察其本无湿热实邪等证，即当以阴黄之法调补治之。或用后韩祗和法亦可。若但知攻邪，则未有不败。故孙真人曰：黄疸脉浮者，当以汗解之。宜桂枝加黄芪汤，此即补虚散邪之法也。外《伤寒门》别有正条，所当并察。

胆黄证，皆因伤胆而然，胆既受伤，则脏气之损败可知，使非修缉培补，则必至决裂。故凡遇此等证候，务宜大用甘温，速救元气。然必察其所因之本，或兼酸以收其散亡，或兼涩以固其虚脱，或兼重以镇其失守之神魂，或与开道利害以释其不解之疑畏。凡诸用药，大都宜同阴黄证治法，当必有得生者。若治此证，而再加克伐分利，则真如压卵矣。

治黄之法，本当清湿利小便，然亦多有不宜利者，说详湿证门论治条中。

《景岳全书·杂证谟》

【按语】阳黄证，多以脾湿不流，郁热所致，必须清火邪利小水；阴黄证，多由内伤不足,但宜调补心脾肾之虚,以培血气,血气复则黄必尽退。伤寒发黄,表邪未清,湿热又盛,表里兼见,治宜双解。胆黄证,皆因伤胆,脏气损败,大用甘温,速救元气。

19. 脚气

凡脚气肿痛之甚者,可用敷药以散之,或用椒艾囊以温之,或用香散之药煎汤以洗之,如百草煎,及防风、荆芥、威灵仙、艾叶、苍术、蛇床子、当归、乌药之类,皆可用。或单用紫苏,或忍冬藤煎汤淋洗之,俱妙。

《景岳全书·杂证谟》

【按语】脚气肿痛,张景岳主张多种外治之法,具体有敷、熨、淋、洗等。

20. 痿

凡痿由湿热,脉洪滑而证多烦热者,必当先去其火,宜二妙散随证加减用之。若阴虚兼热者,宜《正传》加味四物汤、虎胫骨丸,或丹溪补阴丹、滋阴八味丸之类主之。若绝无火证,而止因水亏于肾,血亏于肝者,则不宜兼用凉药,以伐生气,惟鹿角胶丸为最善。或加味四斤丸、八味地黄丸、金刚丸之类,俱可择用。若阴虚无湿,或多汗者,俱不宜轻用苍术。盖痿证最忌散表,亦恐伤阴也。

东垣取黄柏为君,黄芪等补药辅佐,以治诸痿,无一定之方。有兼痰积者,有湿多热多者,有湿热相半者,有挟气者。临病制方,其亦治痿之良法也。

《景岳全书·杂证谟》

【按语】痿证,有因湿热、阴虚兼热、肝肾阴虚等。且痿证最忌散表,恐伤其阴。

21. 阳痿

凡男子阳痿不起,多由命门火衰,精气虚冷。或以七情劳倦,损伤生阳之气,多致此证;亦有湿热炽盛,以致宗筋弛缓,而为痿弱者。譬以暑热之极,则诸物绵萎。《经》云壮火食气,亦此谓也。然有火无火,脉证可别。但火衰者十居七八,而火盛者仅有之耳。

凡思虑、焦劳、忧郁太过者,多致阳痿。盖阴阳总宗筋之会,会于气街,而阳明为之长,此宗筋为精血之孔道,而精血实宗筋之化源。若以忧思太过,抑损心脾,则病及阳明冲脉,而水谷气血之海,必有所亏,气血亏而阳道斯不振矣。《经》曰二阳之病发心脾,有不得隐曲,及女子不月者,即此之谓。

凡惊恐不释者,亦致阳痿。《经》曰恐伤肾,即此谓也。故凡遇大惊卒恐,能令人遗失小便,即伤肾之验。又或于阳旺之时,忽有惊恐,则阳道立痿,亦其验也。

《景岳全书·杂证谟》

【按语】凡男子阳痿不起,多由命门火衰,精气虚冷。

22. 脱肛

《内经》曰:下者举之。徐之才曰:涩可去脱。皆治脱肛之法也。故古人之治此者,多用参、芪、归、术、川芎、甘草、升麻之类以升之补之,或兼用北五味、乌梅之类以固之涩之,仍外用熏洗收涩之药,则无有不愈。凡中气微虚而脱者,宜四君子汤,或五味异功散。中寒吐泻而脱者,五君子煎,或温胃饮。泻痢不止而滑脱者,胃关煎,或加乌梅、北五味、文蛤、木香之属以佐之。脾虚下陷而脱者,补中益气汤,或举元煎。阴虚肝肾不足而下陷者,补阴益气煎。阴中阳虚而脱者,理阴煎,或大补元煎。以上诸证,凡虚中挟火,或热赤,或肿痛,宜用补中益气汤加黄连、黄芩、槐花之类加减治之。然必真有火证火脉,方可酌用寒凉。若非实火,则大忌苦寒。以防其沉降败脾也。若妇人产后用力太过,肛门脱出者,宜六物煎加升麻,或用殿胞煎加人参。仍须用温热汤洗而收之。若湿热下坠,疼痛脱肛甚者,抽薪饮、大厘清饮;微者,约营煎。

《景岳全书·杂证谟》

【按语】脱肛证,治宜升举、固涩,温补脾肾二脏。若为湿热所致,则宜清利湿热。

23. 癫狂痴呆

凡狂病多因于火。此或以谋为失志，或以思虑郁结，屈无所伸，怒无所泄，以致肝胆气逆，木火合邪，是诚东方实证也。此其邪乘于心，则为神魂不守；邪乘于胃，则为暴横刚强。故治此者，当以治火为先，而或痰或气，察其甚而兼治之。若止因火邪，而无胀闭热结者，但当清火，宜抽薪饮、黄连解毒汤、三补丸之类主之。若水不制火，而兼心肾微虚者，宜朱砂安神丸，或服蛮煎、二阴煎主之。若阳明火盛者，宜白虎汤、玉泉散之类主之。若心脾受热，叫骂失常，而微兼闭结者，宜清心汤、凉膈散、三黄丸、当归龙荟丸之类主之。若因火致痰者，宜清膈饮、抱龙丸、生铁落饮主之。甚者宜滚痰丸。若三焦邪实热甚者，宜大承气汤下之。若痰饮壅闭，气道不通者，必须先用吐法，并当清其饮食。此治狂之要也。

癫病多由痰气。凡气有所逆，痰有所滞，皆能壅闭经络，格塞心窍，故发则旋晕僵仆，口眼相引，目睛上视，手足搐搦，腰脊强直，食顷乃苏。此其倏病倏已者，正由气之倏逆倏顺也。故治此者，当察痰察气，因其甚者而先之；至若火之有无，又当审其脉证而兼为之治也。气滞者，宜排气饮、大和中饮、四磨饮，或牛黄丸、苏合丸、《集成》润下丸之类主之。痰盛者，宜清膈饮、六安煎、二陈汤、橘皮半夏汤，或抱龙丸、朱砂滚涎丸之类主之。兼痰兼火者，宜清膈饮、朱砂安神丸、丹溪润下丸之类主之。痰逆气滞之甚者，必用吐法。吐后随证调理之。

癫痫证无火者多。若无火邪，不得妄用凉药，恐伤脾气，以致变生他证。且复有阴盛阳衰及气血暴脱，而绝无痰火气逆等病者，则凡四君、四物、八珍、十全大补等汤，或干姜、桂、附之类，皆所必用，不得谓癫痫尽属实邪，而概禁补剂也。若真阴大损，气不归根，而时作时止，昏沉难愈者，必用紫河车丸，方可奏效。其有虚中挟实，微兼痰火不清，而病久不愈者，《集验》龙脑安神丸最得其宜，随证增减，可为法也。

痴呆证，凡平素无痰，而或以郁结，或以不遂，或以思虑，或以疑贰，或以惊恐，而渐致痴呆。言辞颠倒，举动不经，或多汗，或善愁，其证则千奇万怪，无所不至。脉必或弦或数，或大或小，变易不常。此其逆气在心或肝胆二经,气有不清而然。但察其形体强壮,饮食不减,别无虚脱等证。则悉宜服蛮煎治之,最稳最妙。然此证有可愈者,有不可愈者,亦在乎胃气元气之强弱,待时而复,非可急也。凡此诸证,若以大惊猝恐,一时偶伤心胆,而致失神昏乱者。此当以速扶正气为主,宜七福饮,或大补元煎主之。

小儿无狂证,惟病癫者常有之。凡小儿之病,有从胎气而得者,有从生后受惊而得者。盖小儿神气尚弱,惊则肝胆夺气而神不守舍,舍空则正气不能主,而痰邪足以乱之。故凡治小儿之惊痫,必须先审正气,然后察其病邪,酌宜治之。诸法俱载《小儿门》,所当详究。

《景岳全书·杂证谟》

24. 癃闭

火在下焦,而膀胱热闭不通者,必有火证火脉,及溺管疼痛等证,宜大厘清饮、抽薪饮、益元散、玉泉散,及绿豆饮之类以利之。若肝肾实火不清,或遗浊,或见血者,大都清去其火,水必自通,前法俱可通用。

气闭证,当分虚实寒热而治之。凡气实者,气结于小肠膀胱之间而壅闭不通,多属肝强气逆之证。惟暴怒郁结者多有之,宜以破气行气为主。如香附、枳壳、乌药、沉香、茴香之属,兼四苓散而用之。若气陷于下,药力不能骤及者,当即以此药多服,探吐以提其气,使气升则水自降也。有痰气逆滞不通者,即以二陈汤、六安煎之类探吐之。有热闭气逆者,及以大厘清饮探吐之。有气实血虚而闭者,用四物汤探吐之。凡气实等证,无如吐之妙者,譬之滴水之器,闭其上窍,则下窍不通,开其上窍,则下窍必利。盖有升则有降,无升则无降,此理势之使然也。凡气虚而小便闭者,必以素多斫丧,或年衰气竭者,方有此证。正以气有不化,最为危候,不易治也。然凡病此者,必其有渐,但觉小便短少,或便时费力,便当留心速治。若待其剧,恐无及也。但治此者,亦当辨其脏气之寒热。若素无内热之气者,是必阳虚无疑也。或病未至甚,须常用左归、右归、六味、八味等汤丸,或壮水以厘清,或益火以化气,随宜用之,自可渐杜其源。若病已至甚,则必用八味丸料,或加减《金匮》肾气汤大剂煎服,庶可挽回。或疑桂附辛热不敢轻用,岂知下元阳气亏甚,得寒则凝,得热则行。舍此二者,更有何物可以直达膀胱而使水因气化也？若气虚下陷，升降不利者，宜补中益气汤主之，或即用此汤探吐之，最妙。若素禀阳脏内热，不堪温补，而小便闭绝者，此必真阴败绝，无阴则阳无以化，水亏证也。治宜补阴抑阳，以化阴煎之类主之。或偏于阳亢而水不制火者，如东垣之用滋肾丸亦可，但此即火证之属耳。

大小便俱不通者，必先通其大便，则小便自通矣，宜八正散之类主之。

久服桂附之属，以致水亏阳亢，而小便不通者，宜解毒壮水，以化阴煎之类主之。甚者，以黄连解毒汤加分利滋阴等药亦可。然尤惟绿豆饮为解毒之神剂。其有因久服阳药，作用过多，火本不盛，单由水亏者，非六味地黄汤大剂滋之不可也。

服分利既多，而小水愈不通者，此必下竭之证。察其水亏者，必须大补真阴；火虚者，必须峻补阳气，气达水行，其便自调。不可见其假实，恣意疏通，此与榨干汁、沸枯油者何异？致令竭者愈竭，鲜不危矣。

膀胱无水等证，有因泄泻，水归大肠而小水不通者，此当但治泄泻，泄泻止而水自利也。有因大汗多汗，气从汗泄而小水不利者。此当调治营卫，表气收而小便自利也。有虚劳亡血伤精，水随液去，五内枯燥而小水不利者。此当调补真阴，血气渐充而小水渐利也。凡此数者；皆膀胱无水枯涸之证。水泉既涸，故不可再加分利。内惟泄泻证亦有可分利者，然亦不过十之三耳。诸如此者，当于各门详察治之，皆非有水不通而为癃闭之类也。

怀妊之妇，每有小便不通者，此以胎气下陷，溺孔被压而然。多以气虚不能举胎所致，宜八珍汤、补中益气汤之类主之。若临盆之际，胎压膀胱而小便不通者，宜以手指托起其胎，则小水自出。

《景岳全书·杂证谟》

【按语】癃闭之证，火在下焦，膀胱热闭不通；气闭者，当分虚实寒热而治之。大小便俱不通，必先通大便，小便自通。下竭之证，当分水亏、火虚之异。膀胱无水，有因泄泻，当治泄泻，泄泻止而水自利。怀妊之妇，小便不通，胎气下陷，溺孔被压。

25. 秘 结

秘结一证，在古方书有虚秘、风秘、气秘、热秘、寒秘、湿秘等说，而东垣又有热燥、风燥、阳结、阴结之说,此其立名太烦,又无确据,不得其要,而徒滋疑惑,不无为临证之害也。不知此证之当辨者惟二,则曰阴结、阳结而尽之矣。盖阳结者,邪有余,宜攻宜泻者也;阴结者,正不足,宜补宜滋者也。知斯二者,即知秘结之纲领矣。若或疑余之说,而欲必究其详。则凡云风秘者,盖风未必秘,但风胜则燥,而燥必由火,热则生风,即阳结也。岂谓因风而宜散乎?有云气秘者,盖气有虚实,气实者阳有余,阳结也。气虚者阳不足,阴结也,岂谓气结而尽宜破散乎?至若热秘、寒秘,亦不过阴阳之别名耳。再若湿秘之说,则湿岂能秘,但湿之不化,由气之不行耳,气之不行,即虚秘也,亦阴结也。总之,有火者便是阳结,无火者便是阴结。以此辨之,岂不了然?余故曰:凡斯二者,即秘结之纲领也。

《景岳全书·杂证谟》

【按语】景岳以为,秘结一证,辨者惟二,即阴结、阳结。阳结者,邪有余,宜攻宜泻;阴结者,正不足,宜补宜滋。

秘结之由,除阳明热结之外,则悉由乎肾。盖肾主二阴而司开阖,故大小便不禁者,其责在肾,然则不通者,独非肾乎?故肾热者,宜凉而滋之。肾寒者,宜温而滋之。肾虚者,宜补而滋之。肾干燥者,宜润而滋之。《经》曰肾苦燥,急食辛以润之。开腠理,致津液通气也,正此之谓。

《景岳全书·杂证谟》

【按语】秘结之由,关于阳明与肾。在肾者,分肾热、肾寒、肾虚、肾干燥之不同。

26. 痰饮吐法

先君寿峰公,少壮时,素称善饮。后年及四旬而酒病起,遂得痰饮之疾。多见呕酸胀满,饮食日减,眩晕不支,惊惕恍惚,疾疟等证,相继迭出。百方治痰,弗获寸效。因慕张子和吐法之妙,遂遵而用之。初用独圣散、茶调散及齑汁之类。一吐而稍效,再吐而再效,自此屡用不止。虽诸痰渐退,而元气弗复也。如此年余,渐觉纯熟,忽悟其理,遂全不用药,但于五鼓食消之后,徐徐咽气,因气而提,提不数口而清涎先至,再提之,则胶浊后随。自后凡遇诸疾,无论表里虚实,虽变出百端,绝不服药,但一行吐法,无不即日尽却。后至六旬之外，则一月或半月必行一次，全不惮烦，而鹤发童颜，日增矍铄。斯时也，宾将弱冠，渐已有知，恐其吐伤，因微谏曰：吐本除痰，岂诸病皆可吐耶？且吐伤元气，人所共知，矧以衰年，能无虑乎？先君曰：吐以治痰，尔所知也。吐治百病，尔知之乎？吐能伤气，尔所知也。吐能生气，尔亦知乎？余当为尔细谈之。夫先哲中之善治痰积者，无如子和之三法，及丹溪之倒仓，在倒仓之法不易行，亦未敢有用之者。惟子和之法，则为人所常用，而取效不为不速，亦不为不多也。今以余法言之，则有不同者矣。盖子和之吐，用药而吐也。药必苦劣，吐必勇猛，势不我由，不能无伤也。余之吐，不用药而吐者也。痰随气行，气因痰至，徐疾自如，有益无损也。子和之法，其用在急，故但攻有余之实痰。余之法，其用在缓，故可兼不足之百病。夫百病所因，本自不一，何以皆宜于吐？如痰涎壅盛，格塞胃脘，而清道不通者，不得不吐也。积聚痛急，不易行散者，不得不吐也。胶固稠浊，非药所能消者，不得不吐也。痰在经络膜窍，及隐伏难状等痰，其藏深，其蓄远，药所难及者，不得不吐也，此皆人所易知者也。又若风寒外感者，吐能散之。食饮内伤者，吐能清之。火郁者，吐能发越热邪。寒盛者，吐能鼓动阳气。诸邪下陷者，吐有升举之功。诸邪结聚者，吐有解散之力。且人之百病，无非治节不行，吐能达气，气从则无所不从，而何有于病。故凡有奇怪难治之病，医家竭尽其技而不能取效者，必用吐法，方见神功，此又人所罕知者也。再如生气之说，则不惟人不知，而且必不信。兹余力行身受，始悟其微。盖天地不息之机，总惟升降二气，升本乎阳，生长之道也；降本乎阴，消亡之道也。余之用气，借此升权，可疾可徐，吐纳自然之生意，无残无暴，全收弗药之神功。故凡吐之后，神气必倍王，尔之所见也；阳道必勃然，我之常验也。使非吐能生气，而有能如是乎？盖道家用督，余则用任，所用不同，所归一也。不惟却病，而且延年。余言非谬，尔切识焉。宾奉此教，常习用之，无不效如桴应，第不及先君之神妙耳。忆自轩岐之后，善用吐法者，惟子和一人。若以先君法较之，则其难易优劣，奚啻霄壤？而所谓亘古一人者，当不在子和矣。倘智者见同，则必有踵而行之，而蒙惠将来者，自应不少。第恐百世之下，泯此心传妙道。故详录语训，以为之记，并列其详法于下。先君行吐之法，每于五鼓睡醒之时，仰卧用嗳提气，气有不充，则咽气为嗳，随咽随提，痰涎必随气而至。虽以最深之痰，无不可取,但最后出者,其形色臭味,甚有紫黑酸恶不堪言者。所以每吐之后,或至唇肿咽痛,但以凉水一二口漱咽解之。吐毕早膳,悉屏五味,但用淡粥一二碗,以养胃中清气。自四旬之后,绝不用酒。行吐法者,四十余年,所以愈老愈健,寿至八旬之外,犹能登山,及灯下抄录古书。后以无病,忽一旦含笑而辟谷,时年八旬二矣。

《景岳全书·杂证谟》

27. 肾虚经乱

凡欲念不遂,沉思积郁,心脾气结,致伤冲任之源,而肾气日消,轻则或早或迟,重则渐成枯闭,此宜兼治心脾肾,以逍遥饮、秘元煎之类主之。若或欲火炽盛,以致真阴日溃者,宜保阴煎、滋阴八味丸之类主之。若房室纵肆不慎者,必伤冲任之流,而肾气不守,治须扃①固命门,宜固阴煎、秘元煎之类主之。若左肾真阴不足,而经脉不调者,宜左归饮、左归丸、六味地黄丸之类主之。若右肾真阳不足,而经有不调者,宜右归饮、右归丸、八味地黄丸之类主之。若思郁不解致病者,非得情舒愿遂,多难取效;房室不慎致病者,使非勇于节欲,亦难全恃药饵也。

《景岳全书·妇人规》

28. 经期腹痛

凡妇人经期有气逆作痛,全滞而不虚者,须顺其气,宜调经饮主之,甚者如排气饮之类亦可用。若血瘀不行,全滞无虚者,但破其血,宜通瘀煎主之。若气血俱滞者,宜失笑散主之。若寒滞于经,或因外寒所逆,或素日不慎寒凉,以致凝结不行,则留聚为痛而无虚者,须去其寒,宜调经饮加姜、桂、吴茱萸之类主之,或和胃饮亦可酌用。若血热血燥,以致滞涩不行而作痛者,宜加味四物汤,或用保阴煎去续断加减主之。以上五证,但察其有滞无虚,方是真实;若或兼虚,弗得任行克伐。

---

① 扃(jiōng):从外面关门的闩、钩等;上闩、关门。

凡妇人经行作痛,挟虚者多,全实者少,即如以可按拒按及经前经后辨虚实,固其大法也。然有气血本虚,而血未得行者,亦每拒按,故于经前亦常有此证,此以气虚血滞,无力流通而然。但察其形证脉息,凡涉虚弱不足,而经滞作痛者,惟用决津煎、五物煎加减主之,其效如神,或用四神散之类亦可。若痛在经后者,多由血虚,当用大小营煎,随宜加减治之,或四物、八珍俱可用,然必察其寒热虚实以为佐使,自无不效。其有余滞未行者,惟决津煎为妙。凡妇人但遇经期则必作痛,或食则呕吐,肢体困倦,或兼寒热者,是必素禀气血不足,止宜八珍汤、大营煎之类。若虚而寒甚者,宜理阴煎,渐加培补,久必自愈。有因带浊多而虚痛者,亦宜大、小营煎,随其寒热,加佐使主之。

《景岳全书·妇人规》

29. 恶 阻

凡恶阻多由胃虚气滞,然亦有素本不虚,而忽受胎妊,则冲任上壅,气不下行,故为呕逆等证。及三月余而呕吐渐止者,何也? 盖胎元渐大,则脏气仅供胎气,故无暇上逆矣。凡治此者,宜以半夏茯苓汤、人参橘皮汤之类,随宜调理,使之渐安,必俟及期,方得帖然也。若中脘多痰者,用二陈汤加枳壳,或用半夏茯苓汤。若饮食停滞作胀者,宜小和中饮加减主之。若气逆作胀者,宜半夏茯苓汤加枳壳、苏梗、香附。若脾胃气虚者,宜五味异功散、六君子汤、人参橘皮汤之类主之。若胃虚兼寒多呕者,宜六味异功煎、温胃饮之类主之。若肝肾阳虚作呕者,宜理阴煎主之。

《景岳全书·妇人规》

30. 胎 漏

妊娠血热而漏者,保阴煎、清化饮择而用之。怒动肝火漏血者,保阴煎,甚者化肝煎主之。脾虚不能摄血者,寿脾煎、四君子之类主之。脾虚血热气滞者,四圣散主之。脾肾兼虚者,五阴煎主之。三焦气血俱虚者,五福饮、七福饮之类主之。劳倦伤而动血者,寿脾煎、归脾汤主之。偶因伤触动血者,五福饮、安胎散主之。冲任气虚,不能约制,血滑易动者,固阴煎、秘元煎主之。

《景岳全书·妇人规》

31. 滑 胎

妊娠滑胎之法,惟欲其坐草①之期易而且速,而难易之由,则在血之盈虚,不在药之滑利。盖血多则润而产必易,血亏则涩而产必难,故于未产之前,但宜以培养气血为主,而预为之地,如四物汤、滑胎煎、五福饮、小营煎、八珍汤之类,即皆滑胎之要药。若不知此而过用滑利等物,或产期未近,无火无滞而妄用清火行气、沉降苦寒等药,必皆暗残营气,走泄真阴,多致血亏气陷,反为临期大害。若果肥盛气实者,则紫苏饮、保生无忧散、滑胎枳壳散之类,皆可择用。

《景岳全书·妇人规》

32. 产后乍寒乍热

产后乍寒乍热,总由血气虚损,阴阳不和而然。若阳胜则乍热,阴胜则乍寒。凡阴胜而寒多者,宜增损四物汤、理阴煎。若阳胜而热多者,宜四物汤、三阴煎。若阳气陷入阴中而乍寒乍热者,宜补中益气汤、补阴益气煎。若阴阳俱虚而寒热者,宜八珍汤、十全大补汤。若败血不散,流入阴中而作寒热者,宜决津煎、殿胞煎。若血实气壅者,宜夺命丹。

《景岳全书·妇人规》

33. 产后恶露不止

产后恶露不止,若因血热者,宜保阴煎、清化饮。有伤冲任之络而不止者,宜固阴煎加减用之。若肝脾气虚,不能收摄而血不止者,宜寿脾煎,或补中益气汤。若气血俱虚而淡血津津不已者,宜大补丸煎,或十全大补汤。

---

① 坐草:为临产之别名。

若怒火伤肝而血不藏者,宜加味四物汤。若风热在肝而血下泄者,宜一味防风散。止血方:用蒲黄二两,水煎,顿服。

《景岳全书·妇人规》

34. 带下

心旌摇,心火不静而带下者,先当清火,宜朱砂安神丸、清心莲子饮、《直指》固精丸之类主之。若无邪火而但见心虚带下者,宜秘丸煎、人参丸、心虚白浊饮、茯兔丸之类。欲事过度、滑泄不固而带下者,宜秘丸煎、寿脾煎、固阴煎、苓术菟丝丸、《济生》固精丸、锁精丸、金锁思仙丹之类主之。人事不畅,精道逆而为浊为带者,初宜六味地黄汤,或威喜丸之属以利之;久不止者,宜固阴煎、苓术菟丝丸之属以固之。湿热下流而为带浊,脉必滑数,色见红赤,证有烦渴而多热者,宜保阴煎、加味逍遥散,或《经验》猪肚丸亦佳。若热甚兼淋而赤者,宜龙胆泻肝汤。元气虚弱而带下者,宜寿脾煎、固阴煎、菟丝煎、七福饮、十全大补汤、九龙丸之属。若阳气虚寒,脉见微涩,色白清冷,腹痛多寒者,宜加姜、附,或用家韭子丸。脾肾气虚下陷而多带者,宜用寿脾煎、固阴煎、归脾汤、补中益气汤之属。立斋曰:前证或因六淫七情,或因醉饱房劳,或因膏粱厚味,或服燥剂所伤,或亏损阳气下陷,或湿痰下注蕴积而成,故言带也。凡此皆当壮脾胃、升阳气为主,佐以各经见证之药。若色青者属肝,用小柴胡加山栀;或湿热壅滞,小便赤涩,龙胆泻肝汤。色赤者属心,用小柴胡加黄连、山栀、当归;思虑过伤,用妙香散等药。色白者属肺,用补中益气加山栀。色黄者属脾,用六君子加山栀、柴胡;不应,归脾汤。色黑者属肾,用六味地黄丸。若气血俱虚,八珍汤。阳气陷下,补中益气汤。湿痰下注,前汤加茯苓、半夏、苍术、黄柏。气虚痰饮下注,四七汤送肾气丸。不可拘肥人多痰,瘦人多火,而以燥湿泻火之药轻治之也。

《景岳全书·妇人规》

35. 吹乳妒乳

产后吹乳,因儿饮乳,为口气所吹,致令乳汁不通,壅结肿痛,不急治之,多成痈肿。速服瓜蒌散,外以南星末敷之,更以手揉散之。势甚者,惟连翘金贝煎最妙。产后妒乳,因无儿饮乳,或儿未能饮,余乳蓄结作胀,或妇人血气方盛,乳房作胀,以致肿痛,憎寒发热,不吮通之,必致成痈。若肿不消,用麦芽二三两炒熟,水煎服,立消。一方:用陈皮一两,甘草一钱,水煎服。一方:治吹乳、乳痈肿痛,用萱草根擂酒服之,以滓罨患处。《袖珍方》用猪牙皂角去皮,蜜炙为末,酒服一钱。又诗云:妇人吹奶法如何?皂角烧灰蛤粉和,热酒一杯调八字,管教时刻笑呵呵。

《景岳全书·妇人规》

36. 宜麟策

种子之方,本无定轨,因人而药,各有所宜。故凡寒者宜温,热者宜凉,滑者宜涩,虚者宜补,去其所偏,则阴阳和而生化着矣。今人不知此理,而但知传方,岂宜于彼者亦宜于此耶?且或见一人偶中,而不论宜否,而遍传其神,竞相制服,又岂知张三之帽,非李四所可戴也。今录十方于后,择宜用之,庶获济矣。

妇人血气俱虚,经脉不调,不受孕者,惟毓麟珠随宜加减用之为最妙;其次,则八珍益母丸亦佳。若脏寒气滞之甚者,用续嗣降生丹亦妙。男子脏气平和而惟精血不足者,宜还少丹、全鹿丸、无比山药丸。若右肾阳气不足者,宜右归丸,或毓麟珠俱妙。若阳痿精衰,虚寒年迈艰嗣者,必宜赞育丹。若阳盛阴虚,左肾精气不足者,宜左归丸,或延年益嗣丹。若火盛水亏,多内热者,宜大补阴丸。此外,如河车种玉丸、乌鸡丸、黑锡丹之类,皆可酌用。

《景岳全书·妇人规》

37. 小儿夜啼

小儿夜啼不安,按《保婴》等书云:夜啼有二,曰脾寒,曰心热也。夜属阴,阴胜则脾脏之寒愈盛,脾为至阴,喜温而恶寒,寒则腹中作痛,故曲腰而啼,其候面青,手腹俱冷,不思乳食是也,亦曰胎寒,宜钩藤饮。寒甚者,理中丸。若曲腰啼叫,哭而无泪者,多系腹痛,宜木香散,或用温胃饮加木香。若脾肾寒甚而兼带作痛者,宜陈氏十二味异功散。苦过用乳食,停滞作痛,邪实无虚而啼者,宜保和丸、和胃饮加减主之。甚者宜消食丸。若阴盛阳衰,心气不足,至夜则神有不安而啼叫者,宜四君子汤、五味异功散,或七福饮、《秘旨》安神丸。若面青手冷,阳气虚寒,心神惊怯而啼者,宜五君子煎,或六味异功煎。甚者宜七福饮加炮干姜、肉桂。若兼泄泻不乳,脾肾虚弱也,宜六神散。甚者,养中煎、胃关煎。若兼吐泻少食,脾胃虚寒也,宜五君子煎、温胃饮,或六味异功煎加炮木香。若大便不化,食少腹胀,脾气虚弱也,宜五味异功散,或五君子煎加木香。若面色白,黑睛少,至夜分阴中阳虚而啼者,此肝肾之不足也,宜六味丸、八味丸、理阴煎。若见灯见火愈啼者,心热也。心属火,见火则烦热内生,两阳相搏,故仰身而啼,其证面赤手腹俱暖,口中气热是也。火之微者,宜生脉散、导赤散;火之甚者,宜朱砂安神丸、人参黄连散。苦肝胆热甚,木火相搏者,宜柴胡清肝散。大都此证,或因吐泻,内亡津液,或禀赋肾阴不足,不能滋养肝木,或乳母恚怒,肝火侮金,当用六君子汤补脾土以生肺金,地黄丸壮肾水以滋肝木。若乳母郁闷而致者,用加味归脾汤。乳母暴怒者,加味小柴胡汤。乳母心肝热搏者,柴胡清肝散。若因惊夜啼者,宜从前惊啼论治。

《景岳全书·小儿则》

38. 小儿偶然发热

　　凡小儿偶然发热者,率由寒热不调,衣被单薄,柔弱肌腠,最易相感,感则热矣。余之治此,不必用药,但于其熟睡之顷,夏以单被,冬以棉被,蒙头松盖,勿壅其鼻,但以稍暖为度,使其鼻息出入皆此暖气,少顷则微汗津津,务令上下稍透,则表里通达而热自退矣。若冬月衣被寒凉,汗不易出,则轻搂着身,赤体相贴,而上覆其面,则无有不汗出者。此余近年养儿至妙之法,百发百中者也。若寒邪甚者,两三微汗之,无有不愈。然此法惟行于寅卯之际,则汗易出而效尤速。

《景岳全书·小儿则》

39. 小儿吐泻

小儿虚寒呕吐，凡无故吐泻，察其无火者，必生冷寒气伤胃所致，今小儿所病，大约皆是此证，宜养中煎，或温胃饮为主治，其次则五君子煎、理中汤、冬术煎。若兼血虚燥渴者，宜五君子加当归。若兼脾肾虚寒，或多痰涎，或兼喘促，宜理阴煎；甚者，人参、附子、理阴煎为最妙，勿谓呕吐不宜熟地也。若脾气无寒，或偶有所触，虽吐而不甚者，宜五味异功散。若脾中寒滞，气有不顺而呕吐者，宜藿香安胃散。若上焦不清，多痰兼滞者，宜六君子汤，或更加砂仁、炮姜、木香。

《景岳全书·小儿则(下)》

40. 小儿伤食呕吐

小儿伤食呕吐，若误会不宜之物，或停积滞浊以致吐者，必胸膈胀满，或肚腹作痛，此其中必有余邪，宜和胃饮、益黄散。若但有食滞而胃不寒者，宜大和中饮、小和中饮。若食滞兼痰而吐者，宜二陈汤、六安煎、苓术二陈煎。若饮食虽滞，而因脾虚不能运化者，此其所重在脾气，不在饮食，止宜养中煎、温胃饮，或理阴煎、圣术煎之类，以培其本，不可因饮食之故，而直行消伐也。

《景岳全书·小儿则(下)》

41. 小儿胃热呕吐

小儿胃热呕吐者，其证最少，盖内热者多不致吐，即亦有之，其必多食炙爆甘甜之物，以致滞积胃口，或夏间冒暑，及脏气素热者乃有之。凡治热证，必须详辨的确，勿得以假热作真热也。凡胃火内热呕吐者，察其证必烦热，作渴喜冷，察其脉息必洪大滑数。火之甚者，宜泻黄散、玉泉散，或竹叶石膏汤。若有痰食之滞兼火作吐者，宜二陈汤加石膏、黄连、山栀，或加山楂、麦芽之类。若脾胃虚弱而兼火者，宜人参安胃散，或橘皮竹茹汤。若胃火呕吐作渴者,宜竹茹汤。若夏月胃热,阳暑伤胃者,必烦热大渴,吐泻并作,宜五味香薷饮,或十味香薷饮,或竹茹汤,或橘皮竹茹汤。若内热之甚者,宜益元散、玉泉散主之。然暑有阴阳之辨,若因天气暑热,过用生冷,以致伤胃而为吐泻者,此属阴暑,则宜暖胃温中,如前虚寒治法,或用五苓散亦妙,凡本条之药绝不可用。

《景岳全书·小儿则(下)》

42. 小儿痞块

凡调理脾胃之法,若痞邪未甚,宜芍药枳实丸加减用之为善,或大健脾丸及杨氏启脾丸,皆可择用。若脾胃气虚,食少体瘦,宜五味异功散。若脾胃虚寒者,宜调中丸、温胃饮、五君子煎。若兼胃脘停积,食滞作胀者,宜保和丸、消食丸,或大、小和中饮。苦胀急坚实,形气尚强,不得不泻者,宜赤金豆、白饼子。若痞久成热,致动阳明之火,而牙口溃烂成疳者,宜芦荟丸、胡黄连丸或蟾蜍丸。此外,如贴痞膏及灸治之法,俱详载《积聚门》。

《景岳全书·小儿则(下)》

43. 小儿溺白

小儿便如米泔,或溺停少顷变作泔浊者,此脾胃湿热也。凡饮食不节者多有此证,然亦有气虚下陷而然者。若脉证兼火者,当清利,宜导赤散,或四味肥儿丸。若饮食过伤兼胀滞者,宜保和丸、大安丸。若形气不足,或黄瘦,或呕泄者,宜五味异功散,或四君子汤,或补中益气汤。若肝肾火盛,移热膀胱者,必兼痛涩烦热,宜七味龙胆泻肝汤。若脾胃本虚而复兼湿热者,宜四君子汤加炒黄连。若止见溺白,而别无烦热脉证,则但节其生冷水果及甘甜等物,不久自愈。切不可因其溺白,而过用芩、连、栀子之类,多致伤脾而反生吐泻等证,渐至羸败者,是皆误治之害也,不可不察。

《景岳全书·小儿则(下)》

44. 瘰疬

瘰疬之病，属三焦、肝胆等经风热血，成肝肾二经精血亏损，虚火内动，或恚怒忧思，气逆于肝胆二经。二经常多气少血，故怒伤肝则木火动而血燥，肾阴虚则水不生木而血燥，血燥则筋病，肝主筋也，故累累然结若贯珠。其候多生于耳前后，连及颐颔下，至缺盆及胸腋之侧，又谓之马刀。其初起如豆粒，渐如梅李核，或一粒，或三五粒，按之则动而微痛，不甚热；久之则日以益甚，或颈项强痛，或午后微热，或夜间口干，饮食少思，四肢倦息，或坚而不溃，或溃而不合，皆由气血不足，故往往变为痨瘵。《外台秘要》云：肝肾虚热则生疬。《病机》云：瘰疬不系膏丹毒火热之变，总因虚劳气郁所致，止宜以益气养营之药调而治之，其疮自消，盖不待汗之下之而已也。若不详脉证虚实之异而概用追蚀攻下，及流气饮、十宣散之属，则必犯经禁病禁，以致血气愈损，必反为败证矣。若脉洪大以元气虚败，为不治；若面色㿠白，为金克木，亦不治；若眼内赤脉贯瞳人，见几条则几年死。使不求本而妄用伐肝之剂则误矣。盖伐肝则脾土先伤，脾伤则损五脏之源矣，可不慎哉？

又《薛氏经验方》云：治瘰疬已成未成、已溃未溃者，以手仰置肩上，微举起则肘骨尖自见，即是灸处，灸以三四十壮为度，更服益气养营汤，灸三次，疮自除。如患三四年不愈者，辰时灸至申时，三灸即愈，更服补剂。

按此法乃单灸曲池，以多为贵也。然但用前法，则已妙矣，倘有未应者，又当以此法治之。又曰：此治瘰疬之秘法，凡男子、妇人，若因恚怒伤肝，气血壅遏而不愈者，宜灸此穴，以疏通经络。如取此穴，当以指甲掐两肘、两肩四所，患处觉有酸麻，方是其穴。

《景岳全书·外科钤》

45. 痢疾俚词

夏日多炎，阴邪易入。暑热是主，风寒是客，身不被风，疟从何致？口不受寒，痢从何得？治必求本，轩岐金石。志此微言，可为医则。

《景岳全书·杂证谟》

46. 关 格 辨

关格脉证,《本经》垂训极明,世人病此不少,而历代医师,每各立名目以相传训,甚至并其大义而失之,其谬甚矣。夫所谓关格者,阴阳痞绝,不相营运,乖赢离败之候也。故人迎独盛者,病在三阳之腑也;寸口独盛者,病在三阴之脏也。盖太阴行气于三阴,而气口之脉,亦太阴也;阳明行气于三阳,而人迎之脉,在结喉之旁也。故古法诊三阳之气于人迎,诊三阴之气于寸口。如《四时气篇》曰:气口候阴,人迎候阳。正此谓也。其于关格之证,则以阴阳偏盛之极,而或见于人迎,或见于气口,皆孤阳之逆候,实真阴之败竭也。故六腑之阴脱者曰格阳,格阳者,阳格于阴也;五脏之阴脱者曰关阴,关阴者,阴拒乎阳也;脏腑之阴俱脱,故云关格。然既曰阴阳关格,必其彼此痞绝,似当阴阳对言,而余皆谓之阴脱者何也? 正以脉盛之极为无阴,无阴则无根,而孤阳浮露于外耳,凡犯此者,必死无疑。余尝于蓟司马、田宗伯辈见之,其脉则坚盛至极,其证则喘息日增,甚至手颈通身之脉,俱为振动不已,是皆酒色伤精所致,终至不救。故《本神篇》曰:五脏主藏精者也,不可伤,伤则失守而阴虚,阴虚则无气,无气则死矣。其即关阴格阳之谓欤!

又按:关格之脉,如《六节藏象》《脉度》《终始》《禁服》《经脉》等篇,言之再四,盖恐其难明,故宣而又宣,诚重之也,而后世诸贤,鲜有得其旨者,岂皆未之察耶? 夫人迎在头,系阳明表脉,故人迎倍大者曰格阳。寸口在手,系太阴里脉,故寸口倍大者曰关阴。此以阴阳痞绝,气不相营,故名关格,不可易也。而《三难》曰:脉有太过,有不及,有阴阳相乘,有覆有溢,有关有格,何谓也? 然。关之前者,阳之动也,脉当现九分而浮,过者法曰太过,减者法曰不及,遂上鱼为溢,为外关内格,此阴乘之脉也。关以后者,阴之动也,脉当现一寸而沉,过者法曰太过,减者法曰不及,遂入尺为覆,为内关外格,此阳乘之脉也。故仲景宗之曰:在尺为关,在寸为格;关则不得小便,格则吐逆。夫人迎四倍,寸口四倍,既非尺寸之谓,而曰吐逆者,特隔食一症耳,曰不得小便者,特癃闭一症耳,二症未必至死,何两经谆谆特重之若是耶? 继自王叔和以后,俱莫能辨,悉以尺寸言关格,而且云左为人迎,右为气口,以致后世惑乱,遂并阴阳表里大义尽皆失之。迫及东垣之宗《脉经》者,则亦以左为人迎,右为气口。曰:气口之脉,大四倍于人迎,此清气反行浊道也,故曰格。人迎之脉,大四倍于气口,此浊气反行清道也,故曰关。其宗仲景者,则亦曰格则吐逆,关则不便。甚至丹溪则特立关格一门,曰此证多死,寒在上,热在下,脉两寸俱盛四倍以上。夫两寸俱盛四倍,又安得为寒在上热在下耶?其说越乖,其义越失,致使后学茫然莫知所辨,欲求无误,其可得乎?

独近代马玄台知诸子之非,而谓关格之义,非隔食癃闭之证,曰:呜呼痛哉!轩岐之旨乎。秦、张、王、李、朱,后世业医者所宗,尚与《内经》渺然如此,况能使后世下工,复知关格为脉体而非病名也,又焉能决关格脉之死生,治关格脉之病证,及治隔症、闭癃症而无谬也哉?此马子之言诚是矣,然观其诸篇之注,则亦未详经义,谬宗叔和,仍以左为人迎,右为气口,竟置阳明胃脉于乌有,而仍失本经表里阴阳、根本对待之义,此其复为误也。故于《阴阳别论》中三阳在头、三阴在手之义,竟皆谬注。呜呼!玄台哀前人之误而余复哀其误,所谓后人而复哀后人也。使余之后人,又复有哀余之误者,余诚不自知其非,而今日之言,乃又不如无矣。

《类经·脉色类》

47. 五志病辨

世有所谓七情者,即《本经》之五志也。五志之外,尚余者三。总之曰:喜、怒、思、忧、恐、惊、悲、畏,其目有八,不止七也。然情虽有八,无非出于五脏。如《阴阳应象大论》曰:心在志为喜,肝在志为怒,脾在志为思,肺在志为忧,肾在志为恐。此五脏五志之分属也。

至若五志有互通为病者,如喜本属心,而有曰肺喜乐无极则伤魄,是心肺皆主于喜也。盖喜生于阳,而心肺皆为阳脏,故喜出于心而移于肺,所谓多阳者多喜也。

又若怒本属肝,而有曰胆为怒者,以肝胆相为表里,肝气虽强而取决于胆也。有曰血并于上,气并于下,心烦惋善怒者,以阳为阴胜,故病及于心也。有曰肾盛怒而不止则伤志,有曰邪客于足少阴之络、令人无故善怒者,以怒发于阴而侵乎肾也。是肝、胆、心、肾四脏皆能病怒，所谓多阴者多怒，亦曰阴出之阳则怒也。

又若思本属脾，而此曰思则心有所存，神有所归，正气留而不行，故气结矣。盖心为脾之母，母气不行则病及其子，所以心脾皆病于思也。

又若忧本属肺，而有曰心之变动为忧者，有曰心小则易伤以忧者，盖忧则神伤，故伤心也。有曰精气并于肝则忧者，肝胜而侮脾也。有曰脾忧愁而不解则伤意者，脾主中气，中气受抑则生意不伸，故郁而为忧。是心、肺、肝、脾四脏，皆能病于忧也。

又若恐本属肾，而有曰恐惧则伤心者，神伤则恐也。有曰血不足则恐，有曰肝虚则恐者，以肝为将军之官，肝气不足，则怯而恐也。有曰恐则脾气乘矣，以肾虚而脾胜之也。有曰胃为气逆为哕为恐者，以阳明土胜，亦伤肾也。是心、肾、肝、脾、胃五脏皆主于恐而恐则气下也。

五志互病之辨，既详如上。此外尚有病悲者，如曰肝悲哀动中则伤魂，悲伤于肝也。有曰精气并于肺则悲，有曰悲则肺气乘矣，亦金气伤肝也。有曰心虚则悲，有曰神不足则悲，有曰悲哀太甚则胞络绝，胞络绝则阳气内动，发则心下崩，数溲血者，皆悲伤于心也。此肝、肺、心三脏皆病于悲而气为之消也。

有病为惊者，曰东方色青，入通于肝，其病发惊骇，以肝应东方风木，风主震动而连乎胆也。有曰阳明所谓甚则厥，闻木音则惕然而惊者，肝邪乘胃也。有曰惊则心无所倚，神无所归者，心神散失也。此肝、胆、胃、心四脏皆病于惊而气为之乱也。

有病为畏者，曰精气并于脾则畏，盖并于脾则伤于肾，畏由恐而生也。

由此言之，是情志之伤，虽五脏各有所属，然求其所由，则无不从心而发。故《本神篇》曰：心，怵惕思虑则伤神，神伤则恐惧自失。《邪气脏腑病形篇》曰：忧愁恐惧则伤心。《口问篇》曰：悲哀忧愁则心动，心动则五脏六腑皆摇。可见心为五脏六腑之大主，而总统魂魄，兼赅志意。故忧动于心则肺应，思动于心则脾应，怒动于心则肝应，恐动于心则肾应，此所以五志惟心所使也。设能善养此心而居处安静，无为惧惧，无为欣欣，婉然从物而不争，与时变化而无我，则志意和，精神定，悔怒不起，魂魄不散，五脏俱安，邪亦安从奈我哉？

《类经·疾病类》

48. 中风治法

风之为病，最多误治者，在不明其表里耳。盖外风者，八方之所中也；内风者，五脏之本病也。八风自外而入，必先有发热恶寒、头疼身痛等症，此因于外者，显然有可察也。五风由内而病，则绝无外证，而忽病如风，其由内伤可知也。然既非外感，而《经》曰诸暴强直皆属于风，诸风掉眩皆属于肝，何也？盖肝为东方之脏，其藏血，其主风，血病则无以养筋，筋病则掉眩强直之类，诸变百出，此皆肝木之化，故云皆属于风。谓之属者，以五气各有所生，如诸湿肿满皆属于脾之类，其义同也。盖有所中者谓之中，外感也；无所中者谓之属，内伤也。故王安道有真中、类中之辨，所当察也。后世不明此义，不惟以类风者认为真风，而且以内夺暴厥等证俱认为风，误亦甚矣。

夫外感者，邪袭肌表，故多阳实；内伤者，由于酒色劳倦，七情口腹，致伤脏气，故由阴虚。凡脏气受伤，脾败者病在肢体，或多痰饮；肾病者，或在骨髓，或在二阴；心病者，或在血脉，或在神志；肺病者，或在营卫，或在声音；肝病者，或在筋爪，或在胁肋，此五脏之类风，未有不由阴虚而然者。惟东垣独得其义曰：有中风者，卒然昏愦，不省人事，此非外来风邪，乃本气自病也。人年逾四旬，气衰者，多有此疾。盖人年四十而阴气自半，故多犯之，岂非阴虚之病乎？夫人生于阳而根于阴，根本衰则人必病，根本败则人必危矣。所谓根本者，即真阴也。人知阴虚唯一，而不知阴虚有二。如阴中之水虚，则病在精血；阴中之火虚，则病在神气。盖阳衰则气去，故神志为之昏乱，非火虚乎？阴亏则形坏，故肢体为之废弛，非水虚乎？今以神离形坏之证，乃不求水火之源，而犹以风治，鲜不危矣。

试以天道言之，其象亦然。凡旱则多燥，燥则多风，是风木之化从乎燥，燥即阴虚之候也。故凡治类风者，专宜培补真阴，以救根本，使阴气复则风燥自除矣。然外感者，非曰绝无虚证，气虚则虚也。内伤者，非曰必无实证，有滞则实也。治虚者，当察其在阴在阳而直补之；治实者，但察其因痰因气，而暂开之。此于内伤外感及虚实攻补之间，最当察其有无微甚而酌其治也。甚至有元气素亏，猝然仆倒，上无痰，下失禁，瞑目昏沉，此厥竭之证,尤与风邪无涉,使非大剂参熟,或七年之艾,破格挽回,又安望其复真气于将绝之顷哉?倘不能察其表里,又不能辨其虚实,但以风之为名,多用风药。不知风药皆燥,燥复伤阴;风药皆散,散复伤气。以内伤作外感,以不足为有余,是促人之死也。班氏云不服药为中医者,正为此辈而发耳。

《类经·疾病类》

49. 伤寒治法

伤寒一证,感天地阴厉之气,变态不测,最为凶候,治一有差,死生反掌。在古人垂训之多,何止百家千卷,其中立法之善,无出仲景,用药之善,须逊节庵。凡于曲折精微,靡不详尽,余复何言?然尤有不能已者,在苦于条目之浩繁,而后学求之不易也。观《陶氏家秘的本》曰:伤寒治法,得其纲领如拾芥,若求之多歧,则支离破碎,如涉海问津矣,盖脉证与理而已。斯言也,予殊佩之。然求其所谓纲领者,谓操其枢要,切于时用者是也。所谓多歧者,谓检遍方书,无方可用者是也。所谓脉证者,谓表里阴阳寒热虚实之辨也。所谓理者,谓见之真、法之要也,得其理则治无一失矣。是以法必贵详,用当知约,详而不约,徒详何益?诚若望洋,无所用之地矣。

予请约之曰:凡治伤寒,其法有六,曰吐汗下温清补也。盖吐中有发散之意,可去胸中之实,可举陷下之气,若无实邪在上,不可用之,所用既少,法亦无多,故舍吐之外而切于用者,惟汗下温清补五法而已。

所谓汗者,治表证也,寒邪在表,不汗何从而解?然汗法有三:曰温散,曰凉解,曰平解。温散者,如以寒胜之时,阴胜之脏,阳气不充,则表不易解。虽身有大热,亦必用辛温,勿以寒凉为佐,此即寒无犯寒之谓也。凉解者,如炎热炽盛,表里枯涸,则阴气不营,亦不能汗,宜用辛凉,勿以温热为佐,此即热无犯热之谓也。若病在阴阳之间,既不可温,又不可凉,则但宜平用,求其解表而已也。然无表证者不可汗,似表非表者不可汗,咽中闭塞者不可汗,诸动气者不可汗,淋家不可汗,诸亡血者不可汗,脉微弱者无阳也不可汗,脉微恶寒者阴阳俱虚不可汗吐下。其可汗者,如仲景曰:凡发汗温服汤药,其方虽言日三服,若病剧不解,当促之于半日中尽三服。又曰:凡作汤药,不可避晨夜,觉病须臾,即宜便治,不等早晚,则易愈矣。此所以汗不嫌早也。

所谓下者,攻其内也,实邪内结,不下何从而去?然表邪未解者不可下,诸虚者不可下,阳微者不可下,诸外实者不可下,咽中闭塞者不可下,诸动气者不可下,脉弱者不可下,脉浮而大者不可下,病呕吐者不可下,大便先硬后溏者不可下,非有大满燥实坚者不可下,此所以下不嫌迟也。

所谓温者,温其中也,脏有寒气,不温之何自而除?有客寒者,寒自外入者也。有主寒者,气虚者也。盖气为阳,气不足则寒生于中,寒即阴证之属,温即兼乎补也。所谓清者,清其热也,有热无结,本非大实,不清之何由而散?表热者宜于清解,里热者宜于清降,热即阳症之属,清即类乎泻也。

若此四者,古人发明已尽,余不过述其要耳,学人仍当由博而约,勿谓止于是也。惟补之一字,则所系尤切,而人多不知之。

夫用补之法,岂只因于中气,盖实兼乎表里。如表邪不解,屡散之而汗不出者,中虚无力,阴气不能达也。盖汗即水也,水既不足,汗自何来?人知汗属阳分,升阳可以解表,而不知汗生于阴,补阴最能发汗,今有饮水而汗出者,即其义也。又如内热不解,屡清之而火不退者,阴不足也。人知惟寒可以去热,而不知壮水方能息火也。又如正气不足,邪气有余,正不胜邪,病必留连不解。有如是者,不可攻邪,但当实其中气,使正气内强,则根本无害,逼邪外出,则营卫渐平,所谓温中自有散寒之意,此不散表而表自解,不攻邪而邪自退,不治之治,尤非人之所知也。

惟是用补之法,则脏有阴阳,药有宜否,宜阳者必先于气,宜阴者必先乎精。阳以人参为主,而芪、术、升、柴之类可佐之;阴以熟地为主,而茱萸、山药、归杞之类可佐之。然人参随熟地,则直入三阴;熟地随芪术,亦上归阳分。但用药当如盘珠,勿若刻舟求剑。且人伤于寒而传为热,则阳胜伤阴者多,故利于补阴者十之七八,利于补阳者十之二三。然阴中非无阳气,佐以桂附,则真阳复于命门;佐以姜草,则元气达于脾胃。药不及病,与不药同。故当随病重轻以为增减,此余之百战百胜者,所活已多,非谬说也。

或曰:古人之治伤寒,皆重在汗、吐、下三法而后于补,今子所言,则似谆谆在补而后于攻者何也?曰:三法已悉,无待再言,独于用补,殊未尽善,故不得不详明其义,以补古人之未备。

试以《伤寒论》观之,曰:阴证得阳脉者生,阳证得阴脉者死。迄今说者,无不为然。愚谓阳症阳脉、阴症阳脉者,本为顺症,可以无虑;惟阳症阴脉,则逆候也,为伤寒之最难,故古人直谓之死,则其无及于此也可知矣。余所谓切于补者,正在此也。今以余所经验,凡正气虚而感邪者多见阴脉。盖症之阳者,假实也;脉之阴者,真虚也。阳症阴脉,即阴症也。观陶节庵曰:凡察阴症,不分热与不热,须凭脉下药,至为切当。不问脉之浮沉大小,但指下无力,重按全无,便是伏阴,不可与凉药,服之必死。然则脉之沉小者,人知其为阴脉矣;而浮大者亦有阴脉,则人所不知也。治以凉药犹且不可,况其他乎? 故余于此症,必舍症从脉,所以十全其九。然所用之法,多非本门正方,随手而应,见者无不异之,夫亦何异之有,药对症而已矣,余请再悉其义。

　　夫伤寒之千态万状,只虚实二字足以尽之。一实一虚,则邪正相为胜负,正胜则愈,邪胜则死,死生之要,在虚实间耳。若正气实者,即感大邪,其病亦轻;正气虚者,即感微邪,其病亦甚。凡气实而病者,但去其邪则愈矣。放胆攻之,何难之有? 此而当余,亦不过若吹灰拉朽耳,无足齿也。虽付之庸手,自无难愈。即不治之,俟其经气尽复,亦无不愈。此譬之两敌相持,主强则客不能胜,必自解散而去,何患之有? 故凡正气实者,无论治与不治,皆无虑也。所可虑者,惟夹虚伤寒耳。凡疾病相加,未有元气不竭而死者,强弱相攻,未有根本不伤而败者,此理势之必然也。伤寒之难,止于此耳。

　　奈何庸浅之辈,初不识人虚实,但见发热,动手便攻。夫不可攻而攻之,则未有不死者,何也? 盖攻者所以攻邪,然必借元气以为之帅,设主气不足而强攻其邪,则邪气未去,而正气因攻先败矣。如此杀人,罪将谁委? 又,其最可怪者,则有曰伤寒无补法,惑乱人心,莫此为甚。独不观仲景立三百九十七法,而脉症之虚寒者一百有余;定一百一十三方,而用人参者三十,用桂附者五十有余。此下如东垣、丹溪、陶节庵辈所用补中益气、回阳返本、温经益元等汤,皆未尝不用补也,孰谓伤寒无补法耶? 此其立法固为不少,但在余则犹谓未尽,在人则目为异常,不惟异常,而且曰无之,高明者岂其然哉?

　　矧今人之患夹虚伤寒者十尝六七,传诵伤寒无补法者十之八九,虚而不补,且复攻之,余目睹其受害者盖不可胜纪矣。心切悲之,故力辩于此,欲以救时弊耳,非好补也。观者惟加详察,则苍生大幸。

《类经·疾病类》

50. 咳症治法

咳症必由于肺,而本篇曰五脏六腑皆令人咳,又曰五脏各以其时受病,非其时各传以与之,则不独在肺矣。盖咳有内伤外感之分,故自肺而传及五脏者有之,自五脏而传于肺者亦有之。如风寒暑湿伤于外,则必先中于皮毛,皮毛为肺之合,而受邪不解,此则自肺而后传于诸脏也;劳欲情志伤于内,则脏气受伤,先由阴分而病及上焦,此则自诸脏而后传于肺也。但自表而入者,其病在阳,故必自表而出之,治法宜辛宜温,求其属而散去外邪,则肺气清而咳自愈矣;自内而生者,伤其阴也,阴虚于下则阳浮于上,水涸金枯则肺苦于燥,肺燥则痒,痒则咳不能已,治此者宜甘以养阴,润以养肺,使水壮气复而肺则宁也。

大法治表邪者,药不宜静,静则留连不解,久必变生他病,故最忌寒凉收敛之剂。如《五脏生成篇》所谓肺欲辛者,此也。治里证者,药不宜动,动则虚火不宁,真阴不复,燥痒愈增,病必日甚,故最忌辛香助阳等剂。如《宣明五气篇》所谓辛走气,气病无多食辛者,此也。然治表者虽宜从散,若形气病气俱虚者,又当补其中气而佐以温解之药。若专于解散,恐肺气益弱,腠理益疏,外邪乘虚易入,而病益甚也。治里者虽宜静以养阴,若命门阳虚,不能纳气,则参、姜、桂、附之类亦所必用,否则气不化水,终无济于阴也。至若因于火者宜清,因于湿者宜利,因痰者降其痰,因气者理其气。虽方书所载,条目极多,求其病本,则惟风寒、劳损二者居其八九。风寒者责在阳实,劳损者责在阴虚。此咳症之纲领,其他治标之法,亦不过随其所见之症,而兼以调之则可,原非求本之法也。

至于老人之久嗽者,元气既虚,本难痊愈,多宜温养脾肺,或兼治标,但保其不致羸困则善矣,若求奇效而必欲攻之,则非计之得也。

夫治病本难,而治嗽者为尤难,在不得其要耳,故余陈其大略如此,观者勿谓治法不详而忽之也。

《类经·疾病类》

51. 肿胀治法

肿胀一证,观本篇之义,则五脏六腑无不有之。再考诸篇,如《脉要精微论》曰:胃脉实,气有余则胀。《邪气脏腑病形篇》曰:胃病者,腹䐜胀,胃脘当心而痛。《本神篇》曰:脾气实则腹胀,泾溲不利。《阴阳应象大论》曰:浊气在上,则生䐜胀。此皆实胀也。《太阴阳明论》曰:饮食起居失节,入五脏则䐜满闭塞。《经脉篇》曰:足太阴之别公孙,虚则鼓胀。此皆虚胀也。《师传篇》曰:胃中寒则腹胀。《异法方宜论》曰:脏寒生满病。《风论》曰:胃风隔塞不通,腹善满,失衣则胀。此皆寒胀也。《阴阳别论》曰:二阴一阳发病,善胀心满。《诊要经终论》曰:手少阴终者,腹胀闭。足太阴终者,腹胀闭。此心脾受伤之胀也。

此外如《六元正纪》《至正要》等论,有云太阴所至为重胕肿,及土郁之发,太阴之初气,太阴之胜复,皆湿胜之肿胀也。有曰水运之太过,有曰寒胜则浮,有曰太阳之司天,太阳之胜复,皆寒胜之肿胀也。有曰少阴之司天,少阴之胜复,少阳之司天,少阳之胜复,有曰热胜则肿,皆火胜之肿胀也。有曰厥阴之司天在泉,厥阴之复,有曰阳明之复,是皆木邪侮土,及金气反胜之肿胀也。

观此,则不惟五脏六腑,即五运六气,亦无不皆有是病。然《至真要大论》曰:诸湿肿满,皆属于脾。《水热穴论》曰:其本在肾,其末在肺,皆聚水也。又曰:肾者胃之关也,关门不利,故聚水而从其类也。由此言之,则诸经虽皆有胀,然无不干于脾、肺、肾三脏。盖脾属土,其主运化;肺属金,其主气;肾属水,其主五液。凡五气所化之液,悉属于肾;五液所行之气,悉属于肺;转输于二脏之中,以制水生金者,悉属于脾。所以肿胀之生,无不由此三者。但证有阴阳虚实,如诸论之所云者,不可不辨。

大都阳症多热,热者多实;阴症多寒,寒者多虚。先胀于内,而后及于外者多实;先肿于表,而后甚于里者多虚。小便黄赤,大便秘结者,多实;小水清白,大便稀溏者,多虚。脉滑数有力者多实,弦浮微细者多虚。形色红黄,气息粗长者多实;容颜憔悴,音声短促者多虚。

凡是实症,必以六淫有余伤其外,或饮食怒气伤其内,故致气道不行,三焦壅闭,此则多在气分,无处不到,故不分部位,而多通身浮肿。又或气实于中,则为单腹胀急,然阳邪急速,其至必暴,每成于旬日数日之间,此惟少壮者多有之,但破其结气,利其壅滞,则病无不愈,此治实之道也。

若是虚证,必以五志积劳,或酒色过度,伤其脾肾,日积月累,其来有渐。此等病候,多染于中年之外,其形症脉气,必有虚寒之候,显然可察,非若实证之暴至,而邪热壅结、肝气悍逆之有因也。治实者本无所难,最难者在治虚耳。

然虚有在气者,有在水者。在气者,以脾气虚寒,不能运化,所谓气虚中满者是也。在水者,以脾虚不能制水,则寒水反侮脾土,泛滥为邪,其始也必从阴分,渐次而升,按肉如泥,肿有分界,所谓水臌水胀者是也。然水虽制于脾,而实主于肾,盖肾本水脏,而元阳生气所由出。若肾中阳虚,则命门火衰,既不能自制阴寒,又不能温养脾土,阴阳不得其正,则化而为邪。

夫气即火也,精即水也,气之与水,本为同类,但在于化与不化耳。故阳旺则化,而精能为气;阳衰则不化,而水即为邪。凡火盛水亏则病燥,水盛火亏则病湿。故火不能化,则阴不从阳,而精气皆化为水,所以水肿之证多属阳虚,故曰寒胀多,热胀少也。

然观丹溪之治肿胀云:清浊相混,遂道壅塞而为热,热留为湿,湿热相生,遂成胀满。治宜补其脾,又须养肺金以制木,使脾无贼邪之患,滋肾水以制火,使肺得清化之令。其说重在湿热,而犹以制火为言。夫制火固可保金,独不虑其不生土乎?若以此法施于阳实而热者则可,若以治阳虚而气不化者,岂不反助阴邪而益其病哉?

故予之治此,必察其果系实邪,则直清阳明,除之极易;凡属虚劳内损者,多从温补脾肾而愈,俱得复元。或临症之际,有虚实未明,疑似难决者,则宁先以治不足之法,探治有余,若果未投而病反加甚,是不宜补也,不妨易辙,自无大害。倘药未及病,而病自甚者,其轻重真假,仍宜详察。若误以治有余之法治不足,而曾经峻攻者,真气复伤,虽神丹不能疗矣。或从清利,暂见平复,使不大补脾肾以培根本,虽愈目前,未有不危亡踵至者。此治虚之道也。

夫肿胀之病,多有标实本虚,最为危候,若辨之不明,则祸人非浅。

《类经·疾病类》

52. 消瘅治法

消瘅、消中者,即后世所谓三消症也。凡多饮而渴不止者为上消,消谷善饥者为中消,溲便频而膏浊不禁者为下消。如《气厥论》之云肺消、膈消,《奇病论》之云消渴,即上消也。《脉要精微论》云瘅成为消中,《师传篇》云胃中热则消谷令人善饥,即中消也。《邪气脏腑病形篇》云肾脉、肝脉微小皆为消瘅,肝肾在下,即下消也。

观刘河间《三消论》曰:五脏、六腑、四肢皆禀气于脾胃,行其津液,以濡润养之。然消渴之病,本湿寒之阴气极衰,燥热之阳气太盛故也。治当补肾水阴寒之虚,泻心火阳热之实,除肠胃燥热之甚,济身中津液之衰,使道路散而不结,津液生而不枯,气血和而不涩,则病自已。若饮水多而小便多,名曰消渴;若饮食多,不甚渴,小便数而消瘦者,名曰消中;若渴而饮水不绝,腿消瘦而小便有脂液者,名曰肾消。一皆以燥热太甚,三焦肠胃之腠理脉络怫郁壅滞,虽多饮于中,终不能浸润于外,营养百骸,故渴不止而小便多出或数溲也。又张戴人云:三消之说,当从火断。火之为用,燔木则消而为炭,炼金则消而为汁,煅石则消而为灰,煎海则消而为盐,干谷则消而为粉,熬锡则消而为丹。故泽中之潦,消于炎辉;鼎中之水,干于壮火。盖五脏心为君火正化,肾为君火对化,三焦为相火正化,胆为相火对化,得其平则烹炼饮食,糟粕去焉。不得其平,则燔灼脏腑,津液竭焉。夫一身之心火,甚于上为膈膜之消,甚于中为肠胃之消,甚于下为膏液之消,甚于外为肌肉之消。上甚不已则消及于肺,中甚不已则消及于脾,下甚不已则消及于肝肾,外甚不已则消及于筋骨。四脏皆消尽,则心始自焚而死矣。故《素问》有消瘅、消中、消渴、风消、膈消、肺消之说,消之证不同,归之火则一也。此三消从火之说,二公言之详矣。

又按《袖珍方》云:人身之有肾,犹木之有根,故肾脏受病,必先形容憔悴,虽加以滋养,不能润泽,故患消渴者,皆是肾经为病。由壮盛之时,不自保养,快情恣欲,饮酒无度,食脯炙丹石等药,遂使肾水枯竭,心火燔盛,三焦猛烈,五脏渴燥,由是渴利生焉。此又言三消皆本于肾也。又何柏斋曰:造化之机,水火而已,宜平不宜偏,宜交不宜分。水为湿为寒,火为热为燥,火性炎上，水性润下，故火宜在下，水宜在上，则易交也。交则为既济，不交则为未济，不交之极，则分离而死矣。消渴证，不交而火偏盛也；水气证，不交而水偏盛也。制其偏而使之交，则治之之法也。

观此诸论，则凡治消者，在清火壮水，二者之间，但察三焦虚实，或滋或泻，随所宜而用之，若乎尽矣，然以予之见，犹有说焉。如《阴阳别论》曰：二阳之病发心脾，其传为风消。此以阳明为十二经之海，土衰而木气乘之，故为肌肉风消也。《气厥论》曰：心移寒于肺为肺消，饮一溲二，死不治。此言元阳之衰，而金寒水冷，则为肺肾之消也。《邪气脏腑病形篇》曰：五脏之脉微小者，皆为消瘅。此言寸口之弱现于外，以血气之衰而消于内也。又如《气交变大论》曰：岁水太过，上临太阳，民病渴而妄冒。《五常政大论》曰：太阳司天，寒气下临，心火上从，民病嗌干善渴。《至正要大论》曰：太阳司天，寒淫所胜，民病嗌干，渴而欲饮。是皆以阴抑阳，以水制火，必以温剂散去寒邪，其疾自愈。诸如此者，总皆消渴之类也。

夫消者，消耗之谓，阳胜固能消阴，阴胜独不能消阳乎？故凡于精神、血气、肌肉、筋骨之消，无非消也。予尝治一荐绅，年逾四旬，因案牍积劳，致成大病，神困食减，时多恐惧，上焦无渴，不嗜汤水，或有少饮，则沃而不行，然每夜必去尿二三升，莫知其所从来，且半皆浊液。最后延余诊视，因相告曰：自病以来，通宵不寐者，已半年有余，即间有蒙眬似睡之意，必梦见亡人凶丧等事，鬼魅相亲，其不免矣。余曰：不然。此以思虑积劳，损伤心肾，元阳既亏，则阴邪胜之，故多阴梦。阳衰则气虚，阳不帅阴，则水不化气，故饮水少而尿浊多也。阳气渐回，则阴邪自退，此正《内经》所谓心移寒于肺，饮一溲二之症耳。病本非轻，所幸者，脉犹带缓，肉犹未脱，胃气尚存，可无虑也。乃以归脾之属去白术、木香，八味之属去丹皮、泽泻，一以养阳，一以养阴，出入间用，至三百余剂，计人参二十余斤而后全愈。此非神消于上，精消于下之证乎？可见消有阴阳，不得尽称为火症，姑纪此一按，以为治消者之鉴。

《类经·疾病类》

八、针　　刺

1. 取血于营，刺阴气也

取血于营，刺阴气也。取气于卫，刺阳气也。且人之形体，有长短肥瘦大小不同；天之四时，有寒暑温凉不一。故凡刺此者，必用人之形，因天之序，以为针之多少高下耳。

《类经·疾病类》

2. 肿胀证

脾俞（治胀，随年壮灸之）、肝俞（治胀，灸百壮）、三焦俞（治心腹胀满，饮食减少，小便不利，羸瘦少气）、分水（治腹胀绕脐结痛，不能食。若是水病，尤宜灸之）、神阙（主水肿膨胀，肠鸣如水之声，极效）、石门（主水肿水行皮中，小便黄）、足三里（主水肿腹胀）、水沟（主一切水肿）。

按：水肿证惟得针水沟，若针余穴，水尽即死，此《明堂》《铜人》所戒也。庸医多为人针分水，误人多矣。若其他穴，或有因针得瘥者，特幸焉耳。大抵水肿禁针，不可为法。

《景岳全书·杂证谟》

3. 积聚证

长桑君针积块癥瘕法：先于块上针之，甚者，又于块首一针，块尾一针，讫，以艾灸之，立应。

《景岳全书·杂证谟》

4. 眼目

晴明、风池、太阳、神庭、上星、囟会、百会、前顶、攒竹、丝竹空、承泣、目窗、客主人、承光,以上诸穴,皆可用针,或以三棱针出血。凡近目之穴,皆禁灸。

《景岳全书·杂证谟》

5. 积聚灸法

然此坚顽之积,非用火攻,终难消散,故莫妙于灸。余在燕都,尝治愈痞块在左胁者数人,则皆以灸法收功也。

《景岳全书·杂证谟》

一法曰:凡灸痞者,须灸痞根,无有不效。其法在脊背十三椎下,当脊中点墨记之,此非灸穴,却于墨之两旁各开三寸半,以指揣摸,觉微有动脉,即点穴灸之,大约穴与脐平。

多灸左边,或左右俱灸,此即痞根也。或患左灸右,患右灸左,亦效。

灸穴法:中脘、期门、章门、脾俞、三焦俞、通谷,此诸痞所宜灸者。积痞在上者,宜灸:上脘、中脘、期门、章门之类。积块在下者,宜灸:天枢、章门、肾俞、气海、关元、中极、水道之类。凡灸之法,宜先上而后下,脐腹之壮用宜稍大,皆先灸七壮,或十四壮,以后渐次增加,愈多愈妙。以上诸穴皆能治痞,宜择而用之。然犹有不可按穴者,如痞之最坚处,或头,或尾,或突,或动处,但察其脉络所由者,皆当按其处而通灸之,火力所到,则其坚聚之气自然以渐解散,有神化之妙也。第灸痞之法,非一次便能必效,务须或彼或此,择其要者,至再至三,连次陆续灸之,无有不愈者。

《景岳全书·杂证谟》

6. 痢疾灸法

久痢阳虚,或因攻击、寒凉太过,致竭脾肾元神而滑脱不止者,本源已败,虽峻用温补诸药,亦必不能奏效矣。宜速灸百会、气海、天枢、神阙等穴以回其阳,庶或有可望生者。

《景岳全书·杂证谟》

【按语】久痢阳虚,滑脱不止,本源已败,速用灸法。

7. 腹痛灸法

内关、中脘、气海、神阙(填椒盐灸之)、水分、隔俞、脾俞、胃俞。

《景岳全书·杂证谟》

8. 胁痛灸法

治卒胁痛不可忍者,用蜡绳横度两乳中,半屈绳,从乳斜趋痛胁下,绳尽处灸三十壮。更灸章门(七壮)、丘墟(三壮,可针入五分)。

《景岳全书·杂证谟》

9. 腰痛灸法

灸腰痛不可俯仰,令患人正立,以竹杖柱地,平脐点记,乃以度背,于脊中点记,随年壮灸之。肾俞(三壮或七壮)、昆仑(三壮)、委中(刺出血沉脚腰肿痛)。

《景岳全书·杂证谟》

10. 头痛灸法

神庭、上星、后顶、百会、风池。以上诸穴,随灸一处可愈。

《景岳全书·杂证谟》

11. 牙痛灸法

一法治一切牙痛:以草量手中指,至掌后横纹止,将草折作四分,去三留一,于横纹后量臂中,随痛左右灸三壮,即愈。

经验法:于耳前鬓发尖内有动脉处,随痛左右用小艾炷灸五、七壮,神效。亦不必贴膏药。如再发,再灸,即可断根。

《景岳全书·杂证谟》

12. 脚气灸法

凡脚气初觉,即灸患处二三十壮,或用雷火针以导引湿气外出,及饮醪醴以通经散邪,其要法也。若壅既成而邪盛者,必肿痛热甚。一时药饵难散,宜砭去恶血,以消热肿,砭刺之后,以药继之。

《景岳全书·杂证谟》

13. 疝气灸法

足阳明经:气冲、归来、水道、阴市、大巨、陷谷。

足太阴经:冲门、府舍、阴陵泉、三阴交。

足太阳经:肝俞、次髎、合阳、承山、金门。

足少阴经:肓俞、四满、阴谷、筑宾(治小儿胎病)、交信、太溪、照海、然谷。

足厥阴经:急脉、曲泉、中都、蠡沟、中封、太冲、行间、大敦。

足少阳经:五枢、肩井、丘墟。

督脉:命门、长强。

任脉:曲骨、中极、关元、石门、气海、阴交。

一法:于关元两旁相去各三寸青脉上,灸七壮即愈。左灸左,右灸右,用验。

一法:令病者合口,以草横量两口角为一折,照此再加二折,共为三折,屈成三角如"△"样,将上角安脐中心,两角安脐下两旁,当下两角处是穴,左患灸右,右患灸左,左右俱患,即两灸之。艾炷如麦粒,灸十四壮或二十一壮即安。

阑门穴,在阴茎根两旁各开三寸是穴,针一寸半,灸七壮,治木肾偏坠。

按:此即奇俞中泉阴穴。《千金翼》云:在横骨旁三寸,癞卵偏大,灸百壮,三报之。

外陵穴,在脐左右各开一寸半,灸疝立效,永不再发,屡用屡验。

风市穴,在膝上七寸外侧两筋间。又取法:令正身平立,直垂两手着腿,当中指尽处陷中是也。针五分,灸七壮。《千金》云:灸百壮,重者,五六百壮。治疝气,外肾肿,小肠气痛,腹内虚鸣,此风痹疼痛之要穴。

《景岳全书·杂证谟》

14. 脱 肛 灸 法

长强穴(灸三壮愈)、脐中(随年壮)、百会(灸三壮,治小儿脱肛)。

《景岳全书·杂证谟》

15. 癫 狂 痴 呆 灸 法

间使(五壮)、人中(用小炷灸之)、骨骶(二十壮)。两手足大拇指,以二指并缚一处,灸爪甲角七壮。须于甲肉之半,令其四处着火。

《景岳全书·杂证谟》

16. 论 灸 法

愚意痈疽为患,无非血气壅滞,留结不行之所致。凡大结、大滞者,最不易散,必欲散之,非藉火力不能速也,所以极宜用灸。然又有孙道人神仙熏照方,其法尤精、尤妙。若毒邪稍缓,邪深经远而气有不达,灸之为良;若毒邪炽盛,其势猛疾而垂危者,则宜用熏照方,更胜于灸也。

《景岳全书·外科钤》

17. 论 针 法

上古有砭石之制,《内经》有九针之别,制虽不同,而去病之意则一也。且疮疡科,用针为贵。用之之际,虽云量其溃之浅深,尤当随其肉之厚薄。若皮薄针深,则反伤良肉,益增其溃;肉厚针浅,则脓毒不出,反益其痛,用针者可不慎哉？至于附骨疽，气毒流注，及有经久不消，内溃不痛者，宜燔针开之。若治咽喉之患，当用三棱针。若丹瘤及痈毒四畔焮赤，疼痛如灼，宜用砭石去血以泄其毒，则重者减，轻者消。如洪氏室患腹痛，脓胀闷瞀，以卧针刺脓出即苏。

一人患囊痈，脓熟肿胀，小便不利，几殆，急针之，脓水大泄，气通而愈。大抵用针之法，迎而夺之，顺而取之，所谓不治已成治未成，正此意也。今之患者，或畏针而不用，医者又徇患者之意而不针，遂至脏已成而不得溃，或得溃而所伤已深矣，卒之夭枉者十常八九，亦可悲矣。见《外科心法》。

《景岳全书·外科钤》

18. 刺之浅深，其法有三

凡刺之浅深，其法有三：先刺绝皮，取卫中之阳邪也；再刺稍深，取营中，之阴邪也；三刺最深，及于分肉之间，则谷气始下。

《类经·针刺类》

19. 目者神之窍

目者神之窍，欲正病者之神，必瞻其目，制彼精神，令无散越，则气为神使，脉道易行也。

《类经·针刺类》

20. 针以治神为首务

医必以神，乃见无形，病必以神，血气乃行，故针以治神为首务。

《类经·针刺类》

21. 虚则脉虚而为痒为麻

虚则脉虚而为痒为麻，实则脉实而为肿为痛，虚则补之，气至则实；实则泻之,气去则虚。

《类经·针刺类》

22. 气之未到已来

入针后轻浮虚滑迟慢,如闲居静室,寂然无闻者,乃气之未到;入针后沉重涩滞紧实,如鱼吞钓,或沉或浮而动者,乃气之已来。

《类经·针刺类》

23. 下针贵迟,出针贵缓

故曰下针贵迟,太急伤血,出针贵缓,太急伤气也。

《类经·针刺类》

24. 头痛因于击堕者

头痛因于击堕者,多以恶血在脉络之内,故伤痛未已。若可刺者,但当刺去其痛处之血,不可远取荥腧,徒伤正气,盖此非大经之病也。

《类经·针刺类》

25. 热厥者,阳邪有余

热厥者,阳邪有余,阴气不足也,故当取足太阴而补之,足少阳而泻之。寒厥者,阴邪有余,阳气不足也,故当取足阳明而补之,足少阴而泻之,补者,补脾胃二经以实四肢;泻者,泻水火二经以泄邪气,然必皆久留其针,则泻者可去,补者乃至矣。

《类经·针刺类》

26. 久远之疾,其气必深

久远之疾,其气必深,针不深则隐伏之病不能及,留不久则固结之邪不得散也。

《类经·针刺类》

27. 腐肿，内腐外肿

腐肿，内腐外肿。大为阳毒其患浅，小为阴毒其患深，故当察其小大而刺分深浅也。

《类经·针刺类》

28. 凡用针取病者

凡用针取病者，春宜治各经之络穴；夏宜治各经之俞穴；秋气未深，宜治六腑阳经之穴；冬寒阳气闭塞，脉不易行，故当用药而少施针石，此用针之大法也。

《类经·针刺类》

29. 气滑者易行

气滑者易行，故出宜疾。气涩者难致，故出宜迟。气者来必勇利，故针宜小而入宜浅。气涩者至必艰迟，故针宜大而入宜深。所以宜深则欲留，宜浅者则欲疾也。

《类经·针刺类》

30. 阳主外，阴主内

阳主外，阴主内，若形气病气俱不足，此表里阴阳俱虚也，最不可刺。

《类经·针刺类》

31. 凡用针者，虚则实之

凡用针者，虚则实之，满则泄之，故曰虚实之要，九针最妙，补泻之时，此针为之。

《类经·针刺类》

32. 上工知阴阳虚实

上工知阴阳虚实,故能平不平之气。中工无的确之见,故每多淆乱经脉。下工以假作真,以非作是,故绝人之气危人之生也。

《类经·针刺类》

33. 人与天地相参

人与天地相参,与日月相应,其阴阳升降盛衰之气,当其位而和者为顺,不当其位而乖者为逆。脉之盛衰者,所以候血气之虚实,有余不足也。脉之盛衰者,以有力无力言,故可以候血气之虚实。

《类经·针刺类》

34. 病之虚实,不易识也

病之虚实,不易识也,必察于脉,乃可知之,故凡将用针,必先诊脉,察知重轻,方可施治,否则未有不误而杀人者矣。

《类经·针刺类》

35. 治人之生,唯针最先

五兵虽大,但备杀戮之用,置之死者也;小针虽小,能疗万民之病,保其生者也。夫天地之间,唯人最重,故为天地之镇,而治人之生,则又唯针最先。

《类经·针刺类》

36. 清者气滑,针利于速

清者气滑,针利于速;浊者气涩,针利于迟。阴者在里,故宜深而留之;

阳者在表,故宜浅而疾之。

《类经·藏象类》

37. 经脉深而属阴

经脉深而属阴,络脉浅而属阳,故少阳之人,多阳而络大,少阴而经小也。

《类经·藏象类》

38. 经络为病,身必痛痹

经络为病,身必痛痹,甚则血气不行,故脉道凝涩也。血脉凝涩,气不至也,故当留针以补而致其气以温之。

《类经·藏象类》

39. 气有余于上者,病必在上

气有余于上者,病必在上,故当刺其穴之在下者,以导而下之。气不足于上者,即刺其在上之穴,仍推其针而休息之。

《类经·藏象类》

40. 针法撮要

近代用针撮要,凡足以发明本经、开导后人等法,有不可不知者。如用针之道,以气为主,知虚知实,方可无误。虚则脉虚而为痒为麻,实则脉实而为肿为痛。虚则补之,气至则实;实则泻之,气去则虚。故用补用泻,必于呼吸之际,随气下针,则其要也。

下针之法,先以左手扪摸其处,随用大指爪重按切掐其穴,右手置针于穴上。凡用补者,令病人咳嗽一声,随嗽下针,气出针入。初刺入皮,天之分也;少停进针,次至肉中,人之分也;又停进针,至于筋骨之间,地之分也。

然深浅随宜，各有所用。针入之后，将针摇动搓弹，谓之催气。觉针下沉紧，倒针朝病，向内搓转，用法补之。或针下气热，是气至足矣，令病者吸气一口，退针至人之分，候吸出针，急以指按其穴，此补法也。凡用泻者，令其吸气，随吸入针，针与气俱纳。初至天分，少停进针，直至于地，亦深浅随宜而用。却细细摇动，进退搓捻其针，如手颤之状，以催其气。约行五六次，觉针下气紧，即倒针迎气，向外搓转以用泻法。停之良久，退至人分，随嗽出针，不闭其穴，此为泻法。故曰欲补先呼后吸，欲泻先吸后呼，即此法也。

所谓转针者，搓转其针，如搓线之状，慢慢转之，勿令太紧，泻左则左转，泻右则右转，故曰拈针向外泻之方，拈针向内补之诀也。

所谓候气者，必使患者精神已潮，而后可入针；针既入矣，又必使患者精神宁定，而后可行气。若气不潮针，则轻滑不知疼痛，如插豆腐，未可刺也。必候神气既至，针下紧涩，便可依法施用。入针后轻浮、虚滑、迟慢，如闲居静室、寂然不闻者，乃气之未来；入针后沉重、涩滞、紧实，如鱼吞钓，或沉或浮而动者，乃气之已来。虚则推纳进搓以补其气，实在循扪弹怒以引其气。气未至则以手循摄，以爪切掐，以针摇动，进捻搓弹，其气必至。气既至，必审寒热而施治。刺热须其寒者，必留针候其阴气隆至也，刺寒须其热者，必留针候其阳气隆至也，然后可以出针。然气至速者，效亦速而病易痊；气至迟者，效亦迟而病难愈。生者涩而死者虚，候气不至，必死无疑，此因气可知吉凶也。

所谓出针者，病势既退，针气必松；病未退者，针气固涩，推之不动，转之不移，此为邪气吸拔其针。真气未至，不可出而出之，其病即复，必须再施补泻以待其气，直候微松，方可出针豆许，摇而少停，补者候吸，徐出针而急按其穴；泻者候呼，疾出针而不闭其穴。故曰下针贵迟，太急伤血；出针贵缓，太急伤气也。

所谓迎随者，如手之三阴，从脏走手；手之三阳，从手走头。足之三阳，从头走足；足之三阴，从足走腹。逆其气为迎为泻，顺其气为随为补也。

所谓血气多少者，如阳明多血多气，刺之者出血气；太阳、厥阴多血少气，刺之者出血恶气；少阳、少阴、太阴多气少血，刺之者出气恶血也。

所谓子母补泻者，济母益其不足，夺子平其有余。如心病虚者补其肝木，心病实者泻其脾土，故曰虚则补其母，实则泻其子。然本经亦有补泻，心虚者取少海之水,所以伐其胜也;心实者取少府之火,所以泄其实也。

又如贵贱之体有不同者,贱者硬而贵者脆也。男女之取法有异者,男子之气早在上而晚在下,女子之气早在下而晚在上;午前为早属阳,午后为晚属阴。男女上下,其分在腰,足不过膝,手不过肘,补泻之宜,各有其时也。

又如阴阳经穴,取各有法者,凡阳部阳经多在筋骨之侧,必取之骨旁陷下者为真,如合谷、三里、阳陵泉之类是也。凡阴部阴经,必取于腘隙之间动脉应手者为真,如箕门、五里、太冲之类是也。

至于针制有九,所以应阳九之数也。针义有五,所以合五行之用也。古人以砭石,后人代以九针,其体则金也。长短小大各随所宜,其劲直象木也。川原壅塞,可决于江河,血气凝滞,可疏于经络,其流通象水也。将欲行针,先摸其穴,含针于口,然后刺之,借我之阳气,资彼之虚寒,其气温象火也。入针以按,出针以扪,按者镇其气道,扪者闭其气门,其填补象土也。

诸如此类,皆针家之要,所不可不知者。

《类经·针刺类》

41. 刺法当以心撩之

刺法大概,虽如上文所云,然人有不同,如少者盛,长者衰,大者广,小者狭,肥者深,瘦者浅,有不可以一例论者,故当以心撩之。盖以天道无穷,造化莫测,医当效之,则妙用无方,命曰法天之常也。故梅孤高氏曰:针之留几呼,虽有是言,然病有浅深,病浅者如经言可也,病甚则邪盛,邪气吸针,转针尚难,况强出乎? 必俟其正气之来徐而虚,然后出针,病气斯去,固不可以《经》言为执也,是即心撩之法。少长大小肥瘦义,详针刺类二十。

《类经·经络类》

42. 刺有补泻,灸亦有补泻

刺有浅深迟速之度,灸有壮数大小之度。刺有补泻,灸亦有补泻。凡以火补者,毋吹其火;以火泻者,疾吹其火。血实气壅、病深肉厚者,宜泻;

阳衰气怯、元虚体弱者,宜补。背腹股髀、道远势缓者,宜大而多;头面臂臑、羸弱幼小者,宜小而少。此其大法也。设不知此而灸过其度,非惟无益,反以害之,是恶火也。故灸失其宜则骨枯脉涩,刺失其宜则脱泄元气,均致人之夭殃矣。

《类经·经络类》

43. 凡用针者,必当察病者之形态

凡用针者,必当察病者之形态,以酌其可刺不可刺也。设或五脏精神已损,必不可妄用针矣。故《五阅五使篇》曰:血气有余,肌肉坚致,故可苦以针。《邪气脏腑病形篇》曰:诸小者,阴阳形气俱不足,勿取以针,而调以甘药也。《根结篇》曰:形气不足,病气不足,此阴阳气俱不足也,不可刺之。观此诸篇之训,可见针能治有余而不可治虚损明矣。凡用针者,当知所慎也。

《类经·藏象类》

44. 针石之道

针石之道,法三才而调阴阳,和气血而通经络,故曰知机之道者,不可挂以发。盖言其至精至微也,而或有恶于针石者,诚不可与言至巧矣。

《类经·藏象类》

45. 十二经脉之外,而复有所谓经筋者何也

十二经脉之外,而复有所谓经筋者何也?盖经脉营行表里,故出入脏腑,以次相传;经筋联缀百骸,故维络周身,各有定位。虽经筋所行之部,多与经脉相同,然其所结所盛之处,则惟四肢溪谷之间为最,以筋会于节也。筋属木,其华在爪,故十二经筋皆起于四肢指爪之间,而后盛于辅骨,结于肘腕,系于膝关,联于肌肉,上于颈项,终于头面,此人身经筋之大略也。筋有刚柔,刚者所以束骨,柔者所以相维,亦犹经之有络,纲之有纪,故手足项

背直行附骨之筋皆坚大,而胸腹头面支别横络之筋皆柔细也。但手足十二经之筋又各有不同者,如手足三阳行于外,其筋多刚,手足三阴行于内,其筋多柔,而足三阴、阳明之筋皆聚于阴器,故曰前阴者,宗筋之所聚,此又筋之大会也。然一身之筋,又皆肝之所生,故惟足厥阴之筋络诸筋,而肝曰罢极之本,此经脉经筋之所以异也。

《类经·经络类》

九、会　　通

1. 医易义

宾尝闻之孙真人曰：不知《易》，不足以言太医。每窃疑焉。以谓易之为书，在开物成务，知来藏往；而医之为道，则调元赞化，起死回生。其义似殊，其用似异。且以医有《内经》，何借于《易》？舍近求远，奚必其然？而今也年逾不惑，茅塞稍开，学到知羞，方克渐悟。乃知天地之道，以阴阳二气而造化万物；人生之理，以阴阳二气而长养百骸。《易》者，易也，具阴阳动静之妙；医者，意也，合阴阳消长之机。虽阴阳已备于《内经》，而变化莫大乎《周易》。故曰天人一理者，一此阴阳也；医《易》同源者，同此变化也。岂非医《易》相通，理无二致，可以医而不知《易》乎？予因默契斯言，潜心有日，管窥一得，罔敢自私，谨摅易理精义，用资医学变通，不揣鄙俚而为之论曰：《易》有太极，是生两仪，两仪生四象，四象生八卦。天尊地卑，乾坤定矣；卑高以陈，贵贱位矣；动静有常，刚柔断矣；方以类聚，物以群分，吉凶生矣；在天成象，在地成形，乾坤设位而易行乎其中矣。是故天生神物，圣人格之；天地变化，圣人效之；天垂象，见吉凶，圣人象之；河出图，洛出书，圣人则之。于是乎近取诸身，远取诸物，作八卦以通神明之德，以顺性命之理，八卦成列，象在其中矣；因而重之，爻在其中矣；刚柔相摩，八卦相荡，变在其中矣；系辞焉而命之，动在其中矣；吉凶悔吝生乎动，而天地鬼神之为德，万物一体之为能，森乎昭着而无所遁乎易矣。伟哉人生，禀二五之精，为万物之灵；得天地之中和，参乾坤之化育；四象应天，四体应地；天地之合辟，即吾身之呼吸也；昼夜之潮汐，即吾身之脉息也；天之北辰为群动之本，人之一心为全体之君也。由是观之，天之气，即人之气；人之体，即天之体。故康节曰：思虑未起，鬼神未知，不由乎我，更由乎谁？盖谓一念方萌，便达乎气,神随气见,便与天地鬼神相感通。然则天人相与之际,精哉妙矣,诚可畏矣。人身小天地,真无一毫之相间矣。今夫天地之理具乎《易》,而身心之理独不具乎《易》乎?矧天地之易,外易也;身心之易,内易也。内外孰亲?天人孰近?故必求诸己而后可以求诸人,先乎内而后可以及乎外;是物理之易犹可缓,而身心之易不容忽。医之为道,身心之易也,医而不易,其何以行之哉?然易道无穷,而万生于一,一分为二,二分为四,四分为八,八分为十六,自十六而三十二,三十二而六十四,以至三百八十四爻,万有一千五百二十策,而交感之妙,化生之机,万物之数,皆从此出矣。详而言之,则其所谓一者,易有太极也。太极本无极,无极即太极,象数未形理已具,万物所生之化原。故曰:五行不到处,父母未生前。又曰:杳杳冥冥,其中有精,其精甚真,其中有信。是为造物之初,因虚以化气,因气以造形,而为先天一气之祖也。医而明此,乃知生生化化,皆有所原,则凡吾身于未有之初,便可因之以知其肇基于父母,而预占其禀受之象矣。所谓一分为二者,是生两仪也。太极动而生阳,静而生阴;天生于动,地生于静;阳为阴之偶,阴为阳之基;以体而言为天地,以用而言为乾坤,以道而言为阴阳。一动一静,互为其根,分阴分阳,两仪立焉。是为有象之始,因形以寓气,因气以化神,而为后天体象之祖也。医而明此,乃知阴阳气血,皆有所钟,则凡吾身之形体气质,可因之以知其纯驳偏正,而默会其禀赋之刚柔矣。所谓二分为四者,两仪生四象也。谓动之始则阳生,动之极则阴生;静之始则柔生,静之极则刚生。太少阴阳,为天四象;太少刚柔,为地四体;耳目口鼻以应天,血气骨肉以应地。医而明此,乃知阳中有阴,阴中有阳,则凡人之似阳非阳、似阴非阴,可因之以知其真假逆顺,而察其互藏之幽显矣。所谓四分为八者,四象生八卦也。谓乾一、兑二、离三、震四、巽五、坎六、艮七、坤八也。乾,健也;坤,顺也;震,动也;巽,入也;坎,陷也;离,丽也;艮,止也;兑,说也。伏羲八卦,分阴阳之体象;文王八卦,明五行之精微。医而明此,方知阴阳之中,复有阴阳,刚柔之中,复有刚柔,而其对待之体,消息之机,交感之妙,错综之义,昭乎已备;则凡人之性理神机,形情病治,可因之以得其纲领,而会通其变化之多矣。自兹而四象相交,成十六事,八卦相荡,为六十四,分内外以配六爻,推九六以成蓍数,人物由之而大成,万象因之以毕具。前阅圆图,即其精义,是图虽象乎万有,尤切夫人之一身。故曰先天图者,环中也;环中者,天之象也。六十四卦列于外,昭阴阳交变之理也;太极独运乎其中,象心为一身之主也。乾南坤北者,象首腹之上下也;离东坎西者,象耳目之左右也。自复至同人,当内卦震离之地,为阴中少阳之十六,在人为二八;自临至乾,当内卦兑乾之地,为阳中太阳之十六,在人为四八;自姤至师,当内卦巽坎之地,为阳中少阴之十六,在人为六八;自遁至坤,当内卦艮坤之地,为阴中太阴之十六,在人为八八。阳生于子而极于午,故复曰天根,至乾为三十二卦,以应前之一世;阴生于午而极于子,故曰月窟,至坤为三十二卦,以应后之半生。前一世始于复之一阳,渐次增添,至乾而阳盛已极,乃象人之自少至壮;后半生始于之一阴,渐次耗减,至坤而阳尽以终,乃象人之自衰至老。纵观之,则象在初爻,其乾尽于午,坤尽于子,当二至之令,为天地之中而左右以判。左主升而右主降,升则阳居东南,主春夏之发生,以应人之渐长;降则阴居西北,主秋冬之收敛,以应人之渐消。横观之,则象在二爻,其离尽于卯,坎尽于酉,当二分之中,为阴阳之半而上下以分。上为阳而下为阴,阳则日出于卯,以应昼之为寤;阴则日入于酉,以应夜之寐焉。即此一图,而天人之妙,运气之理,无不具矣。再阅方图,其义象地,乾始于西北,坤尽于东南。天不足西北,故圆图之阳在东南;地不满东南,故方图之刚在西北。是皆伏羲之卦也。又若文王八卦,位有不同。伏羲出自然之象,故乾上坤下,离左坎右;文王合河图之数,故火南水北,木东金西(此节自方图以下并河洛数义,详方隅、气数二论)。质诸人身,天地形体也,乾坤情性也,阴阳气血也,左右逢源,纤毫无间,详求其道,无往不然。故以爻象言之,则天地之道,以六为节,三才而两,是为六爻,六奇六偶,是为十二。故天有十二月,人有十二脏;天有十二会,人有十二经;天有十二辰,人有十二节。知乎此,则营卫之周流,经络之表里,象在其中矣。以藏象言之,则自初六至上六为阴为脏,初六次命门,六二次肾,六三次肝,六四次脾,六五次心,上六次肺;初九至上九为阳为腑,初九当膀胱,九二当大肠,九三当小肠,九四当胆,九五当胃,上九当三焦。知乎此,而脏腑之阴阳,内景之高下,象在其中矣。以形体言之,则乾为首,阳尊居上也;坤为腹,阴广容物也;坎为耳,阳聪于内也;离为目,阴明在外也;兑为口,拆开于上也;巽为股,两垂而下也;艮为手,阳居于前也;震为足,刚动在下也。天不足西北,故耳目之左明于右;地不满东南,故手足之右强于左。

知乎此,而人身之体用,象在其中矣。以生育言之,则天地绲缊,万物化醇,男女媾精,万物化生。天尊地卑,乾父坤母,乾道成男,坤道成女,震、坎、艮是为三男,巽、离、兑是为三女。欲知子强弱,则震巽进而前,艮兑退而止;欲辨脉息候,则乾健在东南,坤顺向西北;欲为广嗣谋,则蓄坎填离宫,借兑为乾计;欲明布种法,则天时与地利,亏盈果由气,冬至始阳强,阴胜须回避。知乎此,而胎孕交感之道,存乎其中矣。以精神言之,则北一水,我之精,故曰肾藏精;南二火,我之神,故曰心藏神;东三木,我之魂,故曰肝藏魂;西四金,我之魄,故曰肺藏魄;中五土,我之意,故曰脾藏意。欲知魂魄之阴阳,须识精神之有类。木火同气,故神魂藏于东南,而二八、三七同为十;金水同源,故精魄藏于西北,而一九、四六同为十;土统四气,故意独居中,其数惟五,而脏腑五行之象,存乎其中矣。以动静言之。则阳主乎动,阴主乎静;天圆而动,地方而静;静者动之基,动者静之机。刚柔推荡,易之动静也;阴阳升降,气之动静也;形气消息,物之动静也;昼夜兴寝,身之动静也。欲详求夫动静,须精察乎阴阳,动极者镇之以静,阴亢者胜之以阳。病治脉药,须识动中有静;声色气味,当知柔里藏刚。知刚柔动静之精微,而医中运用之玄妙,思过其半矣。以升降言之,则阳主乎升,阴主乎降;升者阳之生,降者阴之死。故日在于子,夜半方升,升则向生,海宇俱清;日在于午,午后为降,降则向死,万物皆鬼。死生之机,升降而已。欲知升降之要,则宜降不宜升者,须防剥之再进;宜升不宜降者,当培复之始生。畏剥所从衰,须从观始;求复之渐进,宜向临行。此中有个肯綮,最在形情气味。欲明消长之道,求诸此而得之矣。以神机言之,则存乎中者神也,发而中者机也;寂然不动者神也,感而遂通者机也;蕴之一心者神也,散之万殊者机也。知乎此,则财原其始,直要其终,我之神也;挥邪如匠石之斤,忌器若郢人之鼻,我之机也。见可而进,知难而退,我之神也;疾徐如轮扁之手,轻重若庖丁之刀,我之机也。神之与机,互相倚伏。

故神有所主,机有所从;神有所决,机有所断;神为机之主,机为神之使。知神知机,执而运之,是即医之神也矣。以屈伸言之,如寒往则暑来,昼往则夜来,壮往则衰来,正往则邪来。

故难易相成,是非相倾,刚柔相制,冰炭相刑。知乎此,则微者甚之基,盛者衰之渐;大由小而成,远由近而遍。故安不可以忘危,治不可以忘乱;

积羽可以沉舟,群轻可以折轴。是小事不可轻,小人不可慢,而调和相济,以一成功之道,存乎其中矣。以变化言之,则物生谓之化,物极谓之变;阴可变为阳,阳可变为阴。只此一二,交感生成,气有不齐,物当其会,而变化之由,所从出矣。故阳始则温,阳极则热;阴始则凉,阴极则寒。温则生物,热则长物,凉则收物,寒则杀物,而变化之盛,于斯着矣。至若夷父羌母,蛮男苗女,子之肖形,虬髯短股;杏之接桃,梨之接李,实必异常,多甘少苦。迨夫以阴孕阳,以柔孕刚,以小孕大,以圆孕方,以水孕火,以紫孕黄,以曲孕直,以短孕长。知乎此,则可以和甘苦,可以平膻香,可以分经纬,可以调宫商,可以为蛇蝎,可以为鸾凰,可以为尧桀,可以为彭殇,庶胸次化同大象,而应用可以无方矣。以常变言之,则常易不易,太极之理也;变易常易,造化之动也。常易不变,而能应变;变易不常,靡不体常。是常者易之体,变者易之用;古今不易易之体,随时变易易之用;人心未动常之体,物欲一生变之用。由是以推,则属阴属阳者,禀受之常也;或寒或热者,病生之变也。素大素小者,脉赋之常也;忽浮忽沉者,脉应之变也。恒劳恒逸者,居处之常也;乍荣乍辱者,盛衰之变也。瘦肥无改者,体貌之常也;声色顿异者,形容之变也。常者易以知,变者应难识。故以寒治热得其常,热因热用为何物?

痛随利减得其常,塞因塞用为何物?检方疗病得其常,圆底方盖为何物?见病治病得其常,不治之治为何物?是以圣人仰观俯察,远求近取,体其常也;进德修业,因事制宜,通其变也。故曰不通变,不足以知常;不知常,不足以通变。知常变之道者,庶免乎依样画葫芦,而可与语医中之权矣。以鬼神言之,则阳之灵曰神,神者伸也;阴之灵曰鬼,鬼者归也。

鬼神往来,都只是气。故曰鬼神者,二气之良能也。阳为天地之神,阴为天地之鬼;春夏为岁候之神,秋冬为岁候之鬼;昼午为时日之神,暮夜为时日之鬼。推之于人,则仁义礼智,君子之神;奸盗诈伪,小人之鬼。乐天知命,道德之神;阿谀诌容,势利之鬼。推之于医,则神圣工巧,得其神也;凡庸浅陋,类乎鬼也。精进日新,志惟神也;苟且殃人,心犹鬼也。察之形声,则坚凝深邃,形之神也;轻薄娇柔,形之鬼也。长洪圆亮,声之神也;短促轻微,声之鬼也。诊之脉色,则绵长和缓,脉之神也;细急休囚,脉之鬼也。清苍明净,色之神也;浅嫩灰颓,色之鬼也。是皆鬼神之征兆也。至若鬼神之原，尚有所谓。夫天地之鬼神，既不能出天地之外；而人物之鬼神，又安能外乎人心？是以在天地则有天地之鬼神，在人物则有人物之鬼神。善恶出之吾衷，良心自然难泯；强弱皆由阳气，神鬼判乎其中。以故多阳多善者，神强而鬼灭；多阴多恶者，气戾而鬼生。然则神鬼从心，皆由我造；灵通变幻，匪在他求。知乎此，而吉凶祸福之机，求诸心而尽之矣。以死生言之，则人受天地之气以生，聚则为生，散则为死。故气之为物，聚而有形；物之为气，散归无象。《丹经》云：分阴未尽则不仙，分阳未尽则不死。故原始而来属乎阳，是生必生于复，阳生而至乾；反终而归属乎阴，是死必死于坤，阳尽而归土。得其阳者生，故阳无十，阳无终也；得其阴者死，故阴无一，阴无始也。是以阳候多语，阴证无声；无声者死，多语者生。魂强者多寤，魄强者多眠；多眠者少吉，多寤者易安。故善操斯柄者，欲拯其死，勿害其生；将逐其寇，勿伤其君。阴阳聚散即其理，剥复消长是其机，而死生之道，尽乎其中矣。以疾病言之，则泰为上下之交通，否是乾坤之隔绝。既济为心肾相谐，未济为阴阳各别。大过小过，入则阴寒渐深，而出为痞之象；中孚颐卦，中如土脏不足，而颐为臌胀之形。剥复如隔阳脱阳，夬姤如隔阴脱阴。观是阳衰之渐，遁藏阴长之因。姑象其概，无能赘陈。又若离火临乾，非头即藏；若逢兑卦，口肺相连。交坎互相利害，入东木火防炎。坤艮虽然喜暖，太过亦恐枯干。坎为木母，震巽相便；若逢土位，反克最嫌。金水本为同气，失常燥湿相干。坤艮居中，怕逢东旺；若当乾兑，稍见安然。此虽以卦象而测病情，以坎离而分水火；惟是坎本属水而阳居乎中，离本属火而阴藏乎内。故北方水地，一反存焉；南是火乡，二偏居上；东方阳木，八在其中；西是阴金，九当其位。可见离阳属火，半为假热难猜；坎水是阴，岂尽真寒易识？云从龙，风从虎，消长之机；水流湿，火就燥，死生之窍。倘知逆顺堪忧，须识假真颠倒。是以事变之多，譬诸人面，面人人殊，而天下之面皆相殊，古今之面无不殊。人面之殊，即如人心之殊，人心之殊，所以人病亦皆殊，此疾患之生，有不可以数计。今姑举其大纲，而书不尽言，言不尽意，神而明之，存乎人耳。然神莫神于易，易莫易于医，欲该医易，理只阴阳。故天下之万声，出于一阖一辟；天下之万数，出于一偶一奇；天下之万理，出于一动一静；天下之万象，出于一方一圆。方圆也，动静也，奇偶也，阖辟也，总不出于一与二也。故曰天地形也，其交也以乾坤；乾坤不用，其交也以坎离；坎离之道，曰阴曰阳而尽之。然合而言之，则阴以阳为主，而天地之大德曰生。夫生也者，阳也，奇也，一也，丹也。易有万象，而欲以一字统之者，曰阳而已矣；生死事大，而欲以一字蔽之者，亦曰阳而已矣。虽曰阳为阴偶而乾阳健运，阴为阳基而坤静常宁；然坤之所以得宁者，何莫非乾阳之所为？故曰如艮其止，止是静，所以止之便是动。是以阴性虽狡，未尝不听命乎阳，而因其强弱以为进退也。所以元贯四德，春贯四时，而天地之道，阳常盈，阴常亏，以为万物生生之本，此先天造化之自然也。惟是阳如君子，阴如小人。君子则正大光明，独立不倚而留之难；小人则乘衅伺隙，无所不为而进之易。安得春光长不去，君子长不死？惜乎哉！阳盛必变，逝者如斯。故日中则昃，月盈则亏，亦象夫阳一而阴二，反觉阴多于阳，所以治世少而乱世多，君子少而小人多，期颐少而夭折多，此后天人欲之日滋也。是以持满捧盈，君子惧之。故圣人作易，至于消长之际，淑慝之分，则未尝不致其扶阳抑阴之意，非故恶夫阴也，亦畏其败坏阳德，而戕伐乎乾坤之生意耳。以故一阴之生，譬如一贼，履霜坚冰至，贵在谨乎微，此诚医学之纲领，生命之枢机也。是以易之为书，一言一字，皆藏医学之指南；一象一爻，咸寓尊生之心鉴。故圣人立象以尽意，设卦以尽情伪，系辞焉以尽言，变而通之以尽利，鼓之舞之以尽神，虽不言医而义尽其中矣。故天之变化，观易可见；人之情状，于象可验；病之阴阳，有法可按。丽于形者，不能无偶；施于色者，不能无辨。是以君子将有为也，察之以理，其应如向，神以知来，知以藏往，参伍以变，错综其数，通其变，极其数，寂然不动，感而遂通天下之故，非天下之至精至神，其孰能与于此？与于此者，大其道以合天地，廓其心以合至真，融其气以生万物，和其神以接兆民。是谓得天地之纲，知阴阳之房，见精神之窟，搜隐秘之藏。然而易天地之易诚难，未敢曰斡旋造化；易身心之易还易，岂不可变理阴阳？故以易之变化参乎医，则有象莫非医，医尽回天之造化；以医之运用赞乎易，则一身都是易，易真系我之安危。予故曰：易具医之理，医得易之用。学医不学易，必谓医学无难，如斯而已也。抑孰知目视者有所不见，耳听者有所不闻，终不免一曲之陋。知易不知医，必谓易理深玄，渺茫难用也，又何异畏寒者得裘不衣，畏饥者得羹不食，可惜了错过此生。然则医不可以无易，易不可以无医，设能兼而有之，则易之变化出乎天，医之运用由乎我。运一寻之木，转万斛之舟；拨一寸之机,发千钧之弩。为虚为实者易之,为寒为热者易之,为刚为柔者易之,为动为静者易之,高下者易其升降,表里者易其浮沉,缓急者易其先后,逆顺者易其假真。知机之道者,机触于目,神应于心,无能见有,实能见虚,前知所向,后知所居。故可以易危为安,易乱为治,易亡为存,易祸为福。致心于玄境,致身于寿域,气数可以挽回,天地可以反复,固无往而非医,亦无往而非易,易之与医,宁有二哉?然而用易者所用在变,用医者所用在宜。宜中有变,变即宜也;变中有宜,宜即变也。第恐求宜于变,则千变万变,孰者为宜?求变于宜,则此宜彼宜,反滋多变。有善求者,能于纷杂中而独知所归,千万中而独握其一,斯真知医易之要者矣。然而知归知一,岂易言哉?余忽于孔子之言,有以得之,曰知止而后有定也。夫止即归之根,一之极也。盖病之止,止于生;功之止,止于成;恶之止,止于去;善之止,止于积。事之得失也必有际,际即止也;数之利钝也必有垠,垠即止也。至若一动一静,一语一默之间,无不皆有所止。止之所在,即理之窟也,即化之基也,即不二之门也。能知止所,有不定乎?既定矣,有不静乎?既静矣,有不安乎?既安矣,有不虑乎?既虑矣,有不得乎?所得者何?得诸易即得其变,得诸医即得其宜。然则得由乎虑,而虑由乎止。所谓止者,意有在而言难达也,姑拟其近似者曰:易有不易之易,宜有不疑之宜,即止所也。又拟之曰:必先于不摇不动处,立定脚根;然后于无二无三处,认斯真一,亦止所也。夫止为得之本,得是止之末;得之生意萌乎止,止之实效归于得。观孟子曰:不动心。邵尧夫《不语禅》曰:请观风急天寒夜,谁是当门定脚人?此二子之功夫,谓不从止处得来耶?止之为义,神哉至矣!是诚医易之门路也。有能知此,则福胎于祸者,何祸不消?危生于安者,何危不却?夫是之调养生主,何不可也?夫是之谓医国手,亦何不可也?又岂特以一匕之济,足云医易之义哉!嗟呼!圣贤之心,千古一贯;乐吾斯道,仁爱无穷。秘发鬼神,二竖奚从逃遁?玄同天地,六宫焉有西东?醉造化于虚灵,美壶中之日月;运阴阳于掌握,滴指上之阳春。至精至微,蒙圣人之教诲;其得其失,由自己之惰勤。五十学易,讵云已晚?一朝闻道,立证羲黄。即道即心,谁无先觉?余虽不敏,犹企医王。因尔重申其义曰:不知易不足以言太医,亦冀夫掖斯道之门墙。谨纪夫着论之岁月,则皇明之万历,壬子之一阳。

《类经附翼·医易》

2. 卦气方隅论

天地之气,始于子中。子居正北,其名朔方,又曰幽都。幽者,隐也,微也,谓万物未生,幽隐未可察也。朔者,尽也,初也,谓阴气之极,阳气之始也。邵子曰:阳气自北方而生,至北方而尽。故《尧典》谓北方为朔易,朔易者,除旧更新之谓也。盖其自子至亥,周而复始,以成东西南北、春夏秋冬之位。子午为阴阳之极,卯酉为阴阳之中,是为四正;四正定而每隅间之以二,是为十二宫;每隅间之以五,是为二十四向。再按洛书九宫,位分八卦。

伏羲八卦曰先天,其次则乾南坤北,离东坎西,以左右分数之,自南而东者,曰乾一兑二,离三震四,自西而北者,曰巽五坎六,艮七坤八也;文王八卦曰后天,离象火而居南,坎象水而居北,震象木而居东,兑象金而居西,以次而数,则乾起西北,顺而左旋,曰乾、坎、艮、震、巽、离、坤、兑,以周八宫也。先天以乾坤分天地而定上下之位,后天以坎离分水火而定南北之方。先天以乾居正南,坤居正北,其阳在南,其阴在北;后天以乾居西北,坤居西南,其阳在北,其阴在南。故先天以巽离兑虽为阴卦而本乎乾体,故位于上,震坎艮虽为阳卦而本乎坤体,故位于下;后天以乾来交坤,化为坎水而居北,坤去交乾,变为离火而居南,天体倚北而偏于西,故乾之退位于西北,地体属土而继乎火,故坤之寄位于西南。巽居东南,木先火地,艮止东北,因对坤方,乾父在北,故坎艮震三子随之而居下,坤母在南,故巽离兑三女随之而向前。先天以上下分左右,故以乾坤为纵,六子为横;后天以东西界阴阳,故以震兑为横,六卦为纵。先天以乾坤之末交二至,离为日,故升于东,坎为月,故生于西;后天以震兑之中当二分,自震而南,巽离为木火之地,自兑而北,乾坎为金水之乡,故《易传》曰帝出乎震,齐乎巽,相见乎离,致役乎坤,说言乎兑,战乎乾,劳乎坎,成言乎艮,正以明东南春夏之盛,西北秋冬之衰。是先天者,所以言六合之象;后天者,所以明气候之详。故邵子曰:先天为易之体,后天为易之用也。夫天体正圆,面南背北。南北两极,乃其运转之枢。北极居上而为尊,南极居下而为对。邵子曰:天之阳在南,阴在北;地之阴在南,阳在北。天阳在南,故日处之;地刚在北,故山处之。《河图·括地象》曰：西北为天门，东南为地户。《内经》曰：天不足西北，地不满东南。故曰天门无上，地户无下。又曰东南方阳也，阳者其精降于下；西北方阴也，阴者其精奉于上。故阳降于下，则阳盛阴微而东南之方常多热；阴奉于上，则阴盛阳微而西北之地常多寒。昆仑峙于西北，故西北高而多山；沧海浴于东南，故东南下而多水。

高者多寒，下者多热。东南阳胜，则气为熏蒸，而春夏之气多烟雾；西北阴胜，则气为凛冽，而秋冬之气多风霾。中国形胜，居昆仑之东南，故天下之山脉皆起于昆仑，山脉之所起，即水源之所发。是以中国之山，自西北而来；中国之水，亦自西北而发。朱子曰：大凡两水夹行，中间必有山；两山夹行，中间必有水。试考中国舆图，其山脉发自昆仑，委蛇二万四千三百余里而入中国，分大龙为三障于外，大河为两川于中，以成中国河山之胜。由是四方立而有十二辰之会，二十八宿辨而有分野之详。三代分为九州，虞舜分为十二州，周末分为十二国，秦为三十六郡，汉为十三部，晋为十九州，宋为二十二州，唐为十道，宋为二十三路，元为十二省二十二道，至我朝则分为两直隶十三省，而天象舆图古今一致矣。

《类经附翼·医易》

3. 乐者，天地之和气也

乐者，天地之和气也。律吕者，乐之声音也。盖人有性情则有诗辞，有诗辞则有歌咏，歌咏生则被之五音而为乐，音乐生必调之律吕而和声。《书》曰：诗言志，歌永言，声依永，律和声。此之谓也。是律也者，出乎声音而为正乐之具也。《乐记》曰：乐者音之所由生也，其本在人心之感于物也。是故其哀心感者，其声噍以杀；其乐心感者，其声啴缓；其喜心感者，其声发以散；其怒心感者，其声粗以厉；其敬心感者，其声直以廉；其爱心感者，其声和以柔。六者非性也，感于物而后动也。又曰：治世之音安以乐，其政和；乱世之音怨以怒，其政乖；亡国之音哀以思，其民困。声音之道，与政通矣。是故知律吕声音之道者，可以行天地人事也。律吕相感而声音生，天地万物之情，见于此矣。

《类经附翼·律原》

4. 律乃天地之正气，人之中声也

律乃天地之正气，人之中声也。律由声出，音以声生，《礼》曰：声成文谓之音。音之数五，律之数六，分阴分阳，则音以宫、商、角、徵、羽分太少而为十，故音以应日；律以黄钟、太簇、姑洗、蕤宾、夷则、无射为阳，是为六律，林钟、南吕、应钟、大吕、夹钟、仲吕为阴，是为六吕，合而言之，是为十二律，故律以应辰。一律所生，各有五音，十二律而生六十音，因而六之，六六三百六十音以当一岁之日，故曰律历之数，天地之道也。然律吕皆生于黄钟，而黄钟为万事之本，一阳之律也。黄者土德之色，钟者气之所种，所以言其本也；律生于冬至，气起于一阳，所以言其始也。故黄钟之声中而正，合德于土也；黄钟之音重而浊，发声于初也。观康节先生冬至吟曰：冬至子之半，天心无改移。一阳初起处，万物未生时。玄酒味方淡，太音声正希。此言如不信，更请问庖牺。夫玄酒方淡，指天一之初生；太音正希，谓黄钟之将起。知乎此，则知黄钟之为义矣。

《类经附翼·律原》

5. 逆数论

予尝读《易》而闻诸夫子曰：数往者顺，知来者逆，是故《易》，逆数也。由是默会其理，而知天人之道得以无穷无息者，无非赖此逆数耳。何也？盖自太极初分，两仪以判，一动一静，阴阳见矣。阴阳之体为乾坤，阴阳之用为水火。乾坤定对待之交易，故一在上而一在下；水火荡流行之变易，故一主降而一主升。夫如是，斯得循环无已。总之而为天道，散之而为人道，而大《易》之义，所以无微不在也。姑无论其他，而但以性理明之，则总由变易之数。夫变易之数，即升降之数也。变易之所以无穷者，降以升为主，是即所谓逆数也。若无此逆，则有降无升，流而不返，而大道如环，何所赖乎？由是逆顺交变，则阳与阴对，热与寒对，升与降对，长与消对，进与退对，成与败对，勤与惰对，劳与逸对，善与恶对，生与死对，凡此一逆一顺，其变无穷。惟从逆者，从阳得生；从顺者，从阴得死。君如不信，第详考伏羲卦气之圆图,其义昭然可见也。观其阳盛之极,自夏至一阴初姤,由五、六、七、八,历巽、坎、艮、坤,天道从西右行,则阳气日降,万物日消者,此皆顺数也;顺则气去,即从阴得死之道也。幸而阴剥之极,自冬至一阳得复,由四、三、二、一,历震、离、兑、乾,天道从东左旋,则阳气日升,万物日盛者,此皆逆数也。逆则气来,即从阳得生之道也。此天道之征,固如是也。

若以人道言之,则人道本乎天道,天心即是人心。第天有阴霾,能蒙日月;人有愚昧,能胜聪明。故每多从顺者,喜其易也,喜其逸也;每多避逆者,畏其难也,畏其劳也。彼大人之见则不然,如尊贵莫若帝王,可以逸矣,可以纵矣,而尧舜之惟微惟危,顾何必谆谆乎在念?智能莫若圣人,可无劳矣,可无畏矣。而孔子之戒慎恐惧,又何必卷卷乎在心?此无他,惟其代天功,主人极,总知夫顺不可从,从顺则流;逆不可舍,舍逆则退也。由此观之,乃知士而舍逆,则有屈而无伸;农而舍逆,则有种而无获;工而舍逆,则有粗而无精;商而舍逆,则有散而无聚。再由此而推展之,则凡曰修身齐家,凡曰治国平天下,进一步则日以就成,退一步则日以就败,有源有流,其可任其长逝而不思砥柱之良图乎?此人道之攸系,又如是矣。

然言天言人,总言乎生道也;而保生之道,莫先于医,医欲保生,其堪违阳道乎?其堪倍逆数乎?然医贵圆通,安容执滞?非曰尽不从阴也,从阴正以卫阳也;非曰尽不用顺也,用顺亦以成逆也。性命玄关,此为第一。独念有医名丕著之辈,犹然昧此,而妄言左道,留传至今,因致伤生遗害非浅者,谓非轩岐之魔不可也。嗟!嗟!有心哉其谁乎?苟得其人,可与谈还悟道矣,傥亦以吾言为然不。

《景岳全书·传忠录》

【按语】数往者顺,知来者逆,是故《易》,逆数也。天人之道得以无穷无息者,无非赖此逆数。在人者,阴阳、升降、出入,循环无端,方能生生不息。

6. 医非小道记

予出中年,尝游东藩之野,遇异人焉。偶相问曰:子亦学医道耶?医道,难矣。子其慎之! 予曰:医虽小道,而性命是关,敢不知慎? 敬当闻命。

异人怒而叱曰：子非知医者也。既称性命是关，医岂小道云哉？夫性命之道，本乎太极，散于万殊。有性命然后三教立，有性命然后五伦生。故造化者，性命之炉冶也；道学者，性命之绳墨也；医药者，性命之赞育也。然而其义深，其旨博，故不有出人之智，不足以造达微妙；不有执中之明，不足以辨正毫厘。使能明医理之纲目，则治平之道如斯而已；能明医理之得失，则兴亡之机如斯而已；能明医理之缓急，则战守之法如斯而已；能明医理之趋舍，则出处之义如斯而已。洞理气于胸中，则变化可以指计；运阴阳于掌上，则隔垣可以目窥。修身心于至诚，实儒家之自治；洗业障于持戒，诚释道之自医。身心人己，理通于一，明于此者，必明于彼；善乎彼者，必善于斯。故曰：必有真人，而后有真知；必有真知，而后有真医。医之为道，岂易言哉？若夫寻方逐迹，龃龃庸庸，椒、硫杀疥，葱、薤散风，谁曰非医也？而缁衣黄冠，总称释道；矫言伪行，何非儒流？是泰山之与丘垤，河海之与行潦，固不可以同日语矣。又若阴阳不识，虚实误攻，心粗胆大，执拗偏庸，非徒无益而反害之之徒，殆又椒、硫、葱、薤之不若。小道之称，且不可当，又乌足与言医道哉！医道难矣，医道大矣，是诚神圣之首传，民命之先务矣。吾子其毋以草木相渺，必期进于精神相贯之区，玄冥相通之际，照终始之后先，会结果之根蒂，斯于斯道也。其庶乎为有得矣。子其勉之！予闻是教，惭悚应诺，退而惶惶者数月，恐失其训，因笔记焉。

《景岳全书·传忠录》

【按语】医非小道，性命相关。医道深博，能通医道者，亦能达治世之理。必先有真人，而后有真知，必有真知，而后有真医。

7. 病家两要说

一忌浮言，二知真医。

医不贵能愈病，而贵于能愈难病；病不贵于能延医，而贵于能延真医。夫天下事，我能之，人亦能之，非难事也；天下病，我能愈之，人亦能愈之，非难病也。惟其事之难也，斯非常人之可知；病之难也，斯非常医所能疗。故必有非常之人，而后可为非常之事；必有非常之医，而后可疗非常之病。第以医之高下，殊有相悬，譬之升高者，上一层有一层之见，而下一层者不得而知之;行远者,进一步有一步之闻,而近一步者不得而知之。是以错节盘根,必求利器;阳春白雪,和者为谁? 夫如是,是医之于医尚不能知,而矧夫非医者。昧真中之有假,执似是而实非;鼓事外之口吻,发言非难;挠反掌之安危,惑乱最易。使其言而是,则智者所见略同,精切者已算无遗策,固无待其言矣。言而非,则大障任事之心,见几者宁袖手自珍,其为害岂小哉! 斯时也,使主者不有定见,能无不被其惑而致误事者鲜矣。此浮言之当忌也。又若病家之要,虽在择医,然而择医非难也,而难于任医;任医非难也,而难于临事不惑,确有主持,而不致朱紫混淆者之为更难也。倘不知此而偏听浮议,广集群医,则骐骥不多得,何非冀北驽群? 帷幄有神筹,几见圮桥杰竖? 危急之际,奚堪庸妄之误投? 疑似之秋,岂可纷纭之错乱? 一着之谬,此生付之矣。以故议多者无成,医多者必败。多何以败之? 君子不多也。欲辨此多,诚非易也。然而尤有不易者,则正在知医一节耳。夫任医如任将,皆安危之所关。察之之方,岂无其道? 第欲以慎重与否观其仁,而怯懦者实似之;颖悟与否观其智,而狡诈者实似之;果敢与否观其勇,而猛浪者实似之;浅深与否观其博,而强辩者实似之。执拗者若有定见,夸大者若有奇谋。熟读几篇,便见滔滔不竭;道闻数语,谓非凿凿有凭。不反者,临涯已晚;自是者,到老无能。执两端者,冀自然之天功;废四诊者,犹瞑行之瞎马。得稳当之名者,有耽搁之误;昧经权之妙者,无格致之明。有曰专门,决非通达。不明理性,何物圣神? 又若以己之心,度人之心者,诚接物之要道,其于医也,则不可谓人己气血之难符。三人有疑,从其二同者,为决断之妙方,其于医也,亦不可谓愚智寡多之非类。凡此之法,何非征医之道,而征医之难,于斯益见。然必有小大方圆全其才,仁圣工巧全其用,能会精神于相与之际,烛幽隐于玄冥之间者,斯足谓之真医。而可以当性命之任矣。惟是皮质之难窥,心口之难辨,守中者无言,怀玉者不炫,此知医之所以为难也。故非熟察于平时,不足以识其蕴蓄;不倾信于临事,不足以尽其所长。使必待渴而穿井,斗而铸兵,则仓卒之间,何所趋赖? 一旦有急,不得已而付之庸劣之手,最非计之得者。子之所慎斋战疾,凡吾侪同有性命之虑者,其毋忽于是焉。噫! 惟是伯牙常有也,而钟期不常有;夷吾常有也,而鲍叔不常有。此所以相知之难,自古苦之,诚不足为今日怪。倘亦有因予言而留意于未然者,又孰非不治已病治未病,不治已乱治未乱之明哲乎,惟好生者略察之。

《景岳全书·传忠录》

【按语】治病之食,在于医患两方。为医者,当磨炼技术,方能担重任治难病。对于患者,求医问药,从古至今都是难事。尤其是身患大病重病,如何选择良医绝非易事。

8. 运气说

五运之有太过不及,而胜复所以生也。太过者其气胜,胜而无制,则伤害甚矣;不及者其气衰,衰而无复,则败乱极矣。此胜复循环之道,出乎天地之自然,而亦不得不然者也。故其在天则有五星运气之应,在地则有万物盛衰之应,在人则有脏腑疾病之应。如木强胜土,则岁星明而镇星暗,土母受侮,子必复之,故金行伐木,以救困土,则太白增光,岁星反晦也。凡气现于上,则灾应于下,宿属受伤,逆犯尤甚,五运互为胜复,其气皆然。至其为病,如木胜肝强,必伤脾土,肝胜不已,燥必复之,而肝亦病矣。燥胜不已,火必复之,而肺亦病矣。此五脏互为盛衰,其气亦皆然也。夫天运之有太过不及者,即人身之有虚实也,惟其有虚而后强者胜之,有胜而后承者复之;无衰则无胜矣,无胜则无复矣。无胜无复,其气和平,焉得有病?恃强肆暴,元气泄尽,焉得无虚?故曰有胜则复,无胜则否,胜微则复微,胜甚则复甚。可见胜复之微甚,由变化之盛衰,本无其常也。如《本经·六元正纪》等论所载天时、地化、人事等义,至详至备,盖以明其理之常者如此也。即如《周易》之六十四卦、三百八十四爻,乃开明《易》道之微妙,而教人因《易》以求理,因象以知变。故孔子曰:书不尽言,言不尽意。此其大义,正与《本经》相同。

夫天道玄微,本不易测,及其至也,虽圣人亦有所不知焉。故凡读《易》者,当知《易》道有此变,不当曰变止于此也。读运气者,当知天道有是理,不当曰理必如是也。然变化虽难毕,而《易》尽其几矣;天道虽难测,而运气尽其妙矣。自余有知以来,常以五六之义,逐气推测,则彼此盈虚,十应七八;即有少不相符者,正属井蛙之见,而见有未至耳,岂天道果不足凭耶?今有昧者,初不知常变之道,盛衰之理,孰者为方,孰者为月,孰者为相胜反胜主客承制之位,故每凿执经文,以害经意,徒欲以有限之年辰,概无穷之天道,隐微幽显,诚非易见,管测求全,陋亦甚矣。此外复有不明气化如马宗素之流者,假仲景之名,为为《伤寒钤法》等书,用气运之更迁,拟主病之方治,拘滞不通,诚然谬矣。

然又有一等偏执己见不信运气者,每谓运气之学,何益于医?且云疾病相加,岂可依运气以施治乎?非切要也。余喻之曰:若所云者,似真运气之不必求,而运气之道岂易言哉?凡岁气之流行,即安危之关系。或疫气遍行,而一方皆病风温;或清寒伤脏,则一时皆犯泻痢;或痘疹盛行,而多凶多吉,期各不同;或疔毒遍生,而是阴是阳,每从其类;或气急咳嗽,一乡并与;或筋骨疼痛,人皆道苦;或时下多有中风,或前此盛行痰火。诸如此者,以众人而患同病,谓非运气之使然欤?观东垣于元时太和二年,制普济消毒饮以救时行疫疠,所活甚众,非此而何?第运气之显而明者,时或盛行,犹为易见,至其精微,则人多阴受,而识者为谁?

夫人殊禀赋,令易寒暄,利害不侔,气交使然。故凡以太阳之人,而遇流衍之气;以太阴之人,而逢赫曦之纪。强者有制,弱者遇扶,气得其平,何病之有?或以强阳遇火,则炎烈生矣;阴寒遇水,则冰霜及矣。天有天符,岁有岁会,人得无人和乎?能先觉预防者,上智也;能因几办理者,明医也;既不能知而且云乌有者,下愚也。然则运气之要与不要,固不必辨,独慨夫知运气者之难其人耳。由此言之,则凿执者本非智士,而不谕者又岂良材,二者病则一般。彼达人之见,自所不然。故善察运气者,必当顺天以察运,因变以求气。如杜预之言历曰:治历者,当顺天以求合,非为合以验天。知乎此,则可以言历矣。而运气之道亦然。既得其义,则胜复盛衰,理可窥也。随其机而应其用,其有不合于道者,未之有也。戴人曰:病如不是当年气,看与何年运气同。便向某年求活法,方知都在至真中。此言虽未尽善,其亦庶几乎得运气之意矣。

《类经·运气类》

9. 酒悖

酒为水谷之液,血为水谷之精,酒入中焦,必求同类,故先归血分。凡饮酒者身面皆赤,即其证也。然血属阴而性和,酒属阳而气悍,血欲静而酒动之,血欲藏而酒乱之。血无气不行,故血乱气亦危,气散血亦散,扰乱一番,而血气能无损耗者,未之有也。又若人之禀赋,脏有阴阳,而酒之气质,亦有阴阳。盖酒成于酿,其性则热;汁化于水,其性则寒。故阳脏者得之则愈热,阴脏者得之则愈寒。所以纵酒不节者,无论阴阳,均能为害。凡热盛而过饮者,阳日盛则阴日消,每成风瘅肿胀;寒盛而过饮者,热性去而寒质留,多至伤肾败脾。当其少壮,则旋耗旋生,固无所觉,及乎中衰而力有不胜,则宿孽为殃,莫能御矣。然则酒悖之为害也,所关于寿元者非细,其可不知节乎?

《类经·藏象类》

10. 不失人情论

不失人情,为医家最一难事,而人情之说有三:一曰病人之情,二曰旁人之情,三曰同道人之情。

所谓病人之情者:有素禀之情,如五脏各有所偏,七情各有所胜,阳脏者偏宜于凉,阴脏者偏宜于热,耐毒者缓之无功,不耐毒者峻之为害,此脏气之有不同也。有好恶之情者,不惟饮食有憎爱,抑且举动皆关心,性好吉者危言见非,意多忧者慰安云伪,未信者忠告难行,善疑者深言则忌,此情性之有不同也。有富贵之情者,富多任性,贵多自尊,任性者自是其是,真是者反成非是,自尊者遇士或慢,自重者安肯自轻,此交际之有不同也。有贫贱之情者,贫者衣食不能周,况乎药饵?贱者焦劳不能释,怀抱可知,此调摄之有不同也。又若有良言甫信,谬说更新,多歧亡羊,终成画饼,此中无主而易乱者之为害也。有最畏出奇,惟求稳当,车薪杯水,宁甘败亡,此内多惧而过慎者之为害也。有以富贵而贫贱,或深情而挂牵,戚戚于心,心病焉能心药,此得失之情为害也。有以急性而遭迟病,以更医而致杂投,惶惶求速,速变所以速亡,此缓急之情为害也。有偏执者,曰吾乡不宜补,则虚者受其祸,曰吾乡不宜泻,则实者被其伤,夫十室且有忠信,一乡焉得皆符,此习俗之情为害也。有参术入唇,惧补心先痞塞;硝黄沾口,畏攻神即飘扬,夫杯影亦能为祟,多疑岂法为良,此成心之情为害也。有讳疾而不肯言者,终当自误。有隐情而不敢露者,安得其详? 然尚有故隐病情、试医以脉者,使其言而偶中,则信为明良;言有弗合,则目为庸劣。抑孰知脉之常体,仅二十四,病之变象,何啻百千? 是以一脉所主非一病,一病所见非一脉。脉病相应者,如某病得某脉则吉;脉病相逆者,某脉值某病则凶。然则理之吉凶,虽融会在心,而病之变态,又安能以脉尽言哉? 故知一知二知三,神圣谆谆于参伍;曰工曰神曰明,精详岂独于指端? 彼俗人之浅见,固无足怪,而士夫之明慧,亦每有蹈此弊者。故忌望闻者,诊无声色之可辨;恶详问者,医避多言之自惭。是于望、闻、问、切,已舍三而取一,且多有并一未明,而欲得夫病情者,吾知其必不能也。所以志意未通,医不免为病困,而朦胧猜摸,病不多为医困乎? 凡此皆病患之情,不可不察也。

所谓旁人之情者:如浮言为利害所关,而人多不知检。故或为自负之狂言,则医中有神理,岂其能测? 或执有据之凿论,而病情多亥豕,最所难知。或操是非之柄,则同于我者是之,异于我者非之,而真是真非,不是真人不识。或执现在之见,则头疼者云救头,脚疼者云救脚,而本标纲目,反为迂远庸谈。或议论于贵贱之间,而尊贵执言,孰堪违抗,故明哲保身之士,宁为好好先生。或辩析于亲疏之际,而亲者主持,牢不可拔,虽真才实学之师,亦当唯唯而退。又若荐医为死生之攸系,而人多不知慎,有或见轻浅之偶中而为之荐者,有意气之私厚而为之荐者,有信其便便之谈而为之荐者,有见其外饰之貌而为之荐者,皆非知之真者也。又或有贪得而荐者,阴利其酬;关情而荐者,别图冀望。甚有斗筲之辈者,妄自骄矜,好人趋奉,薰莸不辨,擅肆品评,誉之则盗跖可为尧舜,毁之则鸾凤可为鸱鸮,洗垢索瘢,无所不至,而怀真抱德之士,必其不偶。若此流者,虽其发言容易,欣戚无关,其于淆乱人情,莫此为甚,多致明医有掣肘之去,病家起刻骨之疑,此所以千古是非之不明,总为庸人扰之耳。故竭力为人任事者,岂不岌岌其危哉! 凡此皆旁人之情,不可不察也。

所谓同道人之情者:尤为闪灼,更多隐微。如管窥蠡测,醯鸡笑天者,故不足道;而见偏性拗,必不可移者,又安足论? 有专恃口给者,牵合支吾,无稽信口,或为套语以诳人,或为甘言以悦人,或为强辩以欺人,或为危词以吓人,俨然格物君子,此便佞之流也。有专务人事者,典籍经书,不知何物,道听途说,拾人唾余,然而终日营营,绰风求售,不邀自赴,僫媚取容,偏投好者之心，此阿谄之流也。有专务奇异者，腹无藏墨，眼不识丁，乃诡言神授，伪托秘传，或假脉以言祸福，或弄巧以乱经常，最觉新奇，动人甚易，此欺诈之流也。有务饰外观者，夸张侈口，羊质虎皮，不望色，不闻声，不详问，一诊而药，若谓人浅我深，人愚我明，此粗疏孟浪之流也。有专务排挤者，阳若同心，阴为浸润。夫是曰是，非曰非，犹避隐恶之嫌，第以死生之际，有不得不辨者，故未失为真诚之君子。若以非为是，以是为非，颠倒阴阳，掀翻祸福，不知而然，庸庸不免，知而故言，此其良心已丧，谗妒之小人也。有贪得无知，藐人性命者，如事已疑难，死生反掌，斯时也，虽在神良，未必其活，故一药不敢苟，不着一敢乱，而仅仅冀于挽回。忽遭若辈，求速贪功，谬妄一投，中流失楫，以致必不可救，因而嫁谤自文，极口反噬，虽朱紫或被混淆，而苍赤何辜受害，此贪幸无知之流也。有道不同不相为谋者，意见各持，异同不决，夫轻者不妨少谬，重者难以略差，故凡非常之病，非非常之医不能察，用非常之治，又岂常人之所知。故独闻者不侔于众，独见者不合于人，大都行高者谤多，曲高者和寡，所以一齐之傅，何当众楚之咻，直至于败，而后群然退散，付之一人，则事已无及矣，此庸庸不揣之流也。又有久习成风，苟且应命者，病不关心，此须惟利。盖病家既不识医，则倏赵倏钱；医家莫肯任怨，则惟苓惟梗。或延医务多，则互为观望；或利害攸系，则彼此避嫌。故爬之不痒，挝之不痛，医称隐当，诚然得矣，其于坐失机宜，奚堪耽误乎！此无他，亦惟知医者不真，而任医者不专耳。《诗》云：发言盈庭，谁执其咎？筑室于道，不溃于成。此病家、医家近日之通弊也。

凡若此者，孰非人情？而人情之详，尚多难尽。故孔子曰：恶紫之夺朱也，恶郑声之乱雅乐也，恶利口之覆邦家者。然则人情之可畏，匪今若是，振古如兹矣。故圣人以不失人情为戒，而不失二字最难措力。必期不失，未免迁就，但迁就则碍于病情，不迁就则碍于人情，有必不可迁就之病情，而复有不得不迁就之人情，其将奈之何哉？甚矣，人情之难言也！故余发此，以为当局者详察之备。设彼三人者，倘亦有因余言而各为儆省，非惟人情不难于不失，而相与共保天年，同登寿域之地，端从此始，惟明者鉴之。

《类经·脉色类》

下篇 医案

1. 治七旬衰翁伤寒战汗案

余尝治一衰翁,年逾七旬,陡患伤寒,初起即用温补调理,到十日之外,正气将复,忽尔作战,自旦到辰,不能得汗,寒慄危甚,告急于余。余用六味回阳饮,入人参一两,姜、附各三钱,使之煎服。下咽少顷,即大汗如浴,时将及午,而浸汗不收,身冷如脱,鼻息几无,复以告余。余令以前药,复药与之。告者曰:先服此药,已大汗不堪,今又服此,尚堪再汗乎? 余笑谓曰:此中有神,非尔所知也。急令再进,遂汗收神复,不旬日而起矣。呜呼! 发汗用此,而收汗复用此,无怪乎人之疑之也。而不知汗之出与汗之收,皆元气为之枢机耳。故余纪此,欲人知合辟之权,不在乎能放能收,而在乎所以主之者。

《景岳全书·伤寒典》

【按语】伤寒战汗,为本虚而正邪交争之象。景岳尝曰:"伤寒欲解,将汗之时,若其人本虚,邪与正争,微则为振,甚则为战,正胜邪则战而汗解矣。"此案高年阳衰,寒邪外感,战而不汗,进六味回阳饮,旨在助正敌邪。药后当以周身汗出,四肢转温为佳,反见大汗如洗,身冷如脱,良由元气本衰,正气不续,景岳复授原方,回阳救逆,实本壮元。先后两授,一以治阳逐邪,一以温阳救急,把握"元气"这一开阖枢机,能放能收,运用自如,不可与见汗治汗者同日而语。

【附】六味回阳饮:治阴阳将脱等证。

人参一二两,或数钱　制附子二三钱　炙甘草一钱　炮干姜二三钱　熟地五钱,或一两　当归三钱,如泄泻者,或血动者,以冬术易之,多多益善

水二盅,武火煎七八分。温服。如肉振汗多者,加炙黄芪四五钱或一两,或冬白术三五钱。如泄泻者,加乌梅二枚,或北五味二十粒亦可。如虚阳上浮者,加茯苓二钱。如肝经郁滞者,加肉桂二三钱。

《景岳全书·新方八阵》

2. 述先君寿峰公吐痰治眩案

先君寿峰公,少壮时,颇好酒,因致酒病。自四旬之外,遂绝戒不饮。

后到七旬,因除夜之乐,饮一小杯,而次早眩晕不能起。先君素善吐法,有记在《痰饮门》。因吐去清痰,而眩晕顿愈。原其所由,则一杯之酒,何遂为痰? 不过以恶酒之脏,而忽被酒气,则真阴清气为之淆乱而然。吐去痰饮,酒气可除。吐能升气,清阳可复,此作治痰,而实以治乱耳。故志此以见其义。

《景岳全书·杂证谟》

【按语】恶酒之脏,忽被酒气,升降淆乱,痰饮遂生,眩晕因作,所谓"无痰不作眩"是矣。一吐其痰,浊降清升,眩晕便瘥。妙在其先君之吐法,全不用药,但以气功为之。见《上篇·疾病》之"痰饮"吐法。

3. 治虚劳下消不寐案

省中周公者,山左人也。年逾四旬,因案牍积劳,致成羸疾,神困食减,时多恐惧。自冬去达夏,通宵不寐者,凡半年有余。而上焦无渴,不嗜汤水,或者少饮,则沃而不行。然每夜必去溺二三升,莫知其所从来。且半皆如膏浊液,尪羸至极,自分必死。及予诊之,幸其脉犹带缓,肉亦未脱,知其胃气尚存,慰以无虑。乃用归脾汤去木香,及大补元煎之属,一以养阳,一以养阴,出入间用。至三百余剂,计人参二十斤,乃得全愈。此神消于上、精消于下之证也。可见消有阴阳,不得尽言为火,姑纪此一按,以为治消治不寐者之鉴。

《景岳全书·杂证谟》

【按语】有云:"消渴是燥热伤阴所致,治但专以清火为急。"此世俗之浅见。博闻如叶天士,竟亦不能出此窠臼,谓:"三消一证,其实不越阴亏阳亢、津涸热淫而已。"是论只言消渴之常,而未能达其变也。张氏认为消渴除燥热伤阴之外,由元阳大衰、金寒水冷者也不鲜见,独创补元阳、温命门为法治消渴,颇具卓识。

是案良由久病及肾、元阳衰亏为因,水寒不化气,气虚不摄精,则发下消如膏浊液。不嗜汤水,是脾气衰疲之候。治以归脾补养心脾,与大补元煎温肾培元相间为用,是脾肾并补、标本兼治之法。药既中病所,效必定豁然。张氏以温补法治消,别开一径,堪可师法。

【附】大补元煎：治男妇气血大坏、精神失守危剧等证。此回天赞化、救本培元第一药方。本方与后右归饮出入互思。

人参补气补阳，以此为主，少则用一二钱，多则用一二两　山药炒，二钱　熟地补精补阴，以此为主，少则用二三钱，多则用二三两　杜仲二钱　当归二三钱，若泄泻者去之　山茱萸一钱，如畏酸吞酸者去之　枸杞二三钱　炙甘草一二钱

水二盅，煎七分，食远温服。如元阳不足多寒者，于本方加附子、肉桂、炮姜之类，随宜用之。如气分偏虚者，加黄芪、白术；如胃口多滞者，不必用。如血滞者，加川芎，去山茱萸。如滑泄者，加五味、故纸之属。

《景岳全书·新方八阵》

4. 推原用药须顾胃气案

凡治胃虚呕吐，最须详审气味。盖邪实胃强者，能胜毒药，故无论气味优劣，皆可容受。惟胃虚气弱者，则有宜否之辨。而胃虚之甚者，则于气味之间关系尤重。盖气虚者，最畏不堪之气，此不但腥臊耗散之气不能受，即微香微郁并饮食之气，亦不能受，而其他可知矣。胃弱者，最畏不堪之味，此非惟至苦极劣之味不能受，即微咸微苦并五谷正味亦不能受，而其他可知矣。此胃虚之呕，所以最重气味，使或略有不投，则入口便吐，终无益也。故凡治阳虚呕吐等证，则一切香散、咸酸、辛味不堪等物，悉当以己意相测。测有不妥，切不可用。但补其阳，阳回则呕必自止，此最确之法，不可忽也。余尝见一沈姓者，素业医，极多劳碌，且年及四旬，因患颓疝下坠，欲提使上升，自用盐汤吐法。不知胃虚畏咸，遂致吐不能止，汤水皆呕，如此者一日一夜，忽又大便下黑血一二碗，而脉则微渺如毛，几如将绝。此盖吐伤胃气脾虚，兼以盐汤走血，故血不能摄，从便而下。余令其速用人参、姜、附等剂，以回垂绝之阳，庶乎可疗。忽又一医至，曰：诸逆冲上，皆属火也。大便下血，亦因火也，堪用参、附乎？宜速饮童便则呕可愈而血亦止矣。其人以为有理，及童便下咽，即呕极不堪名状，呕不止而命随继之矣。呜呼！夫以胃强之人，亦且闻尿欲呕，况呕不能止而复加以尿乎？此不惟死者堪怜，而妄用若此者尚敢称医，诚可恶可恨也！故笔诸于此，并以征气味之证。

《景岳全书·杂证谟》

【按语】治病须时时注意胃气，东垣论之尤精，辨之亦详。选药须时时注意胃气，景岳此论，最为见长。气虚者最畏不堪之气，胃弱者最畏不堪之味，临证中诚当刻刻留意。沈氏患者，由劳发病，胃气虚馁之象甚著，反用盐以行吐，殊不知盐与虚弱之胃，最不相宜，徒行而无功也。后用童便，更与胃气相忤，药以夭命，良可哀也！景岳倡用参附，正是从顾护胃气着眼，温以益胃，健脾振元，虽衰尚可复也。但终因曲高和寡，病家执迷不悟，枉送性命，不亦痛乎！

5. 治误食蘑菇，寒毒直中吐泻案

凡胃寒者，多为呕吐，而中寒毒者，又必吐而兼泻。余在燕都，尝治一吴参军者，因见蘑菇肥嫩可爱，令庖人贸而羹之，以致大吐大泻。延彼乡医治之，咸谓速宜解毒，乃以黄连、黑豆、桔梗、甘草、枳实之属，连进之而病益甚。遂至胸腹大胀，气喘，水饮皆不能受，危窘已甚，延救于余。投以人参、白术、甘草、干姜、附子、茯苓之类，彼疑不敢用，曰：腹胀气急，口干如此，安敢再服此药？乃停一日，而病愈剧若朝露矣。因而再恳，与药如前，彼且疑且畏，而决别于内阃①曰：必若如此，则活我者此也，杀我者亦此也。余之生死，在此一举矣。遂不得已，含泪吞之。一剂而呕少止，再剂而胀少杀，随大加熟地黄，以兼救其泻亡之阴，前后凡二十余剂，复元如故。彼因问曰：余本中毒致病，乡人以解毒而反剧，先生以不解毒而反愈者何也？余曰：毒有不同，岂必如黄连、甘、桔之类乃可解耶？即如蘑菇一物，必产于深坑枯井，或沉寒极阴之处乃有之。此其得阴气之最盛，故肥白最嫩也。公中此阴寒之毒，而复解以黄连之寒，其谓之何？兹用姜、附，非所以解寒毒乎？用人参、熟地，非所以解毒伤元气乎？然则，彼所谓解毒者，适所以助毒也。余所谓不解毒者，正所以解毒也。理本甚明，而人弗能辨。凡诸病之误治者，无非皆此类耳。公顿首，愀然叹曰：信哉！使非吾丈，几为含冤之魄矣。祈寿诸梓，以为后人之鉴云。

《景岳全书·杂证谟》

【按语】蘑菇禀阴寒之气最盛，服之吐泻，阴盛阳衰也。俗医拘于解毒，

① 内阃：指妻子。阃(kǔn)：门槛；妇人居住的地方。

连进苦寒,宜乎益甚! 景岳立足辨证,"不解毒者,正所以解毒也",看似平淡无奇,实寓中医"解毒"精义,值得玩味再三。

6. 太清饮泻胃火治呕吐案

金宅少妇,宦门女也,素任性,每多胸胁痛及呕吐等证,随调随愈。后于秋尽时,前证复作,而呕吐更甚,病及两日,甚至厥脱不省,如垂绝者,再后延予。至见数医环视,佥云汤饮诸药,皆不能受,入口即呕,无策可施。一医云:惟用独参汤,庶几可望其生耳。余因诊之,见其脉乱数甚,而且烦热、躁扰,莫堪名状,意非阳明之火,何以急剧若此? 乃问其欲冷水否? 彼即点首。遂与以半盅,惟此不吐,且犹有不足之状。乃复与一盅,稍觉安静,余因以太清饮投之。而犹有谓此非伤寒,又值秋尽,能堪此乎? 余不与辩,及药下咽,即酣睡半日,不复呕矣。然后以滋阴轻清等剂调理而愈。大都呕吐,多属胃寒,而复有火证若此者。《经》曰:诸逆冲上,皆属于火。即此是也。自后,凡见呕吐,其有声势涌猛,脉见洪数,证多烦热者,皆以此法愈之。是又不可不知也。

《景岳全书·杂证谟》

【按语】呕吐厥脱,脉乱数甚,有如垂绝,众医束手。景岳以口渴为辨,断为胃火上冲,一反温补之习,药到呕止。人谓景岳专事温补,读此案当知其绝无成见,要在辨证耳!

【附】太清饮:治胃火烦热,狂斑呕吐等证。可与白虎汤出入酌用。

知母　石斛　木通各一钱半　石膏生用,五七钱

水一盅半,煎七分,温服或冷服。或加麦门冬。

《景岳全书·新方八阵》

7. 阴中求阳治下膈案

余尝治一中年之妇患此证(下膈)者,因怒因劳,皆能举发。发时必在黄昏,既痛且吐,先吐清涎,乃及午食,午食尽,乃及蚤食,循次两尽,方得稍息。日日如是,百药不效。乃相延视,则脉弦而大。余曰:此下膈证也。夫

弦为中虚,大为阴不足,盖其命门气衰,则食至下焦,不能传化,故直到日夕阳衰之时,则逆而不出耳。乃用八味参杞之属,大补阴中之阳,随手而应。自后随触随发,用辄随效,乃嘱其加意慎理,调到年余始愈。

《类经·针刺类》

【按语】下膈即下焦膈也。丹溪有云:"朝食暮吐,槁在阑门,下焦膈也。"是阳结于上、阴涸于下之特定证候,治最棘手。若专事滋枯润燥,恐助痰滞气,但以温补命门则劫液而阴益伤。张氏以八味参杞之属,于补气中求阴,在补阴中求阳,的是灵通之法。证药合拍,自然能立发立应。

8. 温胃饮治吐蛔案

胡宅小儿,年甫三岁,偶因饮食不调,延幼科诊治,所用之药,无非清火、化滞等剂,因而更损胃气,反致呕吐溏泄,复加清利,逐致吐蛔。初止数条,渐至数十条,细如灯草,甚至成团,搅结而出,早晚不绝,所下者亦如之。羸困至极,求治于予。因与温胃饮二三剂,其虫朝夕不止,其多如故。初不识其所从来,而神化之速一至如此。乃翁恳切曰:止此一儿,死生在公矣。万望先逐此虫,虫不尽则病日甚,其能生乎?予弗之听,但以前药,倍加人参,仍加附子,二三剂而呕吐渐稀,泻亦随止。泻止后,乃以理阴煎、温胃饮出入,间用十余日而虫渐少,一月余而饮食进,肌肉生,复原如故矣。其翁极诚称谢,因问曰:小豚之病,诚然危矣。今何以不治虫、不治呕泄而三者俱愈,可闻教乎?予曰:公之所畏者虫也,予之所畏者胃气也。且凡逐虫之药,无有不伤胃气者,向使胃气再伤,非惟不能逐虫,而命必随之矣,其害孰甚?故保生之权,全在知本知末,但使脾胃日强,则拔去化虫之源,而三病同归一得矣,尚何虫泻之敢横哉!闻者叹服,因附著按于此。

《景岳全书·杂证谟》

【按语】景岳尝曰:"凡吐蛔者,必因病而吐蛔,非因蛔而致吐也。故不治其蛔,而但治其所以吐,则蛔自止矣。"是案治用温胃饮,意在补胃温中,防其衰败,治所以蛔动之因。脾胃气强,虫自不生。后加理阴煎出入,更是注意后天,温养脾胃,"拔去化虫之源"。

【附】温胃饮:治中寒呕吐,吞酸泄泻,不思饮食,及妇人脏寒呕恶,胎气不安等证。

人参一、二、三钱,或一两　白术炒,一二钱,或一两　扁豆二钱,炒　陈皮一钱,或不用　干姜炒焦,一、二、三钱　炙甘草一钱　当归一二钱,滑泄者勿用

水二盅,煎七分,食远温服。如下寒带浊者,加破故纸一钱。如气滞或兼胸腹痛者,加藿香、丁香、木香、白豆蔻、砂仁、白芥子之属。如兼外邪及肝肾之病者,加桂枝、肉桂,甚者加柴胡。如脾气陷而身热者,加升麻五七分。如水泛为痰而胸腹痞满者,加茯苓一二钱。如脾胃虚极,大呕大吐不能止者,倍用参术,仍加胡椒二三分许,煎熟徐徐服之。

《景岳全书·新方八阵》

9. 温脏丸杜生蛔之源案

一王宅少妇,年未二旬,素喜瓜果生冷,因常病心腹疼痛,每发必数日不食。后及二旬之外,则每发必至吐蛔。初吐尚少,自后日甚日多,每吐必一二十条,每发必旬日不食。所经诸医,但知攻虫,旋去旋生,百药不效。予为诊视脉证,并察病因,知其伤于生冷,以致脾胃虚寒,阴湿气聚,故为此证。使不温养脾胃,以杜寒湿化生之源,而但事攻虫,虫去复生,终无济也。因制温脏丸与之,药未完而病随愈矣。后因病愈而少年任意,仍耽生果,旧病复作,再制丸服,乃得全愈。

《景岳全书·杂证谟》

【按语】蛔因湿而生,无湿不成虫。见虫攻虫,不治生虫之源,"虫去复生,终无济也"。景岳推明阴湿气聚之因,生虫之因既明,则治虫之法自效,《经》所谓"治病必求其本"是也。温脏丸功擅温养脾胃,杜寒湿化生之源,且有榧肉、川椒、使君子、槟榔诸驱虫之辈,方证合拍,疗效是优!

【附】温脏丸:治诸虫积既逐而复生者,多由脏气虚寒,宜健脾胃以杜其源,此方主之。

人参随宜用,无亦可　白术米泔浸炒　当归各四两　芍药酒炒焦　茯苓川椒去合口者,炒出汗　细榧肉　使君子煨,取肉　槟榔各二两　干姜炮　吴茱萸汤炮一宿,炒,各一两

上为末,神曲糊为丸,桐子大。每服五七十丸或百丸,饥时白汤下。如

下篇　医案

289

脏寒者,加制附子一二两。脏热者,加黄连一二两。

《景岳全书·新方八阵》

10. 塞因塞用治肿胀案

向余尝治一陶姓之友,年逾四旬,因患伤寒,为医误治,危在呼吸。乃以大剂参、附、熟地之类,幸得挽回。愈后喜饮,未及两月,忽病足股尽肿胀,及于腹,按之如鼓,坚而且硬。因其前次之病,中气本伤,近日之病,又因酒湿,度非加减肾气汤不可治。遂连进数服,虽无所碍,然终不见效,人皆料其不可治。余熟计其前后,病因本属脾肾大虚,而今兼以渗利,未免减去补力,亦与实漏卮者何异?元气不能复,病必不能退。遂悉去利水等药,而专用参附理阴煎,仍加白术,大剂与之。三剂而足肿渐消,二十余剂而腹胀尽退。愈后,人皆叹服。曰:此证本无生理,以此之胀,而以此之治,何其见之神也!自后凡治全虚者,悉用此法,无一不效。可见妙法之中,更有妙焉,顾在用者之何如耳。塞因塞用,斯其最也,学者当切识此意。

《景岳全书·杂证谟》

【按语】伤寒误治,中气先拔,复因嗜酒,寒湿内盛,加减肾气汤治阳行水,实属对症,但无反响,付诸粗工,必束手告退。景岳明达渗利药之弊,认准脾肾大衰之本,遵《内经》"塞因塞用"之旨,遂用参附理阴煎,温真阳,壮命门,拨乱反正。已故名医岳美中指出,肾气丸利水有余,温阳不足,诚为阅历之语。

【附】参附理阴煎:熟地三、五、七钱,或一二两　当归二三钱,或五七钱　炙甘草一二钱　干姜炒黄色,一、二、三钱　人参一二两或三钱余　制附子二三钱,或加肉桂一二钱

水二盅,煎七八分。热服。

《景岳全书·新方八阵》

11. 神香散治胀满案

余尝治一姻家子,年力正壮,素日饮酒亦多,失饥伤饱。一日,偶因饭后胁肋大痛,自服行气化滞等药,复用吐法,尽出饭食,吐后,逆气上升,胁

痛虽止,而上壅胸膈,胀痛更甚,且加呕吐。余用行滞、破气等药,呕痛渐止,而左乳胸胁之下,结聚一块,胀实拒按,脐腹隔闭,不能下达,每于戌、亥、子、丑之时,则胀不可当,因其呕吐既止,已可用下,凡大黄、芒硝、棱、莪、巴豆等药,及萝卜子、朴硝、大蒜、橘叶捣罨等法,无所不尽,毫不能效,而愈攻愈胀。因疑为脾气受伤,用补,尤觉不便,汤水不入者凡二十余日。无计可施,窘剧待毙,只得用手揉按其处。彼云:胁下一点,按着则痛连胸腹。及细为揣摸,则正在章门穴也。章门为脾之募,为脏之会,且乳下肋间,正属虚里大络,乃胃气所出之道路,而气实通于章门。余因悟其日轻夜重,本非有形之积,而按此连彼,则病在气分无疑也。但用汤药以治气病,本非不善,然经火则气散而力有不及矣。乃制神香散,使日服三四次,兼用艾火灸章门十四壮,以逐散其结滞之胃气。不三日,胀果渐平,食乃渐进,始得保全。此其证治俱奇,诚所难测。本年春间,一邻人陡患痛胀隔食,全与此同,群医极尽攻击,竟以致毙,是真不得其法耳。故录此以为后人之式。

《景岳全书·杂证谟》

【按语】《经》曰:"中满者泻之于内。"因酒食厚味,气滞脾胃,且胀且痛,症情属实,治在削其有余。然非涌吐可去,又非攻下所宜。病在气分,乃无形之气所为,非实物积聚之故,初投行滞破气,得以小安。然胀满日久,正气已耗,结者自结,虚者自虚,遂改投神香散,药用丁香、豆蔻温中快气,复加艾灸,温通经气,且补且行,标本兼顾,故得保全。是以知胀满之不可专攻焉。

【附】神香散:治胸胁胃脘逆气难解,疼痛呕哕胀满,痰饮膈噎,诸药不效者,惟此最妙。

丁香,白豆蔻或砂仁亦可

二味等分为末。清汤调下五七分,甚者一钱,日数服不拘。若寒气作痛者,姜汤送下。

《景岳全书·新方八阵》

12. 治脾气损伤痞满案

予尝治金孝廉,以劳倦思虑,致伤脾气,别无他证,但绝口久不欲食,遂悉用参、术、归、熟、附子、姜、桂、甘草之属,半月始愈。后因病后,复不食如此,自分必死。仍用前药,大加姜、附各至三钱,而后愈。

又一妇人,病后久不食,自言病前曾食牛肉,乞求去此。余佯应之,而培补如前,方得全愈。故凡病如此者,只宜温补,不可行滞。

《景岳全书·杂证谟》

【按语】此二案出《杂证谟》痞满论治条中,原意在于说明痞满有属于忧思劳伤,或饮食伤胃,终致脾肾虚衰者。因而痞满主症,已经承上省略。其上曰:"若脾肾兼寒,命门不暖,则中焦不化,或腹满,或胸腹喜暖畏寒,或上下腹俱膨膨而小水黄涩者,宜理阴煎,甚者宜六味回阳饮。此二药最妙,而实人所罕知也。"二案所用药物,即其所属也。一由劳倦,一缘饮食,但其病机,同归于脾气戕伐,肾阳不暖,故治疗守用一法,均从脾肾着手,但使脾肾气强,则痞满开而饮食自进,元气自复,亦《内经》"塞因塞用"之义。

13. 治酒泻须重阴阳二性之自验案

余于四旬之外,亦尝病此数年,其势已窘,因偏求治法。见朱丹溪曰:因伤于酒,每晨起必泻者,宜理中汤加葛根,或吞酒蒸黄连丸。王节斋曰:饮酒便泄者,此酒积热泻也,宜加黄连、茵陈、干姜、木香之属。薛立斋曰:若酒湿未散,脾气未虚,宜用此药分利湿热,若湿热已去,中气被伤,宜用六君调补中气。又曰:酒性大热,乃无形之物,无形元气受伤,当用葛花解醒汤分消其湿。凡此诸论,若已尽之,然朱、王二家之说,则不分寒热,皆用黄连,是但知酒之有热,而不知酒之有寒,乌足凭也。惟薛氏之说,虽亦云酒性大热,而所重在脾,诚若善矣,余因效之。初服葛花解醒汤,不效,继服六君子、补中益气汤,又不效,再服理中以至八味,俱不效。斯时也,计穷力竭,若无再生之望矣。因潜思熟计,料非峻补命门,终无益也。乃自制胃关煎、右归丸、一炁丹等方,以治其病,仍绝口不饮,以杜其源,调理年余,竟得全愈。自后,始明性质之理,多得济人。向使己无确见,执信湿热之说,而妄用黄连、干葛清凉分利之剂,则焉望其有今日。即或自用稍迟,则既甚亦难挽矣。矧今人之病此者最多,而是阴是阳,不可不辨。凡阳盛者,脾强胃健，而气不易夺者也，故治本无难，而泄亦无虑。阳衰者，脾肾既伤，则泄气最易，故宜防其无及，不可不为深虑也。若必以酒为热，则其为古法所误者，诚不少矣。

《景岳全书·杂证谟》

【按语】潘澄濂云："景岳早年，常好嗜酒，因病酒泄，所以对其病独有体验，论述亦详。"景岳阐明酒有明阳二性，酒性虽热，酒质则寒，嗜酒而生湿热者，因其性也；嗜酒而生寒湿者，因其质也。因而力抵一以寒凉治酒泄之非，对后世启迪颇大。

14. 食停小腹峻攻无效行气见功案

凡腹痛因食者，或因滞物，皆能停积中脘，须用前治食法加减治之，此正法也，然又有食停小腹者。余尝治一上舍①，年及三旬，因午刻食水煮面角，将至初更，食及小腹，下至右角间，遂停积不行，而坚突如拳，大如鹅卵，其痛之剧，莫可名状。余为治之，察其明系面积，显而无疑，然计其已入大肠，此正通则不痛之证也。乃与木香槟榔丸，连下二三次，其痛知故，因疑药力之缓，犹未及病，乃更投神祐丸以泻之，又不效。余谓此必药性皆寒，故滞有不行也。因再投备急丸，虽连得大泻，而坚痛毫不为减。斯时也，余计穷矣，因潜测其由，不过因面，岂无所以制之？今既逐之不及，使非借气以行之不可也。且计面毒非大蒜不杀，气滞非木香不行，又其滞深道远，非精锐之向道不能达，乃用火酒磨木香，令其嚼生蒜一瓣，而以香酒送之。一服后，觉痛稍减，三四服后，痛渐止而食渐进，方得全愈。然虽痛止食进，而小腹之块仍在，后至半年许，始得消尽。由是知欲消食滞，即大黄、巴豆有所不能及，而推宜行气为先也。且知饮食下行之道，乃必由小腹下右角间，而后出于广肠，此自古无人言及者，故并笔之，用以广人之闻见。

《景岳全书·杂证谟》

【按语】病在下者宜从下解，因势而治也。食停小腹，治用攻下，合乎"其在下者引而竭之"《经》旨。但数投不应，殊须深索。景岳潜思静虑，终

① 上舍：上等的馆舍。宋代太学分外舍、内舍和上舍，学生可按一定的年限和条件依次而升，见《宋史·选举志三》。此处是对一般读书人的尊称。

悟食之所停,亦有因寒因热之异,麦性偏寒,寒留则气滞,治宜"行气为先"。药选大蒜、木香,辛香流气之品,解麦之毒而行壅滞之气,益以善行之酒为引,使其直达病所。药简力专,配伍精审,深值吾辈借鉴。

15. 刮痧法治痧毒案

向予荆人①,年及四旬,于八月终初寒之时,偶因暴雨后,中阴寒沙毒之气,忽于二鼓时,上为呕恶,下为胸腹搅痛,势不可当。时值暮夜,药饵不及,因以盐汤探吐之,痛不为减,遂连吐数次,其气愈升,则其痛愈剧。因而上塞喉咽,甚至声不能出,水药毫不可入,危在顷刻间矣。余忽忆先年曾得秘传刮痧法,乃择一光滑细口磁碗,别用热汤一盅,入香油一二匙,却将碗口蘸油汤内,令其暖而且滑,乃两手覆执其碗,于病者背心,轻轻向下刮之,以渐加重。碗干而寒,则再浸再刮。良久,觉胸中胀滞,渐有下行之意,稍见宽舒,始能出声,顷之,忽腹中大响,遂大泻如倾,其痛逐减,幸而得活。一饭顷,复通身搔②痒之极,随发出疙瘩风并如钱大者不计其数,至四鼓而退。愈后细穷其义,盖以五脏之系,咸附于背,故向下刮之,邪气亦随而降。凡毒气上行则逆,下行则顺,改逆为顺,所以得愈。虽近有两臂刮痧之法,亦能治痛,然毒深病急者,非治背不可也。至若风并疙瘩之由,正以寒毒之气充塞表里,经脏俱闭,故致危剧。今其脏毒既解,然后经气得行,而表里俱散也。可见寒邪外感之毒,凡脏气未调,则表亦不解,表邪未散,则脏必不和,此其表里相关,义自如此。故治分缓急,权衡在人矣。继后数日,一魏姓者,亦于二鼓忽患此证,治不得法,竟至五鼓痛极而毙。遇与不遇,此其所以为命也。

《景岳全书·杂证谟》

【按语】论痧最详者,莫过于郭右陶《痧胀玉衡》,而刮痧疗法首见诸文献的,当推景岳此论。此案详细介绍刮痧之法及其效验,对后世产生了积极的影响。其法既验且简,尤利山乡僻壤,应付仓卒,至今仍广为流传矣!

① 荆人:古人对妻子的称谓。
② 搔:当作"瘙"。

16. 大分清饮分利湿热治腰痛案

余尝治一董翁者,年过六旬,资禀素壮,因好饮火酒,以致湿热聚于太阳,忽病腰痛不可忍,至求自尽,其甚可知。余为诊之,则六脉洪滑之甚,且小水不通,而膀胱胀急。遂以大分清饮,倍加黄柏、龙胆草一剂,而小水顿通,小水通而腰痛如失。

《景岳全书·杂证谟》

【按语】阳旺之躯,火酒之毒多从热化。湿热阻络,腰部受病,疼痛由生。"湿滞极而不可忍者,速宜清火,何为寒凉不可用?"大分清饮寒以清热,苦以燥湿,湿热分消,腰痛霍然而愈。尤在泾遵丹溪而以加味二妙丸治湿热痹证,与此案有异曲同工之妙。

【附】大分清饮:治积热闭结,小水不利,或致腰腿下部极痛,或湿热下利、黄疸、溺血,邪热蓄血腹痛、淋闭等证。

茯苓　泽泻　木通各二钱　猪苓　栀子或倍之　枳壳　车前子各一钱

水一盅半,煎七分,食远温服。如内热甚者,加黄芩、黄柏、草龙胆之属。如大便坚硬胀满者,加大黄二三钱。如黄疸、小水不利、热甚者,加茵陈二钱。如邪热蓄血腹痛者,加红花、青皮各一钱五分。

《景岳全书·新方八阵》

17. 固阴回阳治喉痹案

余友王蓬雀,年出三旬,初未识面,因患喉痹十余日,延余诊视。见其头面浮大,喉颈粗极,气急声哑,咽肿口疮,痛楚之甚。一婢倚背,坐而不卧者累日矣。及察其脉,则细数微弱之甚,闻其言,则声微似不能振者,询其所服之药,则无非芩、连、栀、柏之属。此盖以伤阴而起,而复以寒凉所遏,以致寒盛于下,而格阳于上,即水饮之类,俱已难入,而尤畏烦热。余曰:危哉!再迟半日,必不救矣!遂与镇阴煎,以冷水顿冷,徐徐使咽之。用毕一煎,过宿而头项肿痛尽消如失。余次早见之,则癯然一瘦质耳,何昨日之巍然也。遂继用五福饮之类,数剂而起,疑者始皆骇服。自后感余再生,遂成莫逆。

《景岳全书·杂证谟》

【按语】色欲伤精,寒凉伤阳,阴阳两虚,阴不敛阳,浮阳上越,头面浮大,咽肿口疮,有如实火内焰,但脉微声怯,乃是真阳衰竭实情。上热下寒,全非火证。方用镇阴煎,意在固阴回阳,使真阴得充,阳有指归,浮火以蛰,喉痹乃除。

【附】镇阴煎:治阴虚于下,格阳于上,则真阳失守,血随而溢,以致大吐大衄,六脉细脱,手足厥冷,危在顷刻而血不能止者,速宜用此,使孤阳有归,则血自安也。如治格阳喉痹上热者,当以此汤冷服。

熟地一二两　牛膝二钱　炙甘草一钱　泽泻一钱半　肉桂一二钱　制附子五七分或一、二、三钱

水二盅,速煎服。如兼呕恶者,加干姜炒黄一二钱。如气脱倦言而脉弱极者,宜速速多加人参,随宜用之。

五福饮:凡五脏气血亏损者,此能兼治之,足称王道之最。

人参随宜(心)　熟地随宜(肾)　当归二三钱(肝)　白术炒,一钱半(肺)　炙甘草一钱(脾)

水二盅,煎七分,食远温服。或加生姜三五片。凡治气血俱虚等证,以此为主。或宜温者,加姜、附;宜散者,加升麻、柴、葛,左右逢源,无不可也。

18. 益阴补元治喉癣案

来宅女人,年近三旬,因患虚损,更兼喉癣疼痛,多医罔效。余诊其脉,则数而无力,察其证则大便溏泄,问其治则皆退热清火之剂,然愈清火而喉愈痛。察之既确,知其本非实火,而且多用寒凉,以致肚腹不实,总亦格阳之类也。遂专用理阴煎及大补元煎之类,出入间用,不半月而喉痛减,不半年而病全愈。

《景岳全书·杂证谟》

【按语】喉癣,良由元气虚衰,浮阳阻结于喉部而致,治在益阴补元、引火归源,非若实火之可清也,是故"愈清火而喉愈痛"。景岳以格阳析理,从虚火论治,可谓得其要者。

【附】理阴煎:此理中汤之变方也。凡脾肾中虚等证,宜刚燥者,当用

理中、六君之类;宜温润者,当用理阴、大营之类。欲知调补,当先察此。此方通治真阴虚弱,胀满呕哕,痰饮恶心,吐泻腹痛,妇人经迟血滞等证。又凡真阴不足,或素多劳倦之辈,因而忽感寒邪,不能解散,或发热,或头身疼痛,或面赤舌焦,或虽渴而不喜冷饮,或背心肢体畏寒,但脉见无力者,悉是假热之证。若用寒凉攻之必死,宜速用此汤,照后加减以温补阴分,托散表邪,连进数服,使阴气渐充,则汗从阴达,而寒邪不攻自散,此最切于时用者也,神效不可尽述。

熟地三、五、七钱,或一二两　当归二三钱,或五七钱　炙甘草一二钱　干姜炒黄色,一、二、三钱

或加肉桂一二钱。

水二盅,煎七八分,热服。此方加附子,即名附子理阴煎;再加人参,即名六味回阳饮,治命门火衰,阴中无阳等证。若风寒外感,邪未入深,但见发热身痛,脉数不洪,凡内无火证,素禀不足者,但用此汤加柴胡一钱半或二钱,连进一二服,其效如神;若寒凝阴盛而邪有难解者,必加麻黄一二钱,放心用之,或不用柴胡亦可,恐其清利也。此寒邪初感温散第一方,惟仲景独知此义。第仲景之温散,首用麻黄、桂枝二汤,余之温散,即以理阴煎及大温中饮为增减,此虽一从阳分,一从阴分,其脉若异,然一逐于外,一托于内,而用温则一也。学人当因所宜,酌而用之。若阴胜之时,外感寒邪,脉细恶寒,或背畏寒者,乃太阳少阴证也,加细辛一二钱,甚者再加附子一二钱,真神剂也。或并加柴胡以助之亦可。若阴虚火盛,其有内热不宜用温,而气血俱虚,邪不能解者,宜去姜、桂,单以三味加减与之,或只加人参亦可。若治脾肾两虚,水泛为痰,或呕或胀者,于前方加茯苓一钱半,或加白芥子五分以行之;若泄泻不止及肾泄者,少用当归,或并去之,加山药、扁豆、吴茱萸、破故、肉豆蔻、附子之属;若腰腹有痛,加杜仲、枸杞;若腹有胀滞疼痛,加陈皮、木香、砂仁之属。

大补元煎:见前。

19. 巧治小儿吞钉案

一王氏子,甫周岁,其母以一铁钉与之玩弄,不觉纳之口中,吞入喉间。

其父号呼求救。余往视之,但见其母,倒提儿足,以冀其出,口鼻皆血,危剧之甚。余晓之曰:岂有倒悬可以出钉,而能无伤命者哉?因速令抱正,遂闻啼声。余曰:钉已下咽,不在喉矣。其父曰:娇嫩之脏,安能堪此?但因其哀求之切,不得不允,姑以慰之,然计无从出,而逼索方药,顷刻数四,余只得静坐斋头,潜思熟计,亦无所得。乃取本草一玩,觊启其几见,所载曰铁畏朴硝,遂得一计。乃用活磁石一钱,朴硝二钱,并研为末,付其父,令以熬熟猪油,加蜜,和调药末与之,于申末之顷尽吞之。至次早,其父匍匐阶前,曰:昨于三鼓时,忽解下一物,大如芋子,莹如荸荠,润滑无棱,药护其外,拨而视之,则钉在其中矣。持以示余,乃京中钉鞋所用蘑菇钉者,其父索某方,并问其故。余曰:所用者,芒硝、磁石耳。盖非磁石不能使药附钉;磁石非硝不能逐钉速出,非油则无以润,非蜜则未必吞。合是四者,则着者着,逐者逐,润者润,同功合力,裹护而出矣。公亦以为然否?其父额手称谢,曰:神哉!不可泯也。宜笔记之,以资后人之识焉。

《景岳全书·杂证谟》

【按语】案中以磁石研末,冀其裹附铁钉,不使其戕伤胃肠,且借其重坠之性,带钉下坠。同时,又以蜜、油滑肠,冀肠道滑润,药气下行,磁铁一并下解。朴硝之用,因铁畏朴硝故,是取相反、相畏之理,而建奇功。既谙药性又通物理,乃有是创。神思独到,聪明绝类,诚为可赞!

20. 舍时从证救治吐血下血案

倪孝廉者,年过四旬,素以灯窗思虑之劳,伤及脾气,时有呕吐之证,遇劳即发。余常以理阴煎、温胃饮之类,随饮即愈。一日,于暑末时,因连日交际,致劳心脾,遂上为吐血,下为泄血,俱大如手片,或紫或红,其多可畏。急以延余,而余适他往,复延一时名者。云此因劳而火起心脾,兼以暑令正旺,而二火相济,所以致此,乃与以犀角、地黄、童便、知母之属。药及两剂,其吐愈甚,脉益紧数,困惫垂危。彼医云:此其脉证俱逆,原无生理,不可为也。其子惶惧,复至恳余,因往视之,则形势俱剧,第以素契不可辞,乃用人参、熟地、干姜、甘草四味,大剂与之。初服,毫不为动,次服,觉呕恶稍止,而脉中微有生意。乃复加附子、炮姜各二钱,人参、熟地各一两,白术四钱,茯苓二钱,黄昏与服,竟得大睡,直至四鼓。复进之,而呕止血亦止。遂大加温补,调理旬日而复健如故。余初用此药,适一同道者在,见之惊骇,莫测其谓,及其既愈,乃始心服。曰:向使不有公在,必为童便、犀角、黄连、知母之毙,而人仍归誉于前医,曰彼原说脉证俱逆,本不可治,终是识高见到,人莫及也。嗟嗟!夫童便最能动呕,犀角、知、连,最能败脾。时当二火,而证非二火,此人此证,以劳倦伤脾,而脾胃阳虚,气有不摄,所以动血,再用寒凉,脾必败而死矣。倘以此杀人,而反以此得誉,天下不明之事,类多如此,亦何从而辩白哉!此后有史姓等数人,皆同此证,予悉以六味回阳饮活之,此实至理,而人以为异,故并纪焉。

《景岳全书·杂证谟》

【按语】动血之症,多在火盛。然火有虚实,因劳而火起心脾者,虚火也,虽值暑令正旺,清凉究非所宜。昧者拘时投药,遂致乖危。景岳温阳益阴为治,乃舍时从症也。罗谦甫治病善于舍时从症,薛立斋盛称之"盛暑之际,附子、姜、桂三药并用,连进三四剂而无事。严冬时候,三药单用一味,只进一剂者恰死,可见罗谦甫舍时从症,权宜用药之功",对景岳证治不无影响。

【附】六味回阳饮:见前。

21. 镇阴煎治伤寒衄血案

衄血有格阳证者,以阴亏于下,而阳浮于上,但察其六脉细微,全无热证,或脉且浮虚豁大,上热下寒,而血衄不止,皆其证也,治宜益火之源。古有八味地黄汤,乃其对证之剂。余复有镇阴煎之制,其效尤捷。盖此证不惟内伤者有之,即伤寒者亦有之。然必其素多斫丧,损及真阴者,乃见此证。余尝治一多欲少年,以伤寒七日之后,忽尔鼻衄,以为将解之兆,及自辰至申,所衄者一斗余,鼻息、脉息俱已将脱,身冷如冰,目视俱直,而犹涓涓不绝,呼吸垂危。其父母号呼求救。余急投镇阴煎一剂,衄乃止,身乃温,次加调理而愈。自后,凡治此证,无不响应,亦神矣哉!

《景岳全书·杂证谟》

【按语】镇阴煎本金匮肾气丸而化裁,药由熟地、牛膝、炙草、泽泻、肉桂、附子组成,功擅滋阴涵阳,引火归源。肾气丸原用桂枝、附子,似嫌升有余而镇不足,镇阴煎虽亦用附子,但剂量不定,据阴邪之兼否而取舍,桂枝易肉桂,取其引火归源之力,更借牛膝下行之性,引血下走,较之肾气丸,镇潜之力过之而所动之性减矣。用之格阳衄血,尤觉合拍。由此可见,景岳于方剂学颇多用心,而其可贵处在于师古不泥,敢于在前人的基础上有所创新,非"学步邯郸"者可比。

【附】镇阴煎:见前。

22. 治少年惊恐阳痿案

余尝治一强壮少年,遭酷吏之恐,病似胀非胀,似热非热,绝食而困。众谓痰火,宜清中焦。余诊之曰,此恐惧内伤,少阳气索,而病及心肾,大亏证也。遂峻加温补,兼治心脾,一月而起。愈后,形气虽健如初,而阳寂不举,余告之曰:根蒂若斯,肾伤已甚,非少壮所宜之兆,速宜培养心肾,庶免他虞。彼反以恐吓为疑,全不知信。未及半载,竟复病而殁。可见恐惧之害,其不小者如此。

《景岳全书·杂证谟》

【按语】《经》曰:"恐伤肾。"是案证治,景岳起手"峻加温补",在于温养脾肾,固本振元,正合岐黄宏旨。是故,一月而病症见退,病体复健。然所遗阳寂不举,实肾元未复使然,景岳以七情详理,从虚论治,主张培养心肾。其阳痿论治条云:"有忧思恐惧太过者,每多损抑阳气,若不益火,终无生意,宜七福饮加桂、附、枸杞之类主之。"由此可以推知其用药大意。所憾患者满足既效,执迷不悟,拒不服药,半载告殁。是非医之过,以"标本不得"也。

23. 大剂攻下治酒毒阳结案

余尝治一壮年,素好火酒,适于夏月,醉则露卧,不畏风寒。此其食性脏气,皆有大过人者,因致热结三焦,二便俱闭。余先以大承气汤,用大黄五七钱,如石投水,又用神祐丸及导法,俱不能通,且前后俱闭,危剧益甚。

遂仍以大承气汤,加生大黄二两,芒硝三钱,加牙皂二钱,煎服。黄昏进药,四鼓始通,大便通而小便渐利,此所谓盘根错节,有非斧斤不可者,即此之类。若优柔不断,鲜不害矣。

《景岳全书·杂证谟》

【按语】酒毒阳化,火热内生,症情属实。初进攻下,如石之投水,足见阳结之甚!景岳认定"热结"眼目,遂重其剂,大刀阔斧,斫除根结。"若忧柔不断,鲜不害矣!"信然。

24. 辛润法治阴结案

朱翰林太夫人,年近七旬,于五月时,偶因一跌,即致寒热。群医为之滋阴清火,用生地、芍药、丹皮、黄芩、知母之属,其势日甚。及余诊之,见其六脉无力,虽头面上身有热,而口则不渴,且足冷至股。余曰:此阴虚受邪,非跌之为病,实阴证也。遂以理阴煎加人参、柴胡,二剂而热退,日进粥食二三碗。而大便以半月不通,腹且渐胀,咸以为虚,群议燥结为火,复欲用清凉等剂,余坚执不从,谓其如此之脉,如此之年,如此之足冷,若再一清火,其原必败,不可为矣。《经》曰:肾恶燥,急食辛以润之。正此谓也。乃以前药,更加姜、附,倍用人参、当归,数剂而便即通,胀即退,日渐复原矣。

《景岳全书·杂证谟》

【按语】"阴虚受邪",乃指元气不足,感受邪气,治法重用扶正,少佐辛散。嗣后,但见腹胀,大便半月不通,乃真元不振,肾脏虚冷而致,并非燥热结滞,治守"肾恶燥,急食辛以润之"《经》旨,投理阴煎加味,数剂而建其功。

【附】理阴煎:见前。

25. 辨原委巧治诈病案一

予向同数友游,寓榆关客邸内。一友素耽风月,忽于仲冬一日谯鼓初,闻其友急叩予户,启而问之,则张惶求救。云所狎之妓,忽得急证,病在垂危,倘遭其厄,祸不可解。予随往视之,见其口吐白沫,僵仆于地。以手摸之,则口鼻、四肢俱冷,气息如绝。陡见其状,殊为惊骇,因拽手诊之,则气口和平，脉不应证。予意其脉和如此，而何以证危如是，第以初未经识，犹不知其为诈也。然沉思久之，则将信将疑，而复诊其脉，则安然如故，始豁然省悟，岂即仲景之说也。遂大声于病妓之旁曰：此病危矣，使非火攻，必不可活，非用如枣如栗之艾，亦不可活，又非连灸眉心、人中、小腹数处，亦不可活。余寓有艾，宜速取来灸之。然火灸尚迟，姑先与一药使其能咽，或咽后少有声息，则生意已复，即不灸亦可。若口不能咽或咽后无声，当速灸可也。即与一药，嘱其服后，即来报我。彼狡奴闻予之言，窃已惊怖，惟恐大艾着身，药到即咽，咽后少顷，即哼声出，而徐动徐起矣。予次日问其所以，乃知为吃醋而发也。予闻之大笑，始知姊妹行中，奸狡之况有如此。

《景岳全书·杂证谟》

【按语】诈病者，诈伪也。或以争讼，或以斗殴，或以相妒，或以名利相争，则人情诈伪出乎其间，使不明其理，则为假象所惑。治疗此证，景岳主张"借其欺而反欺之"，俾真情自露，允称上策。然所难在辨证处，医者苟能在病情上细辨真假，何患诈病之不识乎？

26. 辨原委巧治诈病案二

又予在都中时，一相契金吾公，蓄二妾，其一则燕姬也，有母随之。一日，二妾相竞，燕姬理屈，其母助恶，叫跳撒赖，遂致气厥若死。乃令一婢抱持而坐，自暮及旦，绝无醒意，清晨延予疗之。予初入室，见其肉厚色黑，面青目瞑，手撒息微，乃诊其脉，则伏渺若脱，亦意其真危也。斯时也，欲施温补，则虑其大怒之后，逆气或有未散，欲加开导，则虑其脉之似绝，虚极有不能胜。踌躇未决，乃请复诊。及入室再见，则不若前次之撒手，而十指交叉抱腹，仰坦于婢者之怀，因疑其前番撒手，今既能叉手，岂他人之所为乎？及着手再诊，则似有相嫌不容之意，而搜之不能动，此更可疑也。因出其不意，卒猛一扯，则顿脱有声，力强且劲，由是前疑始释，谓其将死之人，岂犹力有如是乎？乃思其脉之若此者，或以肉厚气滞，此人禀赋多有之也。或以两腋夹紧，此奸人狡诈亦有之也。若其面青息微，则怒气使然，自不足怪。识见既定，因声言其危，使闻灸法，以恐胜之。遂先投一剂，到咽即活。

次日,金公因询予曰:日作之病,固料其势必危矣,然谓其为真邪,则何以药甫及唇,而效之峻速有如此?谓其为假耶,则何以能终夜做作,而形证之肖似有如此?昨公所用之药果亦有何玄秘否?是皆不能无疑也。予曰:予之玄秘,秘在言耳,亦不过借药为名耳。但使彼惧,敢不速活。《经》曰,忧可胜怒。正此谓也。是可见人情之巧,其有最难测者皆如此。使昨非再诊而再药之,则予亦几为所诳矣。是以凡遇此类,不可不加之详审。

《景岳全书·杂证谟》

【按语】是按诊断,令人叹为观止。据扯之有声,应手力强,断定其病有诈。此为吃紧处,不可轻而读过!治遵仲景之法,"但言此病大重,当须服吐下药,针灸数十百处乃愈"。骇以惊人之言,终使诈露。"医者意也,一病当前,先以意为度量",当有味于斯言。

·········· 27. 辨原委巧治诈病案三 ··········

又一姻戚士子,为宦家所殴,遂卧病旬日,吐血盈盆,因喧传人命连及多人。延医数辈,见其危剧之伏,皆束手远避,防为所累也。最后,予往视之,察其色则绝无窘苦之意,诊其脉则总皆和缓如常。予始疑之,而继则悟之,因潜语之曰:他可欺也,予亦可欺耶?此尔之血也,抑家禽之血耶?其人愕然,浼①予无言,遂为调和,而相衔感而散。又一邻妇,以妒妾作闹,诟夫反目,因而病。剧则咬牙瞪眼,僵厥不苏,若命在呼吸间者。其夫惊惶无措,其妾几遭不堪,浼予救之。则脉非其病,遂用前法治之。愈后,其夫感谢而不知为其所愚也。若此二人,则又人事中之常态。使不有悬良之鉴,则此中变幻有以假病而延成真病者,有以小忿而延成大祸者。兹予拂之若振埃②,但为人造福,而且可防人之欺,故亦纪之,以资仓卒之急用。

《景岳全书·杂证谟》

【按语】时人但知子和善用精神疗法,愈却七情重病。读是案,令人拍

---

① 浼(měi):古同"浼"。恳托,央浼。
② 振埃:刺法名五节刺之。以刺而愈病,犹如振落尘埃命名。《灵枢·刺节真邪》:"振埃者,刺外经,去阳病也。"

手叫绝：景岳俨然一子和矣！"所谓亘古一人者，当不在子和矣。"

28. 白虎汤治狂症案

余尝治一少年姻妇，以热邪乘胃，依附鬼神，欧詈惊狂，举家恐怖，欲召巫以治，谋之于余。余曰：不必，余能治之。因令人高声先导，首慑其气，余即整容，随而突入。病者褰衣不恭，瞠视相向。余施怒目胜之，面对良久，见其赧生神怯，忽尔潜遁，余益令人索，气惧不敢出。乃进以白虎汤一剂，诸邪悉退。此以威仪胜其亵渎，寒凉胜其邪火也。

《类经·论治类》

【按语】邪热内陷，"实则阳明"，是妇少壮，症见阳明实热证，也当然之理。所谓"登高而歌，弃衣而走，骂詈不避亲疏"者，即与此案雷同，如若兼有燥、实、痞、满证，是大承气汤之候。案中无此四候，张氏用白虎汤直折阳明热势，是古方通变之活法。读斯案，则可知白虎汤非专治所谓身大热、汗大出、口大渴、脉洪大的阳明经症，但见阳明实热而无燥实诸证，也自然切用。

29. 治小儿感寒喘泻案

余之仲儿，生于乙卯五月，于本年初秋，忽尔感寒，发热，脉微紧。然素知其脏气属阴，不敢清解，遂与芎、苏、羌、芷、细辛、生姜之属，冀散其寒。一剂下咽，不惟热不退，而反大泻，作连二日，泻不止而喘继之，愈泻则愈喘。斯时也，将谓其寒气盛耶，何以用温药而反泻？将谓其火刑金耶，岂以清泻连日而尚堪寒凉？将谓其表邪之未除耶，则何以不利于苏散？束手无策，疑惧已甚，且见其表里俱剧，大喘垂危，又岂浅易之剂所能挽回。因沉思良久，渐有所得，乃用人参二钱，生姜五片，煎汁半盏，然未敢骤进，恐再加喘，必致不救。因用茶匙挑与二三匙，即怀之而旋走室中，徐察其呼吸之进退。然喘虽未减，而亦不见其增甚，乃又与三四匙。少顷，则觉其鼻息似乎少舒，遂放胆与以半小盅，更觉有应。自午及酉，完此一剂。适一医至，急呼曰，误矣！误矣！焉有大喘如此，而尚可用参者？

速宜以抱龙丸解之。余诺之而不听，乃复以人参二钱五分如前煎汤，自酉至子尽其剂。剂完而气息遂平，呴呴大睡，泻亦止而热亦退矣。此所以知其然者，观其因泻反喘，岂非中虚？设有实邪，自当喘随泻减，是可辨也。向使误听彼医，易以清利，中气一脱，即当置之死地，必仍咎余之误用参也。孰是孰非，何从辨哉！余因纪此，以见温中散寒之功，其妙有如此者。

《景岳全书·小儿则》

【按语】禀赋阳虚，复感外寒，同气相求，寒热喘泻齐起，焦头烂额，不可收拾。幸能识得表里同病之机，参姜合用，温中发表并举，喘泻先止，寒热继之。大喘用参，非临证老手不能为之。《伤寒论》用参凡 17 方，妙义无穷，颇值细味。徐灵胎斥不善用参者谓"有病之时畏参如虎，无病之时喜参如果"，我们当引以为鉴。

30. 治寒邪直中吐泻危证案

余季子，于丁巳正月生于燕邸，及白露时，甫及半周。余见新凉日至，虞裀褥之薄，恐为寒气所侵，每切嘱眷属保护之，而眷属不以为意，及数日后，果至吐泻大作。余即用温胃和脾之药，不效，随用理中等剂，亦不效，三日后，加人参三钱及姜、桂、吴茱、肉豆蔻之类，亦不效。至四五日，则随乳随吐，吐其半，而泻其半，腹中毫无所留矣。余不得已，乃用人参五六钱，制附子、姜、桂等各一二钱，下咽即吐，一滴不存，而所下之乳，则白洁无气，仍犹乳也。斯时也，其形气之危，已万无生理矣。余含泪静坐书室，默测其故，且度其寒气犯胃，而吐泻不止，若舍参、姜、桂、附之属，尚何术焉？伎已止此，窘莫甚矣。思之，思之，忽于夜半而生意起，谓其胃虚已极，但药之气味，略有不投，则胃不能受，随拒而出，矧附子味咸，亦能致呕，必其故也。因自度气味，酌其所宜，拟必得甘辣可口之药，庶乎胃气可安，尚有生意。乃用胡椒三钱，捣碎，加煨姜一两，用水二盅，煎至八分，另盛听用，又用人参二两，亦用水二盅，煎至一盅，另盛听用。用此二者，取其气味之甘辛纯正也。乃用茶匙挑合二者，以配其味，凡用参汤之十，加椒姜汤之一，其味微甘而辣，正得可口之宜，遂温置热汤中，徐徐挑而与之，陆续渐进，经一时许,皆咽而不吐,竟得获救。自后,乳药皆安,但泻仍未止也。此自四鼓服起,至午未间,已尽二两之人参矣。参尽后,忽尔躁扰呻吟,烦剧之甚,家人皆怨,谓以婴儿娇嫩,脏腑何堪此等热药,是必烧断肚肠也,相与抱泣。余虽疑之而不为乱,仍宁神熟思之。意此药自四鼓至此,若果药有难堪,何于午前相安,而此时速变?若此其必数日不食,胃气新复,而仓廪空虚,饥甚则然也。旁有预备之粥,取以示之,则张惶欲得,其状甚急。乃与一小盏,辄鲸吞虎嗜,又望其余。遂复与半碗,犹然不足,又与半碗,遂寂然安卧矣。至次日,复加制附,始得泻止全愈。呜呼!此儿之重生,固有天命,然原其所致之因,则人之脏气,皆系于背,褥薄夜寒,则寒从背俞而入,内干于脏中必深矣。原其所治之法,则用药虽当,而气味不投,无以相入,求效难矣。及其因饥发躁,使非神悟其机,倘妄用清凉一解,则全功尽弃,害可言哉!故余笔此以见病原之轻重,气味之相关,及诊治之活变有如此关系者。虽然此特以己之儿,故可信心救疗如是。设以他人之子,有同是病者,于用参数钱之时,见其未效,不知药未及病,必且烦言吠起,谤其误治,改用苦寒,无不即死。而仍归罪于用参者,此时黑白将焉辨之,故再赘其详用,以广人之闻见云。

《景岳全书·小儿则》

【按语】寒气直中,虚其中阳,脾不得升则泻,胃不能降即呕。上吐下泻,病见上下,治执其中,犹兵法击其中坚而首尾自溃。或温胃和脾,或振阳建中,非但不效,反致格逆,药食下咽却吐,滴水不存,非治不得法,诚病势急暴使然。困境中悟得胃虚拒药机制,和合微甘微辛可口之品,使不相忤极虚之胃,识见老当,用心灵巧,使人倾服。更难在呕吐止后,躁忧呻吟,众皆责为温补之故,景岳独具慧眼,成竹在胸,断其仓廪空虚,饮以米粥,遂寂然安卧。儿科人称"哑科",有"宁治十妇人,不治一小儿"之说,是愈见小儿辨证之难,也愈见景岳辨证之精。

31. 治小儿泻痢浮热案

都间钱旭阳长郎,年及两周,季夏间,以生果伤脾,因致先泻后痢。旭阳善医,知其不过伤于生冷,乃与参、术、姜、桂温脾等药,泻痢不愈,而渐至唇口生疮。乃谋之余曰：此儿明为生冷所伤，今不利温药，将奈之何？余曰：此因泻伤阴，兼之辛辣速入而虚火上炎耳，非易以附子，不能使火归源也。因用二剂，而唇口疮痛、咽肿倍甚，外见于头面之间，而病更剧矣。又谋之余曰：药不投如此，岂真因湿生热耶？余诊之曰：上之脉息，下所之出，皆非真热，本属阳虚，今热之不效，虽属可疑，然究其所归，寒之则死，必无疑也，意者药犹未及耳。旭阳曰：尚有一证，似属真寒，今其所用汤饮，必欲极滚、极热者，余等不能入口，而彼则安然吞之，即其喉口肿痛如此所不顾也。岂其证乎？余曰：是矣！是矣！遂复增附子一钱五分，及姜、桂、肉果、人参、熟地之属，其泻渐止，泻止而喉口等证，不一日而全收矣。疑似之间，难辨如此，使非有确持之见，万无一生矣，余自经此一来，渐止不惑，后有数儿，证治大同者，俱得保全。忆此不惑之道，其要何居，在知本之所生耳，临证者可无慎哉！

《景岳全书·小儿则》

【按语】生冷伤阳，寒湿滞留，泻痢因生。旭阳以姜桂温脾，虽为的对，但用不得法，药性未到，其气先行，因见唇口生疮。寒格热反，虚火上浮。景岳改用附子，谓其"大能引火归源，制伏虚热"，热以用热，全在破阴回阳，俾阴霾消散，火归其舍，热象消弭，所谓"土厚则火自敛"。初服，药轻力薄，不足敌寒，是故热势不衰，益见倍甚，遂为病家所疑。景岳尤如把舵良工，操杆不眩，执用前法，增量用之，不惟泻痢得止，诸热象亦除于一旦。苟无真知灼见，岂能有此神功。

· · · · · · · · · · · 32.独味人参治小儿盗汗案 · · · · · · · · · ·

余之儿辈，有于襁褓中多盗汗者，但以人参一钱，泡汤与服，当夜即止。久不服参，必又汗出，再服再止，其效如神。

《景岳全书·小儿则》

【按语】汗及津液所化，其出其敛，关乎卫气开合。景岳治汗，主张补气固卫，尝云："治汗之法，当以益气为主，但使阳气外固，则阴液内藏，而汗自止。"潘澄濂老每以人参、五味为主，治疗自汗、盗汗诸证，疗效显著，景岳之道不孤矣！

33. 误食巴豆泻利治验

余初年在京,治一五岁邻女,适经药铺,见有晒晾巴豆,其父误以为松仁,以一粒与食之。嚼而味辣,即忙吐出,而已半粒下咽矣。少顷,大泻十余次,泻后次日,即致肚腹通身悉皆肿胀,绝口不食,因求治于余。或谓宜黄连、绿豆以解毒,或谓宜四苓、五皮以利水。余曰:大攻之后,岂非大虚之证乎? 能再堪苦寒以败脾否? 大泻之后,又尚有何水之可利? 遂单用独参汤及温胃饮,以培脾气,不数剂而复元如初。夫既以大泻,而何以反胀若是? 因此一证,乃知大虚大寒,而致成肿胀者,类多如此。

《景岳全书·小儿则》

【按语】巴豆秉阳刚雄猛之性,疗沉寒积冷,可立见其功。然攻逐甚峻,用之不当,每因泻利而阳损气耗。是案误食之而泄泻大作,继则腹胀身肿,绝口不食,阳气式微之象昭彰! 景岳立足中焦,从"虚"着眼,从"温"入手,不解其毒而祛其害,确胜人一筹。

34. 扶正为主治愈背痈案

向予长男,生在癸丑,及乙卯五月,甫及二周,而患背疽。初起时,背中忽见微肿,数日后,按之则根深渐阔,其大如碗,而皮色不变,亦不甚痛。至十余日,身有微热,其势滋甚。因谋之疡医,或云背疽,或云痰气,咸曰荤腥温补,一毫不可入口。乃投以解毒之药,一剂而身反大热,神气愈困,饮食不进矣。予危惧之甚,因思丹溪有云:痈疽,因积毒在脏腑,当先助胃气为主,使根本坚固,而以行经活血佐之。又曰:但见肿痛,参之脉证虚弱,便与滋补。气血无亏,可保终吉。是诚确论也。因却前医,而专固元气,以内托其毒,遂用人参三钱,制附子一钱,佐以当归、熟地、炙甘草、肉桂之属,一剂而饮食顿进,再剂而神彩如旧。抑何神也? 由是,弛其口腹,药食并进,十剂而脓成,以其根深皮厚,复用针出脓甚多,调理月余而愈。向使倾信庸流,绝忌温补滋味,专意解毒,则胃气日竭,毒气日陷,饮食不进。倘致透膈内溃,则万万不保矣。且此儿素无虚病,何敢乃尔? 盖以其既属阴证,又无实邪,见有确真,故敢峻补脾肾,方保万全。呜呼!医之关系,皆是类也。因录此按,用告将来,以见肿疡、溃疡,凡虚证未见,而但无实热壅滞可据者,便宜托补如此,则其受益于不识不知,有非可以言语形容者。

《景岳全书·外科钤》

【按语】痈疽之症,多因邪毒内结,治法在于祛毒。但具体运用,又当权衡,正气不虚,实邪内结者,可径攻逐;正气已虚,内无实邪者,但宜扶正实本,惟图正充托毒。是案病症初起,皮色不变,不痛无热,乃无实邪,而疡医投剂解毒,因致身热食废神困,正气日伤,此无他,不明辨证耳。景岳有悟于丹溪之论,竟投温补,是起疡疾。由是观之,景岳对丹溪学说是有所取舍的,并非全盘否定。

35. 治耳疮上实下虚案

予尝治一儒者,年近三旬,素有耳病,每年常发,发必肿溃。至乙亥二月,其发则甚,自耳根、下边颈、上连头角、耳前、耳后,莫不肿痛。诸医之治,无非散风降火。至一月后,稠脓、鲜血,自耳迸出,每二三日,必出一酒盅许。然脓出而肿全不消,痛全不减,枕不可近,食不可加,气身俱困,自分其危,延余治之。察其形气已大不足,察其病则肿痛如旧,仍若有余,察其脉息,则或见弦急,或见缓弱,此非实热可知,然脉不甚紧,而或时缓弱,亦得溃疡之体,尚属可治。遂先以六味汤二三剂,而元气稍振,继以一阴煎,加牛蒡子、茯苓、泽泻,仍倍加白蒺藜为君,服五十余剂,外用降痈散,昼夜敷治,两月而后愈。盖此证虽似溃疡有余,而实以肝肾不足,上实下虚,一奇证也,故存识之。

《景岳全书·外科钤》

【按语】耳为肾窍,耳病常发,脓血迸出,则伤肾精。"形气已大不足",乃精伤下虚之证;"肿痛如旧",系邪盛上实之象。病兼虚实,同时配用降痈散,解毒消肿,前后主次分明,治序井然,宜乎取效也。

【附】一阴煎:此治水亏火胜之剂,故曰一阴。凡肾水真阴虚损,而脉证多阳,虚火发热,及阴虚动血等证,或疟疾伤寒屡散之后,取汗既多,脉虚气弱而烦渴不止,潮热不退者,此以汗多伤阴,水亏而然也,皆宜用此加减主之。

生地二钱　熟地三五钱　芍药二钱　甘草一钱　牛膝一钱半　丹参二钱

水二盅,煎七分,食远温服。如火盛躁烦者,入真龟胶二三钱化服。如气虚者,间用人参一二钱。如心虚不眠多汗者,加枣仁、当归各一二钱。如汗多烦躁者,加五味子十粒,或加山药、山茱萸。如见微火者,加女贞子一二钱;如虚火上浮,或吐血,或衄血不止者,加泽泻一二钱,茜根二钱,或加川续断一二钱以涩之亦妙。

《景岳全书·新方八阵》

36. 先攻后补治愈附骨疽案

一魏生者,年三十余,素多劳碌,忽患环跳酸痛,数月后,大股渐肿。延予视之,曰:此附骨疽也,速当治之。与以活命饮二剂,未及奏效,而肿益甚。因慌张乱投,或清火,或解毒,遂致呕恶,发热,饮食不进,其势甚危,然后恳求相救。遂以参芪托散,大加炮姜,数剂而呕止食进,其肿软熟,知其脓成,速令针之,针处出脓不多,复以九味异功煎与之,遂得大溃,且瓣瓣出脓,溃者五六处,而腿肉尽去,止剩皮骨矣。溃后,复呕恶,发热不食,遂以十全大补汤及九味异功煎,相间与之,然后热渐退,食渐进,稍有生色。然足筋短缩,但可竖膝仰卧,左右挨紧,毫不能动,动则痛极,自分已成废物。此后,凡用十全大补汤八十余剂,人参三斤,而腿肉渐生,筋舒如故,复成一精壮男子。此全得救本之功也。

《景岳全书·外科钤》

【按语】附骨疽,乃因毒邪深伏,结聚于骨际而成,功宜缓图。先以活命饮通行毒气,继以异功散溃疽、毫针透脓,终以气血双补收功,法与病机相扣,药与病证相宜。

37. 水药并投救治阴虚伤寒案

余在燕都,尝治一王生,患阴虚伤寒,年出三旬,而舌黑之甚,其芒刺干裂,焦黑如炭,身热便结,大渴喜冷,而脉则无力,神则昏沉。群医谓阳证阴脉，必死无疑。余察其形气未脱，遂以甘温壮水等药，大剂进之以救其本，仍间用凉水以滋其标。盖水为天一之精，凉能解热，甘可助阴，非若苦寒伤气者之比，故于津液干燥，阴虚便结，而热渴火盛之证，亦所不忌。由是水药并进，前后凡用人参、熟地辈各一二斤，附子、肉桂各数两，冷水亦一二斗，然后诸证渐退，饮食渐进，神气俱复矣。但察其舌黑则分毫不减，余甚疑之，莫得其解。再后数日，忽舌上脱一黑壳，而内则新肉灿然，始知其肤腠焦枯，死而复活。使非大为滋补，安望再生？

《景岳全书·伤寒典》

【按语】景岳既精医理，亦擅临床，于辨证处尤见功夫。是案挽回于将厄，其功全仗辨证之精，认病之准。病起伤寒，已见身热便结，大渴喜冷，舌苔炭黑，焦裂起刺，乃属邪入阳明，里热内实。景岳竟以人参、熟地、附桂重剂投之，全从"脉则无力，神则昏沉"着眼，认定阴津枯竭，精气濒绝之本，因此参附累至数两数斤，不惮其害，反借以活人。间与凉水，意在救急润枯滋其标，白虎、承气诸苦寒伤气之品则丝毫不犯，苟非认证明晰，洞察病机，不能为之。

38. 正虚生痈不用温补案

一男子陈姓者，年近三旬，素不节欲，忽见环跳酸痛，月余不愈。予曰：此最可畏，恐生痈毒之患。彼不信，又谋之一庸医，反被其诟，曰：此等胡说，真可笑也。筋骨之痛，亦常事耳，不过风热使然，何言痈毒？遂用消风清火等药，至半年后，果见微肿，复来求治。予曰：速用托补，以救根本，尚不迟也。彼又不信，而谋之疡医，曰：岂有肿疡未溃，而遽可温补耶？复用清火消毒之剂，及其大溃而危，再延余视，则脉证俱败，方信予言，而痛悔前失，已无及矣。

《景岳全书·外科钤》

【按语】精夺元拔，气行因涩，血运易瘀，此中妙理微机，若非熟读方书不能领悟一二。当其痈毒初起之时，早进托补，自能幸免。奈何医者病家皆执迷不悟，一再清解，一误再误，终致不救，痛夫！悲夫！读夫此案，是叹人身精元之不可不贵，而温补手法之不可不深究也。

39. 酒色致痈误治致死案

一膏粱子,茅姓者,年未三旬,素以酒色为事,变患此证。早令服药,执拗不从,及其肿而脓成,令速针之,亦畏痛不从。而偏听庸流,敷以苦寒解毒之药,不知脓既已成,尤不可解,但有愈久愈深,直待知溃,而元气尽去,不可收拾矣。

《景岳全书·外科钤》

【按语】从上两案,反复阐明正气盛衰之重要。因故耗精伤气,悉为致病之由;既病,不行益元固夺,乃是不可收拾之源。语之切切,言之谆谆,一见痈疽,辄投苦寒解毒者,能不猛省?

40. 治下疳妙用槐花蕊案

余尝治一少年,因偶触秽毒,遂患下疳。始溃龟颈,敷治不效,随从马口,延入尿管,以渐而深,直至肛门,遂筋肿痛,形如鱼骨,每过夜则脓结马口,胀不得出。润而通之,则先脓后尿,敷洗皆不能及,甚为危惧。余尝遇一山叟,传得槐花蕊方,因以治之,不十日而茎根渐愈,半月后,即自内达外,退至马口而全愈。疳愈后,即见些微广疮,复与五加皮饮,十余剂而全愈。向彼传方者曰:此方善治涩疮,热毒悉从小便泄去,所以能治此疳。但服此者,可免终身疮毒后患,然犹有解毒奇验。则在疮发之时,但见通身忽有云片红斑,数日而没者,即皆疮毒应发之处,疮毒已解,而疮形犹见,其验也。予初未之信,及此人疮固不多,而通身红斑果见,凡两日而没,予始知疮之有奇,一至如此。

《景岳全书·外科钤》

【按语】偶触秽毒,遂患下疳,证甚危惧。治以山叟槐花蕊方,克奏捷效,足见景岳之广搜博采。王孟英曾祖秉衡公读此案,颇为服膺,尝谓槐实专通任脉,直达子宫,能涤射入之精而泻淫欲之火,推之霉疮便毒,发于外肾横骨上,亦秽毒入于任脉之病。《景岳全书》有一味槐蕊之方,余服其妙。槐花蕊散,药虽仅一味,但治秽毒之功独著。景岳称其"治痈疽疮毒,阴疮湿痒,痔漏,解杨梅恶疮,下疳伏毒,大有神效"。

【附】槐花蕊方:治杨梅疮、下疳神方。凡绵花疮毒及下疳初感,或毒盛经久难愈者,速用新槐蕊拣净,不必炒,每食前用清酒吞下三钱许,早午晚每日三服。服至二三升,则热毒尽去,可免终身疮毒之患,亦无寒凉败脾之虑,此经验神方也。如不能饮,即用滚水、盐汤俱可送下,但不及酒送之效捷也。

《景岳全书·新方八阵》

41. 治粉瘤针后成痈案

兹纪子,于三旬之外,忽于臀下、肛门前骨际皮里,生一小粒,初如绿豆许,不以为意,及半年,而如黄豆矣。此时乘马坐椅,皆有所碍,而渐而痛矣。然料此非敷药可散,又非煎药可及,使其日渐长大,则如升如斗,悬挂腰股间行动不便,岂不竟成废物乎,抱忧殊甚。谋之识者,皆言不可割刺,恐为祸不小。予熟筹数月,莫敢妄动。然窃计,此时乘小不取,则日后愈大愈难矣,将奈之何?尝见人臀股间受箭伤者,未必即处,此之利害,不过如是,遂决意去之。一日,饮酒微醉,乘醉以柳叶针刺之,所出者,皆如豆腐白皮之属,盖即粉瘤也。刺后顿消,予甚快然。及两日后,则肿如热痛,予以会通膏贴三日,脓溃而愈,予又快然。不两日又肿起,更热更大,予则大惧大悔,谓瘤赘诚不可刺也。然而无奈,复以会通膏贴之,又三日而大溃,则溃出一囊如鱼胞者,然后收口全愈。今愈后数十年,此间仍有一小窍,诚险证也。向非予之勇决,则此后不知作何状。使开之再迟,则真有不可收拾矣。是以病不早治,则不知所终,此亦可为治病者之鉴。

《景岳全书·外科钤》

【按语】瘤赘,刺以柳叶针后,肿如热痛,景岳制会通膏,汇集大队攻毒、散结、溃脓之品,力雄势猛,药到脓溃肿消。旋即再肿,再肿再投,再投再溃,一守到底,直至脓尽疮敛。纵疡科高手,亦未必具此手眼。所遗一小窍,当时若继进补气养血,托里解毒,生肌敛口,庶可为免。薛立斋曰:"治疡之法,若肿高焮痛者,先用仙方活命饮解之,后用托里败毒散。漫肿微痛者,用托里散,如不应,加姜桂。若脓出而反痛,气血虚也,八珍散……不生肌,不收敛,脾气虚也,四君加芍药、木香。"(《删补名医方论》)可以参证。

【附】会通膏(又名景岳会通膏):凡诸痈毒、痞块、风气,骨节疼痛,无所不治。

大黄 木鳖仁 当归 川芎 芍药 生地 麻黄 细辛 白芷 防风 荆芥 苍术 羌活 川乌 甘草 乌药 南星 半夏 香附 官桂 苍耳 骨碎补 草乌 艾叶 皂角 枳壳 三棱 蓬术 萝卜子 水红花子 巴豆 五倍 独活 桃仁 苏木 红花 续断 连翘 栀子 苦参 槐花 皂刺 干姜 蓖麻子 透骨草晒干 穿山甲 全蝎 僵蚕 蜂房各一两 蛇蜕一大条 蜈蚣十四根 虾蟆三只 血余一团 独蒜四头

上五十四味,用麻油五斤,浸三日,先煎血余、蓖麻、木鳖、桃仁、巴豆、蛤蟆、独蒜,待半枯,然后入余药,煎黑去滓,丹收后下细药十味:

阿魏二两 乳香制 没药制,各一两 木香 丁香 雄黄 朱砂 血竭 儿茶各五钱 麝香不拘,一二钱。上麝香、丁香、木香三味宜最后下之。

以上收油法,凡熬成熟油一斤,下飞净好红丹八两;若欲微嫩,则止下七两五钱。

《景岳全书·新方八阵》

42. 析病释疑佐药饵愈肺不足案

又治一儒生,以伤寒后金水二脏不足,忽一日正午,对余叹曰:生平业儒,无所欺害,何有白须老者,素服持扇,守余不去者三日矣,意必宿冤所致也,奈之何哉? 余笑曰:所持者非白纸扇耶! 生惊曰:公亦见乎? 余曰:非也。因对以《刺法论》人神失守,五鬼外干之义,且解之曰:君以肺气不足,眼多白花,故见白鬼。若肾气不足者,眼多黑花,当见黑鬼矣。此皆正气不足,神魂不附于体,而外见本脏之色也,亦何冤之有哉? 生大喜曰:有是哉! 妙理也。余之床侧,尚有一黑鬼在,余心虽不惧,而甚恶之,但不堪言耳,今得教,可释然矣。遂连进金水两脏之药而愈。

《类经·论治类》

【按语】是案貌似迹近荒诞,实质句句切合医理,非造诣精深、细审病因,安能臻此境地。治疗也注重把医嘱倾肺腑,配以药饵,喜获显效。祝味菊有言:"实践中必然包涵着真理。"好的疗效,必可证明治疗理论的正确。前人所论以五色配五脏,实践证明也有一定的临床价值,张氏此案可为印证。

43. 锁喉风证案

锁喉风证,时人以咽喉肿痛,饮食难入,或痰气塞不通者,皆称为锁喉风。而不知有真正锁喉风者,甚奇甚急,而实人所未知也。余在燕都,尝见一女子,年已及笄,忽一日,于仲秋时,无病而喉窍紧涩,息难出入,不半日而紧涩愈甚。及延余视诊,其脉无火也。问其喉则无肿无痛也,观其貌则面青瞠目,不能语也,听其声则喉空之细针,抽息之窘如线,伸颈掐舌求救,不堪之状,甚可怜也。余见而疑之,不得其解。然意谓风邪闭塞喉窍,非用辛温不能解散,遂以二陈汤加生姜,煎而与之,毫忽无效。意复用独参汤以救其肺,然其势危若此,恐滋怨,终亦未敢下手。他医见之,亦但束手而已。如此者,一日夜而殁。后又一人,亦如此而殁。若此二人者,余至今莫识其所以病此,终身之疑,实殊自愧也。然意必肺气竭绝而然,倘再有值此者,恐非独参汤决不能救。故笔诸此,以俟后之君子虚心详酌焉。

《景岳全书·杂证谟》

【按语】锁喉风,乃肺胃蕴热,复受风邪,肺之门户受病,其证甚暴甚急,故径以"风"称之。《经》云:"出入废则机化灭。"邪结喉关,毒从内陷,气道受阻,气机不得出入,其危也甚矣。治法亟宜大剂疏风清热,清咽解毒,冀可挽回。于如此危笃之际,景岳竟以二陈辈轻描淡写,非儿戏性命,实不识其所以病故。可见,学不可不博也!"知之为知之,不知为不知",景岳能如实道己不足,虚怀若谷之治学精神,为吾辈楷模。

44. 论法须权缓急不可偏并附案

余居京邸,尝治一荐绅①之疾,愈已七八,势在将安。忽其契者,荐一伪

---

① 荐绅:缙绅。古代高级官吏的装束。亦指有官职或做过官的人。荐,通"缙"。

诞庸流,以导引栽接称长枝,极口眇医,冀要其功。且云:彼医药者,虽为古法,然但可除轻浅之疾,疗不死之病耳。至于存真接气,固本回天,岂草根树皮之力所能及哉?病者折服,信为神仙。自后凡见相侯者,辄云近得神仙之术,幸脱沉疴,今赖为主,而以药副之。余闻是言,殊为不平。然窃计之,则又安忍以先圣之道为人之副。由是谢绝,不为如意。居无何,旧疾大作,遣人相延者再四且急。余不得已,勉效冯妇之举。既至,察其药缺已久,更剧于前,复为殚竭心力,仅获保全。乃相问曰:向闻得导引之功,今则何以至此?彼赧颜答曰:此固一说,然亦无可凭据,及病作而用之,则无济于事,以今观之,似不可与斯道争先也。余因告之曰:医祖三皇,其来尚矣,岂易者哉?虽轩岐之教,初未尝废恬憺虚无、呼吸精气之说,然而缓急之宜,名有所用。若于无事之时,因其固有而存之养之,亦足有却病延年之助,此于修养之道,而有能及其妙者,固不可不知也。至于疾病既成,营卫既乱,欲舍医药,而望其邪可除,元可复,则无是理也。亦犹乱世之甲兵,饥馁之粮饷,所必不容已者,即此药也。孰谓草根树皮,果可轻视之哉?然余犹有说焉,按史氏曰:人生于寅。朱子曰:寅为人统。夫寅属三阳,木旺之乡也,而人生应之,其为属木可知矣。至察养生之用,则琼浆玉粒,何所生也?肥鲜甘脆,何所成也?高堂广厦安其居,何所建也?布帛衣裳温其体,何所制也?然则草木之于人也,服食居处,皆不可顷刻无也,无则无生矣。而人之属木也,果信然否?第以谷食之气味,得草木之正,药饵之气味,得草木之偏。得其正者,每有所偏,钟其偏者,常有所胜。以所胜而治所偏,则致其中和而万物育矣。此药饵之功用,正所以应同声,求同气,又孰有更切于是而谓其可忽者哉?是以至圣如神农,不惮其毒,而遍尝以救烝①民者,即此草根树皮也。何物狂生,敢妄肆口吻,以眇圣人之道乎!病者闻之曰:至哉言也,谨奉教矣。言者闻也,乃缩颈流汗而不敢面者许久焉。

《类经·气味类》

【按语】导引之术能防病益寿,本无可非议。然夸大其事,认为可存真接气、固本回天,则不免失实;倘吹嘘能疗笃挽危、救急治疗,妄贬医道药石,以致贻误病情者,则属欺世盗名的伪诞庸俗之辈,可憎可恶。张氏是篇

----

① 烝:众。

以治一荐绅之病案为例，对那些诽谤医药的庸俗骗子痛加驳斥，而于吐纳、导引之术，又予以实事求是地肯定，并与医药同论，认为是"缓急之宜，各有所用"。俟疾病既成、营卫已乱，欲治病救人，则舍医药莫属。导引长于养身延年是缓之意，医药专于治病救人属急之谓。此一源而两歧，当权衡而为之。尝云："法贵圆通，不可执滞。"立法遣药其理一同，若厚此而薄彼，固执持偏于一端，则害人必不浅。

45.腰痛宜分虚实寒热案

丹溪云：诸腰痛不可用参补气，补气则疼愈甚；亦不可峻用寒凉，得寒则闭遏而痛甚。此言皆未当也。盖凡劳伤虚损而阳不足者，多有气虚之证，何为参不可用？又如火聚下焦，痛极而不可忍者，速宜清火，何为寒凉不可用？但虚中挟实不宜用参者有之，虽有火而热不甚，不宜过用寒凉者亦有之，若谓概不可用，岂其然乎？余尝治一董翁者，年逾六旬，资禀素壮，因好饮火酒，以致湿热聚于太阳，忽病腰痛不可忍，至求自尽，其甚可知。余为诊之，则六脉洪滑之甚，且小水不通而膀胱胀急，遂以大厘清饮倍加黄柏、龙胆草，一剂而小水顿通，小水通而腰痛如失。若用丹溪之言，鲜不误矣，是以不可执也。

【按语】张景岳以擅长温补著称，应用熟地出神入化，故有"张熟地"之美誉，但张景岳非冥顽不化者，临证施治，寒热虚实辨之洞明，补之、攻之、寒之、温之丝毫不爽。本案张景岳确诊为湿热聚于太阳，遂以一剂大厘清饮倍加黄柏、龙胆草而收功，故言"丹溪云诸腰痛不可用参补气，补气则疼愈甚；亦不可峻用寒凉，得寒则闭遏而痛甚"不当。

《景岳全书·杂证谟》

附篇　简易方

1. 非风

凡用灸法,必其元阳暴脱,及营卫血气不调,欲收速效,惟艾火为良。然用火之法,惟阳虚多寒,经络凝滞者为宜。若火盛金衰,水亏多燥,脉数发热,咽干面赤,口渴便热等证,则不可妄加艾火。若误用之,必致血愈燥而热愈甚,是反速其危矣。

凡灸法,头面上艾炷宜小不宜大,手足上乃可粗也。又须自上而下,不可先灸下,后灸上。

灸非风卒厥危急等证:神阙,用净盐炒干,纳于脐中令满,上加厚姜一片盖定,灸百壮至五百壮,愈多愈妙。姜焦则易之。或以川椒代盐;或用椒于下,上盖以盐,再盖以姜灸之,亦佳。丹田、气海,二穴俱连命门,实为生气之海,经脉之本,灸之皆有大效。

灸非风连脏,气塞涎上,昏危不语等证:百会、风池、大椎、肩井、曲池、间使、足三里。

灸口眼歪斜:听会(灸眼)、客主人(灸眼)、颊车(灸口)、地仓(灸口)、承浆(灸口)、合谷。

灸手足不遂,偏枯等证:百会、肩髃、曲池、风市、环跳、足三里、绝骨(即悬钟)。

华元化曰:心风者,宜灸心俞。肺风者,宜灸肺俞。脾风者,宜灸脾俞。肝风者,宜灸肝俞。肾风者,宜灸肾俞。又治阳脱灸法,见热阵四十六。

《景岳全书·杂证谟》

2. 疟疾

一方:截疟神效。用常山末二钱,乌梅肉四个研烂,酒调,临发日早服。

一方:不问新久疟,用常山一两,锉碎,以好酒浸一宿,瓦器煮干为末,每服二钱,水一盏,煎半盏,去滓停冷,五更服之,不吐不泻,效。

一方:治疟神效。用蒜不拘多少,研极烂,和黄丹少许,以聚为度,丸如芡实大,候干,每服一丸,新汲水空心面东吞下。

刺疟论诸刺法具载《本经》。

大椎(可灸三壮)　三椎骨节间(灸亦可愈)　间使(可灸)

《景岳全书·杂证谟》

3. 咳 嗽

肺俞、俞府、天突、风门(各七壮)、列缺(三壮)、乳根(三壮)。

《景岳全书·杂证谟》

4. 喘 促

璇玑、气海、膻中、期门。

背中骨节第七椎下穴,灸三壮,喘气立已,神效。

《景岳全书·杂证谟》

5. 呃 逆

一方:治呃逆久不愈,连连四五十声者,用生姜捣汁一合,加蜜一匙,温热服。

一嗅法:治呃逆服药不效者,用硫黄、乳香等分,以酒煎,令患人以鼻嗅之效。一方:用雄黄一味,煎酒嗅。

两乳穴,治呃逆立止。取穴法:妇人以乳间垂下到处是穴,男子不可垂者,以乳头下一指为率,与乳头相直骨间陷中是穴。男左女右,灸一处,艾炷如小麦大,着火即止,灸三壮,不止者不可治。

膻中、中脘、气海、三里。

《景岳全书·杂证谟》

6. 霍 乱

刺委中穴出血,或刺十指头出血,皆是良法。今西北人,凡病伤寒热入血分而不解者,悉刺两手、腘中出血,谓之打寒,盖寒随血去,亦即红汗之类也。故凡病受寒霍乱者,亦宜此法治之。今东南人有括痧之法,以治心腹急痛,盖使寒随血聚,则邪达于外而脏气始安,此亦出血之意也。

霍乱吐泻不止,灸天枢、气海、中脘四穴,立愈。

霍乱危急将死,用盐填脐中,灸二七壮,立愈。

转筋,十指拘挛不能屈伸,灸足外踝骨尖上七壮。

《景岳全书·杂证谟》

7. 反胃

一方:用甘蔗汁二分,姜汁一分,和匀,每服半碗或一碗,日三服,则止。

一方:用人参,见呕吐门。

上脘、中脘、下脘(各二七壮)、天枢(三七壮)。

《景岳全书·杂证谟》

8. 噎膈

膏肓(百壮,以多为佳)、膻中(七壮)、中脘(七壮)、膈俞(七壮)、心俞(七壮)、天府(七壮)、乳根(七壮)、三里(三七壮)。

《景岳全书·杂证谟》

9. 肿胀

脾俞(治胀,随年壮灸之)、肝俞(治胀,灸百壮)、三焦俞(治心腹胀满,饮食减少,小便不利,羸瘦少气)、分水(治腹胀绕脐结痛,不能食。若是水病,尤宜灸之)、神阙(主水肿膨胀,肠鸣如水之声,极效)、石门(主水肿水行皮中,小便黄)、足三里(主水肿腹胀)、水沟(主一切水肿)。

按:水肿证惟得针水沟,若针余穴,水尽即死,此《明堂》《铜人》所戒也。庸医多为人针分水,误人多矣。若其他穴,或有因针得瘥者,特幸焉耳。大抵水肿禁针,不可为法。

《景岳全书·杂证谟》

10. 积 聚

长桑君针积块癥瘕法:先于块上针之,甚者,又于块首一针,块尾一针,讫,以艾灸之,立应。

法曰:凡灸痞者,须灸痞根,无有不效。其法在脊背十三椎下,当脊中点墨记之,此非灸穴,却于墨之两旁各开三寸半,以指揣摸,觉微有动脉,即点穴灸之,大约穴与脐平。多灸左边,或左右俱灸,此即痞根也。或患左灸右,患右灸左,亦效。

灸穴法:中脘、期门、章门、脾俞、三焦俞、通谷,此诸痞所宜灸者。

积痞在上者,宜灸:上脘、中脘、期门、章门之类。积块在下者,宜灸:天枢、章门、肾俞、气海、关元、中极、水道之类。凡灸之法,宜先上而后下,脐腹之壮用宜稍大,皆先灸七壮,或十四壮,以后渐次增加,愈多愈妙。以上诸穴皆能治痞,宜择而用之。然犹有不可按穴者,如痞之最坚处,或头,或尾,或突,或动处,但察其脉络所由者,皆当按其处而通灸之,火力所到,则其坚聚之气自然以渐解散,有神化之妙也。第灸痞之法,非一次便能必效,务须或彼或此,择其要者,至再至三,连次陆续灸之,无有不愈者。

《景岳全书·杂证谟》

11. 心 腹 痛

胃脘当心而痛,或气或寒,触而屡发者,用荔枝核烧微焦,每荔枝核一钱,加木香七分,共为末,以清汤下一钱许,数服可以除根,屡试神效者。

胸膈胃脘大痛,察有邪滞,连用排气饮及诸药全不见效者,但用牙皂角,以微火烧,烟甫尽即取起,为末,用烧酒调送七八分或一钱许,其效如神,亦余试效者。

《兵部手集》方:治久心痛十年五年者,随手效。用小蒜以酽醋煮熟,顿服,此后再不发。

治脾痛三方歌：腹胀脾疼怎抵当，椒姜之外有丁香，三般等分罗为末，调入白盐与白汤。

水磨乌药治脾疼，每服须教一盏浓，一片陈皮一苏叶，再煎浓服有神功。

心与脾疼有妙方，良姜切碎等槟榔，两般同炒研为末，米饮同调服亦良。

食疗方：治五脏冷痛、心腹痛，以胡椒二十一粒，擂碎，热酒服之。

《肘后》方：治心腹俱胀痛，短气欲死，或已绝者，用官桂三两，切碎，以水一升二合，煮八合，去渣，顿服。无桂用姜亦可。

《景岳全书·杂证谟》

12. 腹 痛

内关、中脘、气海、神阙(填椒盐灸之)、水分、膈俞、脾俞、胃俞。

《景岳全书·杂证谟》

13. 胁 痛

治卒胁痛不可忍者，用蜡绳横度两乳中，半屈绳，从乳斜趋痛胁下，绳尽处灸三十壮。更灸章门(七壮)、丘墟(三壮，可针入五分)。

《景岳全书·杂证谟》

14. 腰 痛

《太平圣惠方》治风冷寒痹腰痛。用川乌头三个，生捣为末，少加盐水调，摊于纸帛上，贴痛处，须臾止。

又方：治卒患腰脚疼痛。用杜仲一两，制，水二盅，煎一盅；再用羊肾四枚，细切，去脂膜，入药汤，煮熟；次入韭白、盐、花椒、姜、酱、醋作羹，空腹食之，二三次即腰脚倍健。

灸腰痛不可俯仰，令患人正立，以竹杖柱地，平脐点记，乃以度背，于脊中点记，随年壮灸之。

肾俞(三壮或七壮)、昆仑(三壮)、委中(刺出血沉脚腰肿痛)。

《景岳全书·杂证谟》

15. 头 痛

硝石散：治风寒入脑，头痛不可当(因九七)。

一方：用生萝卜汁，仰卧，注两鼻孔，数年之患，一注即愈。

神庭、上星、后顶、百会、风池。

以上诸穴，随灸一处可愈。

《景岳全书·杂证谟》

16. 口 舌

廉泉(治舌下肿、口疮、舌纵、舌根急缩)、金津、玉液(上二穴，可刺出血)、天突、少商。

《景岳全书·杂证谟》

17. 眼 目

睛明、风池、太阳、神庭、上星、囟会、百会、前顶、攒竹、丝竹空、承泣、目窗、客主人、承光。

以上诸穴，皆可用针，或以三棱针出血。凡近目之穴，皆禁灸。

大骨空(穴在手大指第二节尖。灸九壮，以口吹火灭)。

小骨空(穴在手小指第二节尖。灸七壮，以口吹火灭)。

上二穴能治迎风冷泪，风眼烂弦等证。

合谷(治阳明热郁，赤肿翳障，或迎风流泪。灸七壮。大抵目疾多宜灸此，永不再发也，亦可针)。

翳风(灸七壮。治赤白翳膜，目不明)。

肝俞(灸七壮。治肝风客热，迎风流泪、雀目)、足三里(灸之可令火气下降)。

明目二间(灸)。

命门(灸)。

水沟(可针可灸。治目睛直视)。

手三里(灸,右取左,左取右)。

八关大刺(治眼痛欲出,不可忍者。须刺十指缝中出血愈)。

《景岳全书·杂证谟》

18. 耳 证

聍耳脓出:

明郁散(因五八)。

红玉散(因五八)。

流脓方(因五九)。

百虫入耳方(因六一)。

上星(灸二七壮,治风聋)、翳风(灸七壮,治耳聋痛)、合谷(灸七壮,治耳聋)、外关、听宫、偏历、肾俞。

《景岳全书·杂证谟》

19. 鼻 证

囟会(灸七壮,治鼻、鼻痔)、上星(三壮,七壮,治浊涕)、通天(灸七壮,灸后鼻出鼻积方愈)、迎香(治鼻塞多涕)、人中、风府、百会、风池、大椎、曲差、合谷(并治鼻流臭秽)。

《景岳全书·杂证谟》

20. 声 喑

一方:治失声不出,用萝卜捣自然汁,入姜汁少许,时时细饮之。

一方:用皂角一条去皮、子,同萝卜三个煎服,数次,声即出。

一方:治无故咽喉声音不出,用橘皮五两,水三升,煮一升,顿服,效。

一方:治卒哑,用杏仁三分,去皮煎熬,别杵桂末一分,和捣如泥,每用杏核大一丸,绵裹噙口中,细细咽之,日三夜五。

一方:用密陀僧为极细末,每服一钱,点茶饮之,声即出。

按:上方皆治标之法。凡卒喑轻浅者,亦可取效,若系根本之病,不得概以为用。

《景岳全书·杂证谟》

21. 齿牙

足内踝二尖(治上牙痛,灸之)、足三里(治上齿痛,灸四十九壮)、手三间(治下齿痛,灸七壮)、列缺(灸七壮,永不发)、合谷(齿龋灸之)、内庭(下牙痛,针灸皆可)、阳谷(治上牙痛,在手外踝骨尖,左灸右,右灸左,十一壮,屡验神效)、太渊(治风牙)、肩髃(七壮,随左右灸之)、耳垂下尽骨上穴(灸三壮,痛即止,如神)。

一法:治一切牙痛:以草量手中指,至掌后横纹止,将草折作四分,去三留一,于横纹后量臂中,随痛左右灸三壮,即愈。

经验法:于耳前鬓发尖内有动脉处,随痛左右用小艾炷灸五七壮,神效。亦不必贴膏药。如再发,再灸,即可断根。

《景岳全书·杂证谟》

22. 脚气

凡脚气初觉,即灸患处二三十壮,或用雷火针以导引湿气外出,及饮醪醴以通经散邪,其要法也。若壅既成而邪盛者,必肿痛热甚。一时药饵难散,宜砭去恶血,以消热肿,砭刺之后,以药继之。

《景岳全书·杂证谟》

23. 阳痿

一方:治阳事不起,用蛇床子、五味子、菟丝子等分为末,蜜丸,梧子大,每服三五十丸,温酒下,日三服。

《景岳全书·杂证谟》

24. 诸经治疝

足阳明经:气冲、归来、水道、阴市、大巨、陷谷。

足太阴经:冲门、府舍、阴陵泉、三阴交。

足太阳经:肝俞、次髎、合阳、承山、金门。

足少阴经:肓俞、四满、阴谷、筑宾(治小儿胎病)、交信、太溪、照海、然谷。

足厥阴经:急脉、曲泉、中都、蠡沟、中封、太冲、行间、大敦。

足少阳经:五枢、肩井、丘墟。

督脉:命门、长强。

任脉:曲骨、中极、关元、石门、气海、阴交。

一法:于关元两旁相去各三寸青脉上,灸七壮即愈。左灸左,右灸右,用验。

一法:令病者合口,以草横量两口角为一折,照此再加二折,共为三折,屈成三角如"△"样,将上角安脐中心,两角安脐下两旁,当下两角处是穴,左患灸右,右患灸左,左右俱患,即两灸之。艾炷如麦粒,灸十四壮或二十一壮即安。

阑门穴在阴茎根两旁各开三寸是穴,针一寸半,灸七壮,治木肾偏坠。按:此即奇俞中泉阴穴。《千金翼》云:在横骨旁三寸,治癫卵偏大,灸百壮,三报之。

外陵穴在脐左右各开一寸半,灸疝立效,永不再发,屡用屡验。

风市穴在膝上七寸外侧两筋间。又取法:令正身平立,直垂两手着腿,当中指尽处陷中是也。针五分,灸七壮。《千金》云:灸百壮,重者,五六百壮。治疝气,外肾肿,小肠气痛,腹内虚鸣,此风痹疼痛之要穴。

《景岳全书·杂证谟》

25. 疝气

严氏云:用食盐半斤,炒极热,以故帛包熨痛处。

一法：用泥葱白一握，置脐中，上用熨斗熨之，或上置艾灼之，妙。或以葱白为一束，去须、叶，切为寸厚葱饼，烘热置脐上，仍以熨斗熨之，尤便而妙。

《景岳全书·杂证谟》

26. 脱肛

一方：用五倍子末三钱，明矾末二钱，水二碗，煎沸热洗，立收。

一方：治脱肛三五寸者，先用五倍矾汤洗过，次用赤石脂为末，以油纸托上，四围皆掺之，妙。

一方：用桑叶、桃叶煎汤，入矾末，洗之则愈。或以蓖麻子捣膏药贴顶心，则不下脱。

一方：用锻石炒热，以帛包裹，令患人坐其上，冷即易之。

长强穴（灸三壮愈）、脐中（随年壮）、百会（灸三壮，治小儿脱肛）。

《景岳全书·杂证谟》

27. 癫狂痴呆

一方：治狂邪触发无时，披头大叫，但欲杀人，不避水火者。用苦参为末，蜜丸桐子大。每服五七十丸，白滚汤或清茶送下。

间使（五壮）、人中（用小炷灸之）、骨骶（二十壮）。

两手足大拇指，以二指并缚一处，灸爪甲角七壮。须于甲肉之半，令其四处着火。

《景岳全书·杂证谟》

28. 癃闭通闭法

凡治小水闭塞不通，危急之甚，诸药不效者。速寻白菊花根捣烂，用生白酒冲和，取酒汁温而饮之，神效。按此方或白花者一时难得，即不拘何色，但以家菊根代之，亦必无不效。

一法：治膀胱有溺，或因气闭，或因结滞阻塞，不能通达，诸药不效，危困将死者,用猪溲胞一个,穿一底窍,两头俱用鹅翎筒穿透,以线扎定,并缚住下口根下出气者一头,乃将溲胞吹满,缚住上窍,却将鹅翎尖插入马口,解去根下所缚,手捻其胞,使气从尿管透入膀胱,气透则塞开,塞开则小水自出,大妙法也。

熏洗通便法:凡偶有气闭,小水不通,胀急危困之极者,速用皂角、葱头、王不留行各数两,煎汤一盆,令病者坐浸其中,熏洗小腹下体。久之,热气内达,壅塞自开,便即通矣。若系妇人,亦可用葱数茎塞阴户中,外加熏洗,其通尤速。

《景岳全书·杂证谟》

29. 解诸毒通用

一方:雄黄、青黛等分为末,新汲水调服。

一方:拣净土地掘窟,用井水倾入,搅,澄清,多饮则愈。

一方:晋矾、建茶等分为末,新汲水调服三钱,吐即效,不吐再服。

一方:黄连、甘草节二味水煎,凉服,不拘多少。

一方:荠苨、黑豆、甘草㕮咀,每用一两,水二盏,煎一盏,温服,未效再服。

一方:白扁豆生为末,水调服二三钱。

一方:伏龙肝为细末,凉水调三四钱,搅动服之,吐者,再一服(即灶心土)。

《景岳全书·杂证谟》

30. 痰饮流注疼痛

治痰饮流注疼痛。止用大半夏二两,风化硝一两,为末,以姜汁煮糊丸,桐子大。姜汤下十五丸。痰在上,临卧服;在下,食前服。

《景岳全书·古方八阵》

31. 挑生蛊毒

一方:明矾、芽茶,等分为末,凉水调三钱。

一方：青蓝汁，频频服半合则解。

一方：石榴皮，煎汁饮之，当吐出活虫而愈。

《景岳全书·古方八阵》

32. 衄 法

止衄法：凡衄血甚多不能止者，用蒜一头，捣如泥，作饼如钱大，厚一分许，贴脚心。左衄贴右，右衄贴左，两孔俱出者，左右俱贴，即止。又止衄歌（因九四）、止衄方（因九三）、鼻衄蒸法（因九五）、黑神散（和二二）俱可择用。

《景岳全书·杂证谟》

33. 血 崩

一方：治风热血崩，用荆芥穗灯火烧焦为末，每服一二钱，童便调服。

一方：治血崩，用陈槐花一两，百草霜半两，为末，每服一二钱，烧红秤锤淬酒服。

《景岳全书·妇人规》

34. 胎气上逼

一方：治胎气上逼，热痛下血，或烦闷困笃，用葱二十茎，水浓煮饮之，胎未死即安，胎已死即下。未效再服。若胎动烦躁，唇口青黑，手足厥冷，须用当归汤。

《景岳全书·妇人规》

35. 顿仆胎动

一方：治顿仆胎动，用川芎末二钱，酒下二三服，胎生即安，胎死即下。

又方：治同前，用砂仁和皮炒为末，每服二钱，米饮下，腹热即安。

《景岳全书·妇人规》

36. 逆 产

一方：治横逆产难，令产母仰卧，以小针刺儿手脚心三五次，用盐擦之，手脚即缩上，转身即生。

一方：治盘肠产，以半夏为末，用少许搐鼻中，肠自上。

又方：用大纸捻以麻油润渗，点着吹灭，以烟熏产妇鼻中，肠即上。

又方：肠出，盛以洁净漆器，浓煎黄芪汤浸之，肠即上。

《景岳全书·妇人规》

37. 胞破产难

一方：以紫苏煎汤熏洗。大抵遇严寒时月，产久伤冷，气血必凝，此熏洗之法，亦要法也。外以淋汤，内以羊肉汤，必效。

一方：令产妇以自己发梢含于口中，令其恶心作呕，即下。亦治胞衣不出。

《景岳全书·妇人规》

一方：用蓖麻子仁一两，研烂贴母右足心，衣下速洗去，缓则肠亦出。如肠不收，以此膏涂脑顶，则肠自入。

一方：用红花一两，酒煮浓汁服。

一法：用产妇鞋底炙热，熨小腹上下，即出。

一方：用皂角刺烧为末，每服一钱，温酒调服。

《景岳全书·妇人规》

38. 产门不开不闭子宫不收

一方：治产后子宫不敛，用荆芥、藿香、椿根白皮煎汤熏洗，神效。

一方：产后子肠不收，外用枳壳、诃子、五倍子、白矾煎汤熏洗。若不收，再灸顶心百会穴数壮即上。

一方：子宫脱出，用蓖麻仁十四枚，研烂涂顶心，入即洗去。

一方：治产后阴脱，用绢袋盛炒热蛇床子熨之，亦治阴痛。

又法：用蛇床子五两，乌梅十四个，煎水，日洗五六次。

《景岳全书·妇人规》

39. 下胎断产

一方：不拘生胎死胎，用蓖麻仁二个，巴豆一个，麝香一分，研贴脐中并足心即下。月一粒，温酒吞下。

又云：下生胎，用蓖麻子一个。

《景岳全书·妇人规》

40. 产后恶露不止

一止血方：用蒲黄二两，水煎，顿服。

《景岳全书·妇人规》

41. 吹乳妒乳

一方：用陈皮一两，甘草一钱，水煎服。

一方：治吹乳、乳痈肿痛，用萱草根擂酒服之，以滓罨患处。

《袖珍方》用猪牙皂角去皮，蜜炙为末，酒服一钱。又诗云：妇人吹奶法如何？皂角烧灰蛤粉和，热酒一杯调八字，管教时刻笑呵呵。

《景岳全书·妇人规》

42. 阴肿

一方：治阴中肿痛。用枳壳半斤，切，炒，乘热以帛裹熨之，以消其外；仍用少许乘热裹纳阴中，冷即易之，不三次愈。

一方：用小麦、朴硝、白矾、五倍子、葱白煎汤浸洗。

甘菊汤：治阴户肿。用甘菊苗叶不拘多少，捣烂，以百沸汤淋汁熏浸洗之。

《景岳全书·妇人规》

43. 阴痒

一方：治疳虫下蚀下部。用蒲黄、水银研匀敷入，外以鹤虱草煎汤熏洗。

炙肝散：治妇人阴痒虫蚀。用牛肝或猪肝，切三寸长，大如钱，炙熟纳阴中，引虫出尽即愈。

一方：治阴中虫痒。捣桃叶，绵裹纳阴中，日易三四次。

一方：治阴痒。用蛇床子一两，白矾五钱，煎汤淋洗。

《景岳全书·妇人规》

44. 肾脏风疮

一凡肾囊湿痒，抓破成疮，俗名肾上风也。外治之法，但以黄丹、枯矾、生牡蛎，共为末，搽擦即愈。或以蛇床子同白矾煎汤洗之亦可。

《景岳全书·外科钤》

45. 痔漏

一法：治痔疾大如胡瓜，贯于肠头，发则疼痛僵仆，先以荆芥汤洗之，次以艾灸其上三五壮，若觉一道热气贯入肠中，必大泻鲜血秽血，一时许觉痛甚，后其疾乃愈。

《景岳全书·外科钤》